LA MÉSOTHÉRAPIE MÉTAMÉRIQUE

2ème édition

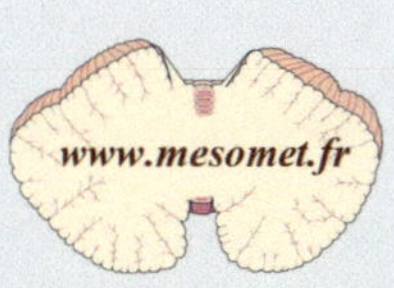

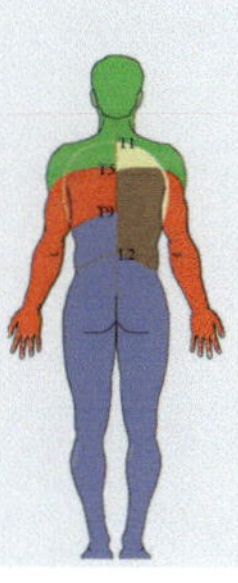

MesoMet
éditions

LES AUTEURS

Docteur Bruno ESTÈVE-LOPEZ
Docteur Yves JEANMAIRE
Médecins mésothérapeutes

LA MÉSOTHÉRAPIE MÉTAMÉRIQUE
MESOMET 2ème édition
Site internet : http://www.mesomet.fr
Responsables éditoriaux, concepteurs graphiques, maquette de couverture : Bruno ESTÈVE-LOPEZ et Yves JEANMAIRE
Logo : Emmanuelle MORISOT

Imprimé par Lulu : http://www.lulu.com/
Lulu.com 3101 Hillsborough Street
Raleigh, NC 27607 UNITED STATES

Dépôt légal : mars 2013

ISBN: 978-2-9542-6021-1

9 782954 260211

MesMet éditions

REMERCIEMENTS

Nous tenons à remercier nos épouses Hélène et Valérie, sans lesquelles, par leur patience et leur compréhension, ce travail n'aurait jamais vu le jour.

Nous remercions chaleureusement tous nos amis pour leur aide et notamment le Professeur Benoît LAVIGNOLLE qui nous a encouragé dans l'élaboration de cet ouvrage.

Cependant, l'action sur les tissus originaires du mésoderme est tellement importante que ces traitements mériteraient le nom global de « MÉSOTHÉRAPIE »

Docteur Michel PISTOR
« Presse Médicale » Juin 1958

TABLE DES MATIÈRES

PRÉFACE

Initiée par le Docteur Michel PISTOR en 1952, la mésothérapie est un traitement médical complémentaire de la douleur somatique et viscérale par injections intradermiques locorégionales avec utilisation dés le début, de la procaïne selon le concept du Professeur LERICHE.

Elle fut au départ empirique liée à l'observation et l'expérience avec des critiques : un manque de corrélation entre les points de ponctures et les structures anatomiques, des tentatives de systématisation incomplètes, de nombreuses théories non contrôlées, beaucoup de mélanges pharmacologiques et des profondeurs d'injections très variables.

L'objectif après plus de 50 ans de pratique a été de définir au mieux l'origine de la douleur à partir des bases scientifiques neuroanatomiques et neurophysiologiques du Professeur Ronald MELZACK et en suivant la systématisation décrite par le Professeur Jean BOSSY qui va dans le sens d'une reflexothérapie associée à un traitement pharmacologique intradermique.

La métamérisation permet d'expliquer les mécanismes des douleurs segmentaires, ainsi que les douleurs projetées rapportées ou référées avec l'intérêt des cartographies pour un traitement métamérique reproductible.

L'organogénèse montre les 31 métamères organisés autour des segments médullaires, centres spinaux primaires, avec les racines spinales.

La partie périphérique du métamère est la plus intéressante pour la mésothérapie avec le sclérotome, le myotome, le dermatome, le viscérotome et l'angiotome.

La mésothérapie trouve ici sa justification scientifique dans cette systématisation neurophysiologique qui comprend à la fois le système nerveux de la vie de relation et le système nerveux autonome.

Nos remerciements vont aux Docteur Yves JEANMAIRE et Docteur Bruno ESTÈVE-LOPEZ, enseignants du Diplôme Inter Universitaire de mésothérapie et thérapeutes expérimentés qui ont le mérite d'avoir accompli cet important travail de synthèse, richement illustré dans cet ouvrage complété d'un média cédérom d'application pratique pour la consultation et le traitement de mésothérapie.

Professeur Benoît Georges LAVIGNOLLE
Université Bordeaux 2 et C.H.U.

HISTORIQUE

Le Docteur Michel PISTOR a eu l'idée de rapprocher le lieu du traitement de celui de la pathologie. Il a appelé cette technique : la Mésothérapie (du grec mesos [méso], milieu ; thérapie : du grec therapeuein [- thérapeute, -thérapie], soigneur, soigner. Le terme Mésothérapie vient du mot mésoderme, feuillet moyen dans le développement précoce de l'embryon.

C'est une technique d'injection de produits allopathiques par les voies intradermique et sous-cutanée, superficielles, locales et loco-régionales.

Cette définition est résumée par sa devise « Peu, rarement et au bon endroit ».

Quelques années plus tard, nous y reviendrons plus en détail, une meilleure compréhension des mécanismes d'action de la Mésothérapie amena certains auteurs à penser que cette technique appartenait également à ce qu'on appelle communément « les réflexothérapies ».

En effet, le fait de piquer et d'injecter une substance interrompt les voies de conduction afférentes par stimulation du derme grâce aux effets mécaniques de la poncture, physiques de la micro-dose, chimiques et pharmacologiques du mélange injecté.

QUELQUES REPÈRES CONCERNANT LA MÉSOTHÉRAPIE

D'autres praticiens avaient posé des jalons bien avant Michel PISTOR, mais lui a eu le mérite de quantifier la notion de thérapeutique de première intention.

En 1844 RYND préconise la voie intra-dermique (ID) en Angleterre, puis BEHIER introduit la méthode en France en 1855.

En 1905 EINHORN synthétise la procaïne et donne de grands espoirs au traitement de la douleur.

C'est LEMAIRE, qui le premier en 1924, utilise des injections ID métamériques dans les névralgies du trijumeau ; mais c'est surtout LERICHE qui utilise pour la première fois la procaïne en injection locale en 1928 avec des résultats qui dépassent toutes ses espérances.

En 1937 ARON publie la première étude préliminaire sur l'intérêt de l'introduction des substances médicamenteuses par voie intra-dermique et en 1947 à la suite de LERICHE, ASLAN publie ses travaux sur l'utilisation de la procaïne en gériatrie.

C'est en 1952 que Michel PISTOR, dans son village de Bray et Lû, est amené à traiter le cordonnier pour une crise d'asthme par de la procaïne IV. Ce traitement n'aura que peu d'effet sur la pathologie de départ, par contre ce patient qui était sourd depuis de nombreuses années a pu de nouveau entendre les cloches du village sonner les heures tout au long de la journée et de la nuit. Il eut alors l'idée de poursuivre le traitement par la procaïne mais en regard de l'oreille et les résultats furent concluants. C'est à partir de cette observation qu'il cherchera inlassablement à traiter au plus près de la pathologie.

De 1952 à 1958 PISTOR et LEBEL expérimentent l'utilisation loco-régionales de mélanges médicamenteux dans de nombreuses indications. Afin de faciliter les injections locales leurs travaux aboutissent à la création de l'aiguille de LEBEL.

En 1958 c'est la: première publication des travaux de Michel PISTOR dans le n°44 de la « Presse Médicale » avec pour la première fois l'apparition du mot : Mésothérapie.

Grâce à l'esprit novateur du professeur BORDET, qui dirige l'école, Michel PISTOR pourra enseigner la mésothérapie à l'école vétérinaire d'Alfort à partir de 1960.

C'est en 1964 qu'est créée la société française de mésothérapie à Paris. Elle comprend 16 membres. Le premier président est le docteur LEBEL puis se succéderont à la présidence Michel PISTOR, Jacques LE COZ, Philippe PETIT et Denis LAURENS.

En 1968 Michel PISTOR présente un mémoire sur la mésothérapie devant l'Académie de Médecine.

A partir de cette époque la mésothérapie se développe dans le corps médical grâce aux premiers « disciples » de Michel PISTOR : BICHERON et DALLOZ BOURGUIGNON, avec pour ce dernier la première consultation hospitalière à Necker dans le service du professeur THIERREE qui sera reprise ensuite par Didier MREJEN pendant dix ans avant de poursuivre l'enseignement de la mésothérapie au centre antidouleur de Lariboisière.

Cet engouement pour la mésothérapie est tel qu'en 1976 se déroule le premier congrès international de mésothérapie à Bray et Lû, il sera suivi d'une longue série toujours en cours : 1979 en l'abbaye de Royaumont, 1982 à Rome, 1985 et 1988 à Paris, 1992 à Bruxelles, 1995 à Bordeaux, 1998 à Sao Paulo, 2000 à Paris, 2003 à Alger, 2006 à Madère, 2008 à Mexico, 2011 à Moscou.

La mésothérapie se structure car le nombre de mésothérapeutes ne cesse de croître et en 1980 sont créés les CERM (Cercles d'Etudes et de Recherches en Mésothérapie).

En 1981 le docteur Yves DEMARAIS permet à la

mésothérapie de faire son entrée à l'Institut National des Sports à Paris avec une consultation assurée par Jacques LE COZ. Cette implication dans le sport de haut niveau sera déterminante pour la reconnaissance future de la mésothérapie.
En 1983 le Collège National des Maîtres de Stages (CNMS) est créé ainsi que la Société Internationale de Mésothérapie (SIM). Cette société regroupe plus de vingt pays où se pratique la Mésothérapie. Nous avons une pensée pour Brahim BABA qui en a assuré la présidence de 2003 à 2008. Denis Laurens en est l'actuel président.
Le Pr Benoit LAVIGNOLLE (Anatomie et Orthopédie au CHU et Université de Bordeaux) a proposé le concept de mésothérapie segmentaire métamérique en 1980 qui sera développé, évalué et enseigné jusqu'en 2013. Le Dr Michel PISTOR avait auparavant eu l'intuition empirique de ce traitement métamérique dans ses protocoles ainsi que le Dr DALLOZ BOURGUIGNON avec la notion de nappage dans le dermatome.
En 1986 et 1987 ,le Dr MREJEN et Dr CHOS assurent une formation pratique de MPS (Mésothérapie Ponctuelle Systématisée) à Bordeaux et en 1989 à la faculté de Marseille dans le service du Professeur DELBOY.
En 1987 la mésothérapie est reconnue par l'Académie de Médecine comme faisant partie intégrante de la médecine traditionnelle.
En 1996, la Mésothérapie entre à l'Université de Bordeaux avec le Pr Benoît LAVIGNOLLE (responsable du DU) et du Dr Philippe PETIT (coordinateur), le 1er DU de mésothérapie est ouvert, il est confirmé par un vote aux conseils de faculté et d'Université sous l'autorité des Pr REIFFERS doyen et Pr BEYLOT Président et donc inscrit au registre des Universités. Le Dr Michel PISTOR en est le président d'Honneur.
En 2002, le Professeur Benoît LAVIGNOLLE, présente la synthèse ,au Congrès de la SFM, sur la Mésothérapie Segmentaire Métamérique (MSM) dont le concept est différent de la MPS par des points d'injection plus adaptés à la neurophysiologie des douleurs radiculaires et douleur référées d'origine rachidienne.
Afin d'établir la nouvelle Classification Commune des Actes Médicaux, la CNAM demande à l'ANAES de valider les traitements retenus par les comités d'experts. Ce sera chose faite pour la mésothérapie dans le cadre du traitement de la douleur en mai 2001.
Cette reconnaissance a permis en juin 2002 de mettre en place le diplôme inter-universitaire de mésothérapie grâce au soutien du Pr SAILLANT, doyen de la faculté Pitié Salpétrière. Ce diplôme se déroule à Bordeaux (Pr LAVIGNOLLE), à Paris (Pr PERRIGOT) et à Marseille (Pr DELARQUE, DIU commun à la mésothérapie et la thérapie manuelle)
En mars 2003, le 1er Congrès National de la SFM se déroule à Paris.
Michel PISTOR nous quitte le 3 août 2003, laissant le monde de la Mésothérapie orphelin.
En octobre 2003 deux nouvelles facultés sont venues rejoindre les trois premières : Dijon (Pr LAMBERT puis Pr BAULOT) et Clermont Ferrand (Pr BOISGARD).
Il y a ainsi 5 pôles d'enseignement du DIU de mésothérapie.
En décembre 2003 le Conseil National de l'Ordre des Médecins a validé le diplôme, permettant ainsi aux seuls titulaires du DIU de faire état de leur diplôme sur leur plaque et ordonnances.
En janvier 2005 une rubrique « Mésothérapie » est créée dans les pages jaunes pour l'année 2006, réservée aux titulaires du DIU.
La faculté de Lyon crée son DIU en 2010-2011.
Un module de mésothérapie vasculaire et dermatologique au sein du DIU de mésothérapie qui ne portait jusqu'à maintenant que sur le traitement de la douleur, est intégrée à l'enseignement du DIU de Bordeaux en 2010, puis il sera enseigné dans 3 autres facultés : Pitié-Salpêtrière, Clermont Ferrand et Lyon 1 à partir de septembre 2012.

En 2012 : Création du S.M.P.M Syndicat des Médecins Praticiens en Mésothérapie

LA MÉSOTHÉRAPIE : UNE RÉFLEXOTHÉRAPIE ?

Lorsque M. PISTOR en 1952 jetait les bases de ce qui allait devenir la Mésothérapie, l'idée était d'administrer un traitement au plus près de la pathologie diagnostiquée. Le développement et les travaux dans les années qui suivirent, devaient essentiellement porter sur les techniques d'injection et la pharmacologie.
Ce n'est que plus récemment que des auteurs comme Y. HUTEAU (1999), G. RIAUD (1999) , F.X. ROCH (1995) ont émis l'idée d'apparenter la Mésothérapie aux Réflexothérapies.
Ces travaux de recherche se sont appuyés sur les publications fort nombreuses en acupuncture, en ostéopathie, ou autre auriculothérapie, fasciathérapie, réflexologie podale…
Toutes ces techniques ont comme point commun, une stimulation de la peau, règle à laquelle la Mésothérapie ne déroge pas, mais en y associant aussi une action pharmacologique locale des produits injectés.

QUELQUES REPÈRES CONCERNANT LA RÉFLEXOTHÉRAPIE

Le plus vieux livre de médecine recensé à ce jour dans le monde entier est le Nei Jing Su Wen (Classique des difficultés en médecine interne). Ecrit en Chine vers l'an 2700 avant

JC, cet ouvrage énonce les grandes théories qui, encore aujourd'hui, servent de base à la pratique de l'acupuncture.
Pendant la Dinastie Qin (221-206 avant JC), Chi Po écrit 4 livres de massage clinique. Comme en occident, on peut remarquer que l'histoire de la Réflexologie est liée à celle du massage, même si il y a parfois ambiguïté sur le terme.
Il faudra attendre les carnets de Marco POLO pour avoir une première mention de la pratique de cet art médical, mais ce n'est réellement qu'au début du 20ème siècle qu'un ambassadeur Français, M. SOULIÉ de MORANT, réussira finalement à gagner suffisamment la confiance d'un médecin chinois pour qu'on lui enseigne les rudiments de cet art, il devint donc le premier acupuncteur Européen.
Dans l'Egypte Ancienne déjà.... Un papyrus, tiré d'une sculpture murale datant de 2330 av JC, montre un traitement des pieds et des mains.
Plus proche de nous en Occident, C GALIEN (1) dans l'Antiquité (131-200 après JC) a été le premier à décrire les mécanismes réflexes, notamment au niveau de la vessie (mécanismes de l'émission d'urines) *[PERRIGOT 2003]*. A la fin du 14 ème siècle, il y a de plus en plus d'étudiants non religieux. Au milieu du 15ème siècle, GUTENBERG révolutionne l'imprimerie, ce qui étend des œuvres à ces cercles non religieux. On met à disposition par exemple les œuvres de GALIEN.
Les écrits de GALIEN sur l'anatomie deviennent la référence du cursus universitaire du médecin médiéval, mais ils souffrent également de l'immobilisme et de la stagnation intellectuelle.
Il faudra donc attendre le 16ème siècle avec R. DESCARTES puis T. WILLIS au 17ème, le créateur du terme « neurologie », pour voir apparaître le concept de mouvement réflexe.
On désigne alors sous le nom réflexe, un mouvement du à une force nerveuse excito-motrice dont la manifestation est déterminée par l'activité fonctionnelle inconsciente des nerfs sensitifs.
FEARING fin 17ème, puis HALLER, ont ouvert les portes de la neurophysiologie moderne, en montrant notamment que les fonctions réflexes trouvaient une grande partie de leurs origines au niveau du bulbe, de la moelle épinière, mais aussi au niveau des ganglions sympathiques (PROCHASKA). Johann August UNZER (physiologiste allemand, 1747-1807) est le premier à utiliser le mot « réflexe » en 1771 en référence aux réactions motrices du système nerveux.
Il est suivi en 1833 par l'Anglais Marshall HALL (1790-1857) avec le terme « action réflexe » : celui-ci remarque la différence entre les réflexes inconscients et volontaires dans une étude de la moelle épinière. Ces travaux ont été repris par la suite par de nombreux auteurs comme F.X. BICHAT fin 18ème ou C. BERNARD début 19ème pour ne citer qu'eux, jetant les bases de la physiologie actuelle de l'arc réflexe.
Les bases « scientifiques » de la réflexologie ont leur racine dans les études neurologiques de Sir Henry HEAD, à Londres dans les années 1890. Les neurologues Sir Henry HEAD et Sir MACKENSIE ont proposé une théorie nommée "les zones de Head", dans laquelle ils démontrent la relation entre des segments de peau et différents organes internes. Ils ont élaboré une cartographie qui est encore utilisée aujourd'hui.
En 1939 G.S. HACKETT arrive à la conclusion que les lésions ligamentaires avec hyper ou hypolaxité étaient responsables d'un nombre considérable de douleurs plus ou moins invalidantes lombo-sacrées. Il publiera en 1956 la première édition de son livre devenu un classique : « Ligament and Tendon Relaxation treated by Prolotherapy ». Il observe le schéma des irradiations douloureuses ligamentaires par injection d'anesthésiant au niveau de tous les ligaments du corps. Sa grande contribution fut l'élaboration de cartographie des douleurs projetées ligamentaires.
Dès 1938 J. KELLGREN montre que l'injection musculaire de sérum salé hypertonique provoque des douleurs référées dont la topographie reproduit strictement celle des points gâchettes.
Ses expériences d'injections dans différents muscles furent, historiquement, les premières en date.
Cet auteur remarqua que l'injection déclenchait d'abord une douleur locale puis une douleur irradiée. En multipliant les expériences, KELLGREN put ainsi établir une véritable cartographie des projections douloureuses et apporter les conclusions suivantes :
-- la distribution de la douleur pour un muscle donné est pratiquement la même pour tous les individus ;
-- la douleur irradie plus ou moins loin selon la partie du muscle injectée ;
-- les projections sont liées au nerf rachidien qui innerve le muscle injecté ;
-- tous les muscles innervés par un même nerf ont des projections communes ;
-- la topographie de la projection coïncide avec le territoire du nerf rachidien correspondant.

Janet, Graeme TRAVELL a réalisé des années 1950 aux années 1990, la cartographie des douleurs projetées ou plutôt référées, qui ont pour origine un point détente ou gâchettes (Trigger Point) situé dans un muscle, un cordon hypertonique, parfois sur une cicatrice, très peu sur les tendons.
Ce point est très sensible au point que le patient sursaute et précise que cela reproduit sa douleur mais à distance et non sur un dermatome. Le Dr David G. SIMONS rejoindra Janet TRAVELL et travaillera avec elle pour l'aider à clarifier les mécanismes neurophysiologiques des points-détente musculaires (PDM).

La fin du 20ème siècle verra apparaître de nombreux travaux grâce à des auteurs comme ceux de R. MELZACK et de son collègue P.D. WALL (théorie du « gate control »), P. NOGIER ou J. BOSSY (Bases neurobiologiques des réflexothérapies, Masson, Paris, 3è éd., 1983), ou encore F. BOUREAU (Souvent considéré comme le « pionnier de la lutte contre la douleur en France), tant en neuro-physiologie qu'en algologie, élucidant pas à pas les mystères des mécanismes d'action de la douleur.
A travers cet historique, nous avons remarqué que l'action de traiter certaines douleurs grâce à des mécanismes d'inhibition réflexe à distance, remonte en fait à la nuit des temps.
La Mésothérapie s'intègre parfaitement dans cette approche thérapeutique.
Nous allons tenter d'expliquer pourquoi, à la lumière de nos recherches bibliographiques.

PERSONNALITÉS

HACKETT Georges Stuart

Diplômé de la Faculté de Médecine de Cornell en 1916, était un chirurgien orthopédique à l'hôpital de pitié dans le canton, Ohio. Il a été souvent consulté pour des expertises médicales par de nombreuses compagnies d'assurance. En 1939, il est arrivé à la conclusion que les lésions ligamentaires avec hyper ou hypolaxité étaient responsables d'un nombre considérable de douleurs plus ou moins invalidantes lombo-sacrées. Suite à seize ans d'expérience dans le traitement des articulations par la Prolothérapie, le Docteur George HACKETT, va publier en 1956 la première édition de son livre devenu un classique : « Ligament and Tendon Relaxation treated by Prolotherapy ». Selon ses écrits, il pratique environ 18000 injections ligamentaires sur 1600 patients pendant une période de 19 ans. Il observe le schéma des irradiations douloureuses ligamentaires par injection d'anesthésiant au niveau de tous les ligaments du corps.
Sa grande contribution fut l'élaboration de cartographie des douleurs projetées ligamentaires.
Un élève de HACKETT, le Docteur Gustav HEMWALL, observe qu'une solution de Dextrose (glucose) avec Lidocaïne produit d'excellents résultats sans provoquer les douleurs intenses du Synasol et ceci, en moins de traitements. Depuis, la solution de base du prolothérapeute demeure toujours le Dextrose.
Les études animales ont montré que le morrhuate de sodium (dérivé purifié de l'huile de foie de morue) augmente la masse des ligaments et des tendons, ainsi que leur épaisseur et leur force au niveau de leur insertion sur les os. C'est cette jonction fibro-osseuse qui est le siège de nombreuses élongations, distensions et ruptures. L'innervation y est abondante, ce qui n'est pas le cas de la vascularisation, vecteur de nutriments.
Pratiquée sur le site d'insertion du ligament ou du tendon sur l'os, l'injection entraîne une inflammation localisée de la zone : granulocytes et les macrophages y abondent et déclenchent ainsi le processus inflammatoire et de guérison en stimulant l'auto-réparation du tissu lésé.
Dans la majorité des cas, la Prolothérapie consiste donc à traiter les points-détente douloureux.

KELLGREN John

Il a montré dès 1938, que l'injection musculaire de sérum salé hypertonique provoque des douleurs référées dont la topographie reproduit strictement celle des points gâchettes. Ses expériences d'injections dans différents muscles furent, historiquement, les premières en date (KELLGREN, 1939).
Cet auteur remarqua que l'injection déclenchait d'abord une douleur locale puis une douleur irradiée. Par exemple, le muscle trapèze donnait une douleur irradiant vers la nuque et l'occipital. Une injection dans le triceps entraînait une irradiation gagnant la face interne de l'avant bras et le petit doigt. Ces irradiations n'existaient pas lorsque l'injection était faite dans le tendon. En multipliant les expériences, KELLGREN put ainsi établir une véritable cartographie des projections douloureuses et apporter les conclusions suivantes :

- la distribution de la douleur pour un muscle donné est pratiquement la même pour tous les individus ;
- la douleur irradie plus ou moins loin selon la partie du muscle injectée ;
- les projections sont liées au nerf rachidien qui innerve le muscle injecté ;
- tous les muscles innervés par un même nerf ont des projections communes ;
- la topographie de la projection coïncide avec le territoire du nerf rachidien correspondant.

TRAVELL Janet, Graeme

(1901 - 1997)

Elle était médecin américain et chercheur en médecine. Elle est née en 1901 de Willard et Janet Davidson TRAVELL. Fortement influencée par son père médecin, elle a pris la décision de poursuivre une carrière dans le domaine médical. En 1929, Janet a épousé John W.G. POWELL, qui était conseiller d'investissement. Leur mariage a produit deux filles, Janet et Virginie. À l'âge de 95 ans, elle est décédée dans sa maison à Northampton, Massachusetts.
Elle a réalisé des années 1950 aux années 1990 la cartographie des douleurs projetées ou plutôt référées, qui ont pour origine un point détente ou gâchettes (Trigger) situé dans un muscle, un cordon hypertonique, parfois sur une cicatrice, très peu sur les tendons.
Ce point est très sensible au point que le patient sursaute et précise que cela reproduit sa douleur mais à distance et non sur un dermatome.
Le Dr David G. SIMONS rejoindra Janet TRAVELL et travaillera avec elle pour l'aider à clarifier les mécanismes neurophysiologiques des points-détente musculaires (PDM) et donner un support scientifique à ce travail décrié et souvent moqué à l'époque.
Le petit coup de pouce à sa carrière vint des bons soins donnés au Sénateur KENNNEDY avant son élection présidentielle.
Les recherches de TRAVELL sont parues dans plus de 100 articles scientifiques, ainsi que le livre en tant que co-auteur

avec David G. SIMONS : « *Douleurs et troubles fonctionnels myofasciaux* ». Le manuel des Trigger points. Elle a également écrit son autobiographie, « *Heures de bureau : Jour et nuit* », qui jette la lumière sur sa carrière et sa vie.

CHUSID Joseph George
(1914 - 2001)
Il est né à Brookfield, Wisconsin, une ville située à vingt-cinq kilomètres de Milwaukee. Il est fils d'immigrants russes. Joseph George a suivi son éducation secondaire dans l'École de Newark NJ, où il a été bachelier en 1930. Il a étudié à l'Université de Pennsylvanie où il a terminé son cursus pré-médical en 1934, puis à la Faculté de Médecine où il a obtenu ensuite son diplôme de docteur en 1938.
Il a fait son internat à l'Hôpital de l'Université de Pennsylvanie. Il s'est spécialisé en neurologie, a été nommé assistant dans ce service. Pendant la Seconde Guerre Mondiale, il a été affilié à l'Armée de l'Air et a servi dans l'Hôpital Général Pratt en Floride. En 1946, il a travaillé en neuropathologie à l'Université de l'Illinois avec Percival Bailey. Il a ensuite été résident en Psychiatrie à la même université. Il a continué ses études en neurophysiologie avec John Fulton à Yale.
Le Docteur CHUSID a été expert en électroencéphalographie et a fait des études de recherche dans l'épilepsie des primates. Invité par leur Docteur Gutiérrez MAHONEY, il s'est lié à l'Hôpital Saint-Vincent, le centre médical catholique de New York où il a fondé le Département de Neurologie. Là, il a commencé un programme d'entraînement dans cette spécialité. Il a servi à l'institution pendant quarante années et il a fini comme Directeur Émérite de ce département. La bibliothèque de neurologie porte son nom.
Le Docteur CHUSID a écrit le livre « Neuro-anatomie et Neurologie fonctionnelle », lequel a eu vingt-deux éditions, avec des traductions en espagnol, allemand, français, chinois et Japonais. Il a vendu plus d'un million d'exemplaires de ce livre. Il a été membre de l'Association des Neurologues de l'Amérique du Nord.

PISTOR Michel, Louis, Paul, Edouard, Daniel
Médecin.
Né le 15 décembre 1924 à Metz (Moselle).
Décédé le 03 août 2003.
Fils du général Jean Pistor, et de Mme, née Hélène Farez.
Marié le 9 février 1950 à Mlle Solange Lutun (3 enfants : Chantal [Mme Pascal Muis], Eric, Claire).
Etudes : Lycée Pasteur à Neuilly-sur-Seine, Lycées Janson-de-Sailly et Claude-Bernard et Faculté de Médecine de Paris.
Diplôme : Docteur en médecine.
Carrière : praticien de médecine générale (1950), créateur de la mésothérapie (1958), fondateur (1964) et Président de la Société Française de Mésothérapie, Président d'honneur de la Société Italienne de Mésothérapie, Fondateur et Président puis Président d'honneur de la Société Internationale de Mésothérapie, inventeur de la mésothérapie lente (1983) (mésoperfusions) et de la micro-mésothérapie (1998).
Oeuvres : « La Mésothérapie » (1962) ; « Théorie des équivalences douloureuses » (1970) ; « Les Micro-injections de la mésothérapie » (1970) ; « Un défi thérapeutique » ; (1974), « Abrégé de mésothérapie du praticien » (1976) ;
« Mésothérapie pratique » (1998) ; nombreuses publications dans la presse médicale; un film d'information scientifique sur la mésothérapie, présentation de la Mésothérapie, une technique polyvalente, à l'Académie de Médecine (1968); Inventeur du multi-injecteur circulaire (1970), du multi-poncteur (1972), de l'injecteur électronique (Pistormatic) (1976), premier appareil au monde à réaliser des piqûres quasi-indolores, de la Mésoperfusion ou mésothérapie lente (Méso-Patch), du pistolet injecteur Pistor 4, créateur de la médecine verte non polluante (1991).
Décorations : Chevalier de la Légion d'honneur ; Croix de guerre 39-45.
Sport : pêche.

BOSSY Jean, Gaston, Marie
Médecin, Universitaire.
Né le 15 janvier 1929 à Marseille (Bouches-du-Rhône).
Fils de Lucien Bossy, Médecin, et de Madame, née Marthe Ferrari; décédé le 20 novembre 2009.
Marié le 14 août 1951 à Mademoiselle Odette Ferratier (8 enfants : Jean-Claude, Brigitte, Anick, Christophe, François, Michel, Dominique, Sandra).
Etudes : École franco-canadienne à Sainte-Foy-lès-Lyon, Lycée Thiers à Marseille, École du service de santé militaire et Faculté de médecine de Lyon.
Diplôme : Docteur en médecine.
Carrière : Chef de travaux à l'Institut d'anatomie normale de Lausanne (1956-58), Médecin-chef du 81ème bataillon d'infanterie puis du 20ème régiment de dragons (1958-60) en Algérie, Chargé de la maîtrise de conférence d'anatomie à la faculté de médecine de Besançon (1960-61), Agrégé d'anatomie et Maître de conférences d'anatomie à la faculté de médecine de Clermont-Ferrand (1961-65 et 1967-68), Titulaire de la chaire d'histologie-embryologie à l'université officielle du Congo (1965-66) à Elisabethville, Associate Professor of Anatomy à la Saint-Louis University à Saint-Louis (Etats-Unis) (1966-67), Maître de conférence agrégé puis Professeur sans chaire à la faculté de médecine de Montpellier (1968-70), Professeur titulaire à titre personnel et Biologiste des hôpitaux de Nîmes (1971-98), Président de la commission ministérielle chargée d'examiner les problèmes liés à la reconnaissance de l'exercice de l'acupuncture, Président du Conseil de coordination du diplôme interuniversitaire d'acupuncture (1987-97), Créateur et Responsable de la consultation de réflexothérapie et d'acupuncture du

Centre hospitalier régional et universitaire de Nîmes (1973-95), Président d´honneur de l´Association française pour l´étude des réflexothérapies et l´acupuncture, Membre d´honneur de plusieurs sociétés françaises et étrangères d´acupuncture, Membre titulaire d´une dizaine d´associations françaises et étrangères d´anatomie, Membre de la New York Academy of Sciences, Vice-président de l'European Chapter of the International Association for the Study of Traditional Asian Medecine, Conseiller, Vice-président puis Vice-président honoraire de la Fédération mondiale des sociétés d´acupuncture, Membre de la commission de Terminologie et de néologie du ministère de la Santé.

Œuvres : « Atlas of Neuroanatomy and Special Sense Organs » (1970) ; « Schémas de neuroanatomie » (4 fascicules, 2ème édition 1975) ; « Bases neurobiologiques des réflexothérapies » (3ème édition 1983) ; « Acupuncture » (1976) ; « les Médecines de l´Asie » (1978) ; « Acupuncture, moxibustion et analgésie acupuncturale » (1980) ; « Sémiologie en acupuncture » (1980) ;
« Atlas anatomique des points d´acupuncture » (1982) ;
« Analgésie acupuncturale » (1982) ; « les Microsystèmes de l´acupuncture » (1984) ; « Neuroanatomie » (1990) ;
« Nosologie traditionnelle chinoise et acupuncture » ; (1990), « Acupuncture et médecine traditionnelle orientale : Prévention et Thérapeutique » (1996) ; « Etymologie et structure des termes médicaux » (1997) ;
« La Grande aventure du terme médical » (1999) ; plus de 220 publications sur la neuroanatomie, l´organogénèse, l´acupuncture et la réflexothérapie.

Décorations : Chevalier de l´ordre national du Mérite ; Croix de la valeur militaire.

Distinctions : Prix de thèse de l´Ecole du service de santé militaire (1956) ; Docteur honoris causa de l'université de Coro (Venezuela).

MELZACK Ronald

Né le 19 juillet 1929, Montréal, Québec est un psychologue canadien.

En 1954, il a commencé à travailler avec les patients qui souffraient de la douleur « du membre fantôme ».

En 1975, ses travaux l'ont mené au développement du questionnaire de la douleur de McGill, maintenant utilisé dans les centres anti-douleur et anticancéreux autour du monde.

En 1965 au MIT, MELZACK avec son collègue **Patrick David WALL** a développé la théorie du « gate control » de la douleur et déclare que la douleur « est déclenchée » ou modulée par une expérience antérieure.

La théorie du « gate control » l'a mené à la découverte des endorphines et des enképhalines, les opiacés naturels du corps. Il est également responsable du travail sur l'analgésie induite par le stress, la douleur du « membre fantôme » et la théorie de neuromatrix : chaque individu développe sa propre expérience douloureuse.

MELZACK est l'auteur de plusieurs manuels sur la douleur, et est co-éditeur de manuel de douleur Assessment, 1992.

En 1995, il a été fait à un dirigeant de l'ordre du Canada. En 2000, il a été fait Officier National de l'Ordre du Québec. Il a obtenu la récompense « 2010 Grawemeyer » en psychologie.

LAVIGNOLLE Benoît, Georges

Né en 1945 à Bordeaux FRANCE, est Docteur en Médecine, Ph.D. diplômé en Biologie Humaine, Ergonomie et appareillage et Pédagogie médicale, marié (Anne VIAUD d'ESTIMAUVILLE) et père de 3 enfants (Valérie, Béatrice, Dominique). Après un cursus hospitalo-universitaire à la faculté de Médecine de Bordeaux suivi d'une formation spécialisée en Amérique du nord et en Suisse, le Docteur Lavignolle occupe le poste d'enseignant sénior d'Anatomie à l'Université Victor SEGALEN Bordeaux 2. Spécialiste du rachis en chirurgie ambulatoire au département de chirurgie orthopédique et de réadaptation du rachis et à l'unité des traitements des scolioses au Centre Hospitalier Universitaire de Bordeaux, il est président honoraire de la Société Française des traitements endoscopiques du rachis et membre de nombreuses sociétés médicales nationales et internationales.

Auteur de nombreuses publications spécialisées en chirurgie orthopédique et réadaptation de la colonne vertébrale, professeur associé à l'Université du Québec en Abitibi Témiscamingue, il a participé à tous les travaux pour la création de l'École Interactionnelle du dos franco-québécoise avec les Professeurs J.R. CHENARD, J. CHAREST et S. MARCHAND, pour la prise en charge psycho-physique des patients lombalgiques chroniques. Les techniques chirurgicales antalgiques qu'il pratique restent peu invasives (techniques percutanées par laser ou radio-fréquence, micro-chirurgie discale endoscopique). Il s'intéresse surtout à l'évaluation médicale des douleurs rachidiennes et il est directeur du diplôme interuniversitaire de mésothérapie où il a soutenu le développement de la mésothérapie métamérique des douleurs rachidiennes par les docteurs B. ESTÈVE-LOPEZ et Y. JEANMAIRE.

AVANT-PROPOS

« Il n'y a guère au monde un plus bel excès que celui de la reconnaissance ».

Ce proverbe de LA BRUYÈRE reflète bien l'esprit de cet ouvrage, car sans nos maîtres, jamais il ne serait né.

Nous avons commencé à pratiquer la Mésothérapie il y a plus de 20 ans déjà, grâce au Professeur Benoît LAVIGNOLLE au Centre Hospitalier Universitaire de Bordeaux, au Docteur Yannick HUTEAU qui nous a appris le Nappage mais aussi la rigueur et la démarche scientifique qui lui étaient chères et aux enseignements de la Société Française de Mésothérapie (S.F.M.). Nous avons débuté notre pratique, l'un avec le Nappage, l'autre avec la Mésothérapie Ponctuelle Systématisée (M.P.S.) du Docteur Didier MREJEN. La M.P.S. a été une avancée incontestable dans la pratique de la Mésothérapie, en systématisant les points de façon à ce que tous les thérapeutes travaillent de la même façon. Son enseignement à travers le monde entier en est la preuve.

Le nappage - Docteur DALLOZ-BOURGUIGNON, Docteur HUTEAU et autres auteurs - fut de la même façon, un progrès incontournable, surtout dans les traitements des douleurs projetées. Mais il faut rendre à César ce qui lui appartient, et nous ne remercierons jamais assez Monsieur le Docteur Michel PISTOR qui a découvert et surtout diffusé cette technique allopathique d'injections micro-dosées « peu, rarement et au bon endroit » selon son adage.

Nous avons donc commencé la Mésothérapie grâce aux enseignements de nos Maîtres, appliquant consciencieusement les recommandations en développant notre curiosité et nos expériences personnelles. Rapidement nous avons compris la nécessité d'associer nappage et point par point, de façon systématisée ou non.

Depuis la création des diplômes universitaires puis des diplômes interuniversitaires (D.I.U.), nous participons à l'enseignement à la Faculté de Médecine de Bordeaux, sous l'impulsion du Professeur Benoît LAVIGNOLLE et du Docteur Philippe PETIT. La mise en commun de nos connaissances n'a fait qu'accroître notre conviction que la Mésothérapie est bien en relation directe avec l'embryogénèse.

La Médecine Manuelle - Ostéopathie, en rendant hommage ici au Docteur Robert MAIGNE qui a su lui donner ses lettres de noblesse en France, nous a également largement influencés dans notre recherche analytique et thérapeutique. L'association de la Mésothérapie et de l'Ostéopathie est devenue au fil des années, une paire indissociable pour beaucoup d'entre nous.

Lors du Congrès de la S.F.M. en Novembre 2009, l'idée d'une Mésothérapie Métamérique devait naître. Le Professeur Benoît LAVIGNOLLE a accepté de chapeauter ce travail de synthèse de plusieurs années de réflexion.Il avait introduit dans nos enseignements au D.I.U. de Bordeaux, la notion de Mésothérapie Segmentaire Métamérique (M.S.M.) pour traiter les douleurs rapportées au rachis ; la M.P.S. s'adressant, elle, plutôt aux douleurs référées, nous y reviendrons.

Pourquoi une nouvelle terminologie, puisqu' il existe déjà la M.P.S. et la M.S.M. Car à la réflexion, elles sont toutes les deux issues du même ensemble primaire originel que représente le Métamère. La notion de Mésothérapie Métamérique a l'avantage d'y intégrer d'autres structures ayant la même origine embryologique, et de revenir au concept initial cher à Michel PISTOR : le Mésoderme. Elle englobe la diversité des douleurs projetées rencontrées dans la pratique courante, et surtout d'y adjoindre les myotomes que nous piquions déjà depuis longtemps en supplément des techniques de bases connues. Nos discussions avec notre ami le Docteur François-Xavier ROCH, nous avaient amenés à piquer les points moteurs décrits par Janet TRAVELL dans les syndromes myofasciaux depuis quelques années. En résumé, nous piquions selon notre examen clinique un ensemble de points et de zones, selon des techniques devenues mixtes au fil du temps (points par point ou intra-hypodermiques, nappage, M.P.S. ou M.S.M.) Il fallait trouver un lien à tout cela. En fouillant plus avant dans les notions d'embryologie, de neurophysiologie, dans les traités d'ostéopathie, d'acupuncture appliquée, de réflexologie chère à nos amis les Docteurs George RIAUD et Ernest BIGORRA, il nous est apparu que le dénominateur commun était le Métamère.

De nombreux ouvrages traitent des points à distance, des segments mobiles, des douleurs projetées, des syndromes myofasciaux avec leurs cortèges de douleurs référées... L'idée était de regrouper ces notions en partant de l'origine, d'en faire la synthèse et de l'appliquer à la mésothérapie.

L'élaboration de notre Atlas de Mésothérapie pendant plus de trois ans, nous a beaucoup apporté. D'abord par les échanges réguliers pour sa conception, et par les recherches qu'elle a générées. Revoir les bases anatomiques et physiopathologiques, nous a obligé à reprendre beaucoup de notions que nous croyions acquises...

Ainsi « de fil en aiguille », la gestation était proche du terme, il n'y avait plus qu'à en faire la synthèse.

INTRODUCTION

La Mésothérapie Métamérique : pourquoi cette nouvelle dénomination ?
Notre travail de recherche et de synthèse dure depuis plusieurs années, lorsque nous avons commencé à réfléchir sur notre Atlas Pratique de Mésothérapie. En l'élaborant, nous nous sommes aperçus que nous piquions des points et des zones communément admis, sans notion réelle anatomique ou neuro-physiologique. La réflexion portait avant tout sur la pharmacologie des mélanges utilisés, en piquant des points loco dolenti, selon une attitude stéréotypée : on pique là où cela fait mal, près de la douleur en utilisant la peau comme vecteur. C'est par le :

« Peu, pas souvent et au bon endroit » en passant par la Mésothérapie Ponctuelle Systématisée, puis la Mésothérapie Segmentaire Métamérique, que le monde de la Mésothérapie a commencé à réfléchir sur la notion de poncture et de traitement des douleurs « à distance ». Certains auteurs comme Georges RIAUD, ont étudié depuis les années 90, les effets de la poncture en mésothérapie, les comparant à ceux de l'acupuncture, en entrevoyant déjà la notion de Réflexothérapie en mésothérapie.
Y avait-il un dénominateur commun ?

Une évidence devait s'imposer petit à petit : l'origine de la douleur au niveau rachidien et à distance - les douleurs projetées -, était en relation, directe ou indirecte, avec un métamère originel, « embryologique ». Celui-ci devenait notre chaînon manquant !
L'ensemble des douleurs, locales et à distance, s'y rapporte, et ce non seulement de manière segmentaire, communément appelées « métamériques », mais aussi de façon supraspinale, incluant de ce fait, les douleurs référées, « trans-métamériques ».
Pourquoi cette nouvelle approche ?
L'ensemble des douleurs projetées se retrouvent donc incluses dans la notion de douleur d'origine métamérique, d'où cette nouvelle appellation : La Mésothérapie Métamérique.

Les influx nerveux nociceptifs sont en constante relation entre eux, entre système nerveux central et autonome. Nous avons repris les travaux de neurophysiologie de base, afin d'étayer notre démarche. Les points que nous piquions à l'aveugle, doivent être recherchés de façon rigoureuse et systématique, en nous appuyant sur les connaissances de la littérature. Ainsi, nous avons repris dans le détail les caractéristiques du métamère embryologique, à savoir les sclérotomes, dermatomes, myotomes, viscérotomes et angiotomes. Nous avons refait une synthèse des notions acquises dans la littérature en nous recentrant sur le segment spinal du métamère et la neurophysiologie de la douleur.

Nous avons donc pu cartographier de façon plus précise, les différents points et zones à traiter en mésothérapie, de façon plus rigoureuse et scientifique, en nous basant sur un examen clinique systématique « Métamérique ». Cette démarche offre de plus l'avantage de pouvoir retrouver une origine rachidienne ou viscérale, à des douleurs parfois inexpliquées.
Les questions posées ont trouvé leur solution dans cette nouvelle démarche sémiologique et thérapeutique en mésothérapie :
Quelle est l'origine de la douleur, quels points et quelles zones faut-il piquer, avec quels produits ?

GLOSSAIRE

I.D. : injection intradermique (nappage de 0,2 à 1,5 mm)

I.E.D. : injection intra-épidermique (nappage de 0 à 0,2 mm) (PERRIN JJ.)

I.H.D. : injection intra-hypodermique (au delà de 1,5 mm et de 4 mm pour le rachis et inférieure à 7,5 mm de profondeur)

M.M. : Mésothérapie Métamérique (ESTEVE-LOPEZ B, JEANMAIRE Y.)

M.P.S. : Mésothérapie Ponctuelle Systématisée (MREJEN D. 1987)

M.S.M. : Mésothérapie Segmentaire Métamérique (Pr Benoît LAVIGNOLLE)

NAPPAGE : technique réalisant des injections superficielles à «jet continu» ou en rafale, à la main ou assistée avec un appareil

N.S.T. : neurones spinothalamiques

P.D. : point-détente

P.D.M. : point-détente musculaire

P.P.P. : injection « point par point » en points séparés (M.M, M.P.S, M.S.M.)

S.D.M. : syndrome douloureux myofascial

S.N.A. : système nerveux autonome

LES FONDAMENTAUX

PARTIE 1

EMBRYOLOGIE

CHAPITRE I
EMBRYOGÉNÈSE

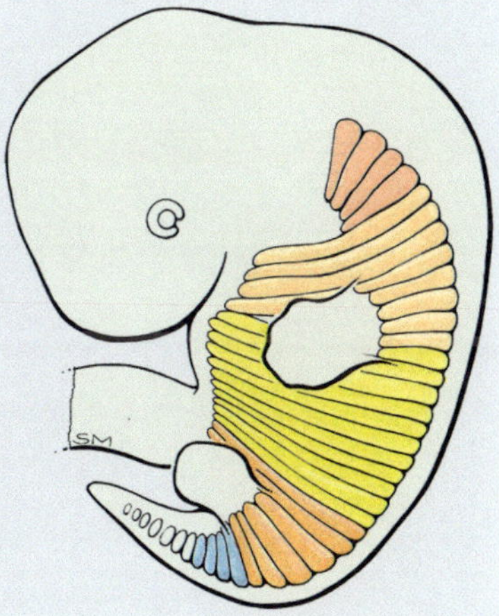

CHAPITRE I
EMBRYOGÉNÈSE

EMBRYOGÉNÈSE

Les systèmes squelettique, musculaire et circulatoire dérivent du ***Mésoderme (5).***
Le mésoderme para-axiale se segmente en somites.

Chaque somite se différencie de la superficie vers la profondeur en dermomyotome **(2)**, myotome et sclérotome **(3)**.

Fig. 1.1 Lignées principales du Mésoderme

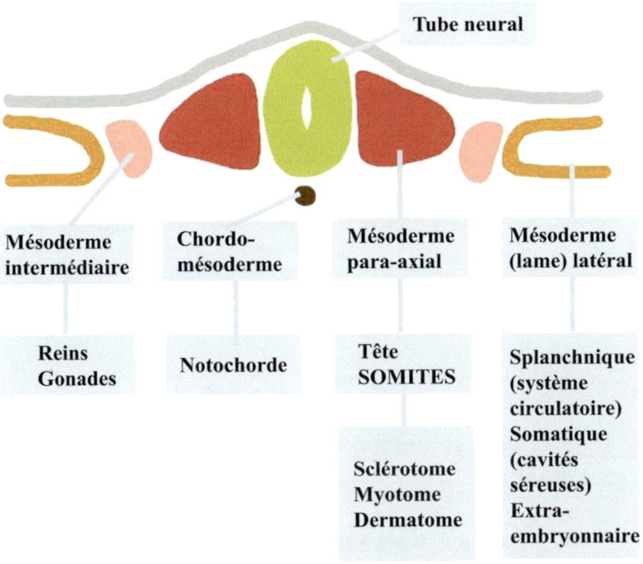

Le système tégumentaire dérive de l'épiblaste [ectoderme **(6)** recouvrant l'embryon] et du mésenchyme sous épiblastique provenant du mésoderme.

Le système nerveux dérive de l'ectoblaste ou neuroctoderme qui donnera la plaque neurale, s'invaginant en une gouttière neurale qui se fermera pour donner le tube neural **(1)**.

LE SCLÉROTOME

Il se transforme en *mésenchyme* qui donnera naissance au tissu conjonctif et au squelette.
Le mésenchyme entourant la notochorde **(4)** deviendra la colonne vertébrale.

Fig. 1.2 - Développement du mésoblaste

Vers le 20ème jours, le mésoblaste forme 3 structures longitudinales : le mésoblaste para-axial, le mésoblaste intermédiaire et la lame latérale.
La métamérisation se poursuit jusqu'au 40ème jour.

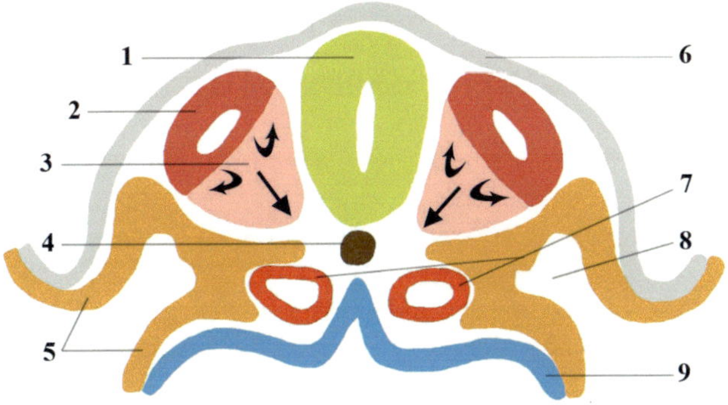

1. Tube neural
2. Dermomyotome
3. Sclérotome
4. Notochorde
5. Mésoderme pariétal
6. Ectoderme
7. Aortes dorsales
8. Cœlome
9. Endoderme intestinal

LES MYOTOMES

1/ MÉSODERME PARA-AXIAL

Les **myotomes pré-optiques** donnent les muscles oculomoteurs.

Les **myotomes occipitaux** donnent les muscles de la langue et les **myotomes spinaux épi-axiaux et hypo-axiaux** donnent respectivement les muscles érecteurs du rachis et le muscles fléchisseurs du rachis, les muscles antérieurs du cou, du thorax, de l'abdomen et du diaphragme.
Les **dermo-myotomes** externes organisés en 2 plans forment :

- un plan externe ou **dermatome** (derme cutané) ;
- un plan interne ou **myotome**.

Chaque myotome donne les éléments musculaires striés du métamère correspondant.

2/ MÉSODERME INTERMÉDIAIRE

Il donne les muscles lisses des conduits uro-génitaux.

3/ MÉSODERME DE LA LAME LATÉRALE

3.1/ Le mésoderme branchial donne :

- les muscles masticateurs ;
- les muscles de la face ;
- les muscles du palais, du larynx et du pharynx.

3.2/ Le mésoderme pariétal donne :

- les muscles des membres répartis en 2 contingents dorsal et ventral donnant respectivement les muscles extenseurs et fléchisseurs ;
- les muscles périnéaux ;
- partiellement le diaphragme thoracique.

3.3/ Le mésoderme splanchnique donne :

les muscles lisses des appareils digestif, respiratoire, circulatoire et génito-urinaire.

Fig. 1.3 - Développement du système musculaire

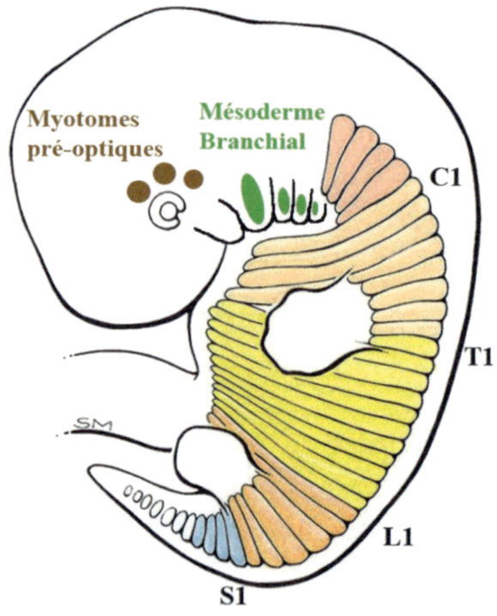

- Myotomes occipitaux
- Myotomes cervicaux
- Myotomes thoraciques
- Myotomes lombaires
- Myotomes sacrés

LES TÉGUMENTS

L'épiderme et les annexes cutanées dérivent de l'épiblaste.

Le derme, les vaisseaux et les muscles proviennent du mésenchyme sous-épiblastique.

LE SYSTÈME NERVEUX PÉRIPHÉRIQUE

1/ NERFS SPINAUX

1.1/ Les neurones sensitifs

Ils proviennent de neuroblastes ganglionnaires donnant un prolongement périphérique se terminant par les terminaisons nerveuses et un prolongement central rejoignat la lame dorso-latérale de la moelle spinale ou l'encéphale.

1.2/ La myélinisation

Elle se poursuit tout au cours de la première année post-natale.

1.3/ Les neurones moteurs

Ils proviennent des neuroblastes du tronc cérébral ou de la lame ventrale de la moelle spinale et ils envoient des prolongements vers les structures périphériques.

1.4/ Le tissu conjonctif du nerf et de la microglie dérivent du mésenchyme.

2/ DÉVELOPPEMENT DE L'INNERVATION DES DERMATOMES DES MEMBRES

2.1/ L'innervation musculaire

Pendant la cinquième semaine du développement les nerfs croissent dans les bourgeons des membres à partir des plexus formés par les nerfs spinaux voisins.
La division de la masse musculaire primitive par les os en deux groupes musculaires, entraîne de même la division

des nerfs en deux branches ventrale et dorsale qui restent indépendantes.

La migration des ébauches musculaires entraîne leur innervation. Les muscles conservent, a quelques rares exceptions près leur innervation originelle.

2.2/ L'innervation cutanée

Chez l'embryon, l'innervation cutanée radiculaire se distribue sur les parois du tronc en bandes segmentaires ou dermatomes.

Fig. 1.4 - Développement des dermatomes des membres

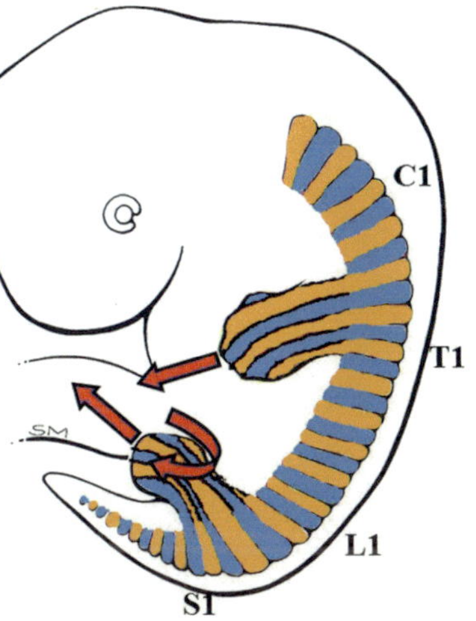

Pour J.J. KEEGAN et F.D. GARRETT ***[KAMINA 2005]*** les dermatomes des membres gardent leur continuité dorsale avec ceux du tronc.
La rotation des membres prédominant au niveau inférieur serait responsable de la torsion des dermatomes.

LE SYSTÈME NERVEUX AUTONOME

1/ LES NEURONES PRÉGANGLIONNAIRES SYMPATHIQUES

Ils proviennent des neuroblastes centraux de la lame latérale de la région thoracique.

2/ LES NEURONES POSTGANGLIONNAIRES SYMPATHIQUES

Ils proviennent des neuroblastes périphériques des crêtes neurales et vont migrer pour former les tronc sympathiques.

3/ LES NEURONES PRÉGANGLIONNAIRES PARASYMPATHIQUES

Ils proviennent des neuroblastes centraux de la lame ventrale.

4/ LES NEURONES POSTGANGLIONNAIRES PARASYMPATHIQUES

Ils proviennent des neuroblastes périphériques des crêtes neurales occipito-cervicales et sacrales.
Ils vont migrer dans les viscères en développement.

LA MOELLE SPINALE

Elle dérive des deux-tiers caudaux du tube neural.

Ce dernier se différencie :
- en *couche marginale* qui donnera la substance blanche spinale ;
- en *couche palliale* dont la lame ventrale donnera la corne antérieure de la moelle spinale, dont la lame dorsale donnera la corne postérieure de la moelle spinale et dont la lame dorso-latérale donnera la corne latérale ;
- en couche épendymaire qui donnera l'épendyme limitant le canal neural qui se réduit en canal central.

L'APPAREIL CIRCULATOIRE

Le système cardio-circulatoire (**angiotomes**) dérive du mésoderme. Il présente une innervation sensitive et motrice. Le système sympathique assure la vasomotricité, il est vasoconstricteur.

PARTIE 2

ANATOMIE HISTOLOGIE

CHAPITRE II

PEAU, FASCIAS ET RACHIS

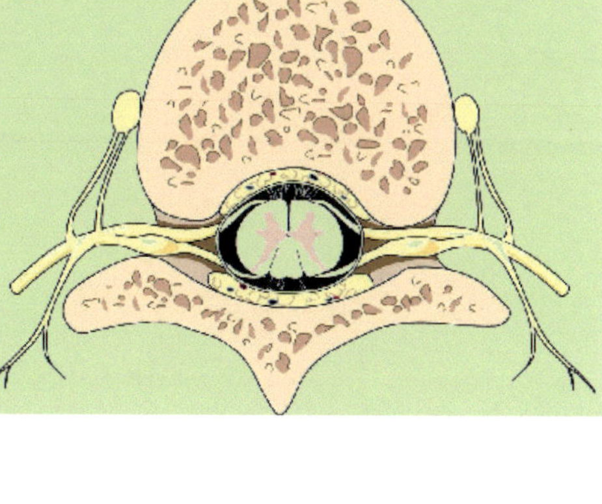

CHAPITRE II
PEAU, FASCIAS ET RACHIS

PEAU, FASCIAS ET RACHIS

LA PEAU

1/ STRUCTURE

L'épiderme superficiel

C'est un épithélium pavimenteux pluristratifié d'épaisseur variable de 0,04 à 0,2 mm.

Le derme profond

C'est un tissu conjonctif de 0,2 à 1,5 mm d'épaisseur, en moyenne pouvant atteindre 4 mm au niveau du rachis. Il contient les glandes cutanées, les follicules pileux, les capillaires artério-veineux et lymphatiques, les muscles cutanés, les corpuscules nerveux terminaux et les rétinaculums cutanés qui le solidarisent à la toile cutanée sous-jacente.
Il comprend deux couches :
- le stratum papillaire constitué d'un tissu conjonctif délicat ;
- le stratum réticulaire constitué d'un tissu conjonctif dense contenant de nombreuses fibres élastiques et de collagène.

La toile sous-cutanée ou fascia superficiel

C'est un tissu conjonctif lâche interposé entre le derme et le fascia profond.
Dans certaines régions, elle se charge de lobules graisseux et devient le pannicule adipeux. Elle contient les vaisseaux et les nerfs superficiels, les glandes sudoripares, les follicules pileux et les muscles peauciers.

2/ VASCULARISATION

Elle se situe dans le derme.

Les artères : elles forment un réseau artériel dermique d'où partent des rameaux verticaux vers la superficie pour former *le réseau artériel sous-papillaire* d'où naissent les artérioles terminales destinées aux papilles dermiques.

Les veines ont la même disposition.

Les anastomoses artério-veineuses : il existe de nombreuses anastomoses simples et dans la partie moyenne du derme se trouvent les glomera cutanés qui assurent l'adaptation de la circulation à la température extérieure.

Les vaisseaux lymphatiques.

3/ INNERVATION

Fig. 2.1 - Histologie de la peau et ses terminaisons nerveuses

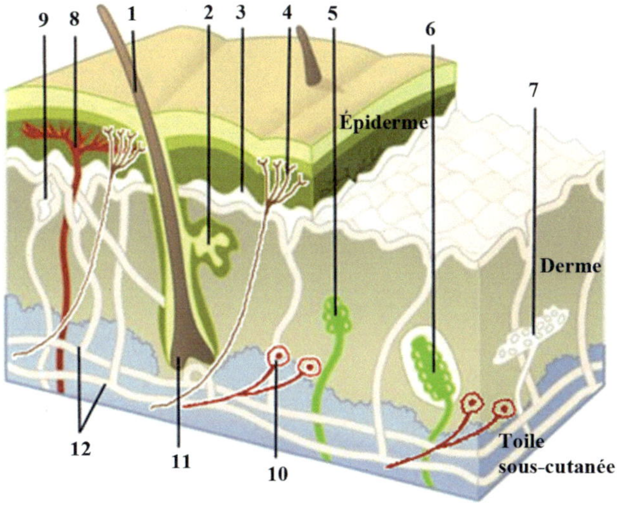

1. Poil
2. Glande sébacée s'ouvrant dans la gaine du poil
3. Papilles dermiques
4. Terminaisons nerveuses libres : nocicepteurs ou mécanorécepteurs à seuil très élevé, chémo et métaborécepteurs → Fibres Aδ et C
5. Corpuscule bulboïde (de KRAUSE) : thermorécepteur (froid) (bout des doigts, paumes, lèvres, langue, mamelons, pénis et clitoris)
6. Corpuscule lamelleux (de VATER-PACINI) : mécanorécepteur (pression) à seuil bas → Fibres Aβ
7. Corpuscule tactile aplati (de RUFFINI) : thermorécepteur (chaleur) à seuil bas dans le derme profond → Fibres Aβ
8. Corpuscule tactile non capsulé ou disque de MERKEL à la jonction épiderme-derme → Fibres Aβ
9. Corpuscule tactile capsulé (de MEISSNER) : mécanorécepteur (bout des doigts, paumes, lèvres, langue, mamelons, pénis et clitoris) → Fibres Aβ
10. Corpuscule bulboïde (de GOLGI) : mécanorécepteur (pression) à seuil élevé → Fibres Aα
11. Bulbe du poil
12. Vaisseaux

L'innervation est assurée par les rameaux cutanés des nerfs spinaux et de certains nerfs crâniens.
Les nerfs constituent des plexus sous-épidermiques et dermiques.
Le derme est riche en terminaisons nerveuses et en récepteurs sensoriels *(Fig. 2.1)*.

4/ CARTOGRAPHIE DE L'ÉPAISSEUR CUTANÉE *[COUSTER 2011]* (Fig. 2.1.1)

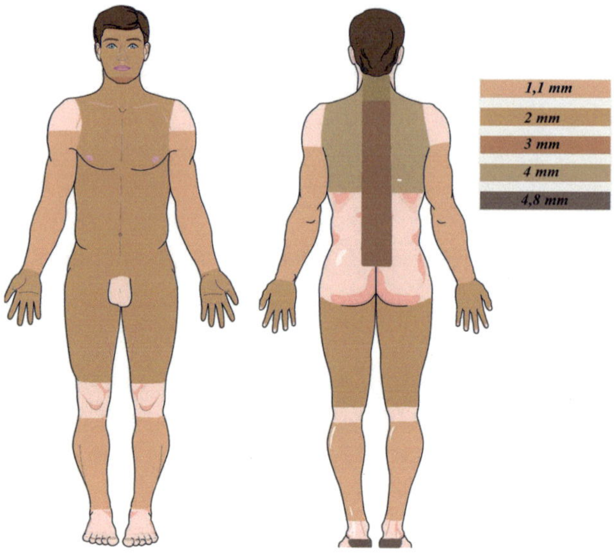

Cette cartographie peut être utile en pratique pour adapter la profondeur des IDP en fonction du site d'injection.

LES FASCIAS

Les fascias sont issus du mésoderme et font partie du sclérotome.

Ils portent différents noms selon leur densité fibreuse :
- le fascia entourant les muscles se nomme le pérymisium ;
- Le fascia entourant les groupes de muscles se nomme l'aponévrose ;
- le fascia entourant les nerfs se nomme le périnèvre ;
- le fascia entourant les os se nomme le périoste ;
- le fascia entourant les organes de l'abdomen se nomme le péritoine ;
- le fascia entourant le cœur se nomme le péricarde ;
- le fascia entourant les poumons se nomme la plèvre ;
- le fascia entourant le cortex se nomme les méninges.

Le fascia thoraco-lombaire en anatomie humaine est une structure fibreuse retrouvé dans la région lombaire postérieure.
Cette structure est mince mais puissante, elle sert d'insertion à divers muscle comme le muscle oblique interne de l'abdomen ou le muscle transverse de l'abdomen.
Le fascia thoraco-lombaire est inséré sur les processus transverse des vertèbres L2 à L5, sur la pointe de la douzième côte et sur la crête iliaque postérieure.

LE RACHIS

1/ OSTÉOLOGIE VERTÉBRALE *(Fig. 2.2)*

-> Le rachis a une double fonction :
- une fonction de mobilité et de cinétique ;
- une fonction de protection de la moelle spinale.

-> Les **vertèbres** comprennent :
- un corps vertébral **(5)** ;
- les pédicules **(9)** : ils assurent l'union du corps vertébral avec l'arc neural ;
- les lames : elles assurent l'union entre l'apophyse transverse, le pédicule et l'apophyse épineuse ;
- les apophyses transverses **(6)** entre le pédicule et l'apophyse articulaire supérieure.

Fig. 2.2 - Différents muscles et ligaments s'y insèrent :

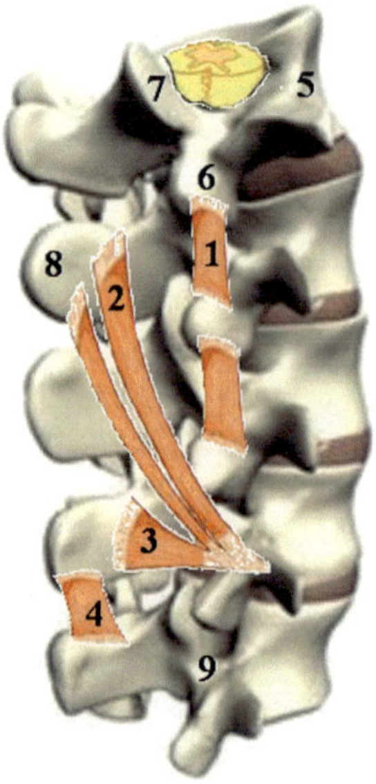

- les muscles transversaires épineux avec les faisceaux court et long lamellaires et les faisceaux court et long épineux **(2 et 3)** ;
- les ligaments et muscle inter-transversaires **(1)** ;
- les apophyses épineuses **(8)**, en arrière où s'insèrent les ligaments interépineux et supraépineux ainsi que les muscles interépineux **(4)**.

Le **canal rachidien** : il assure la protection de la moelle spinale.

Les **apophyses articulaires postérieures (7)** : elles sont de type trochoïde ***(Fig. 2.2 et 2.3)***

Fig. 2.3 - La vertèbre type (vue de dessus)

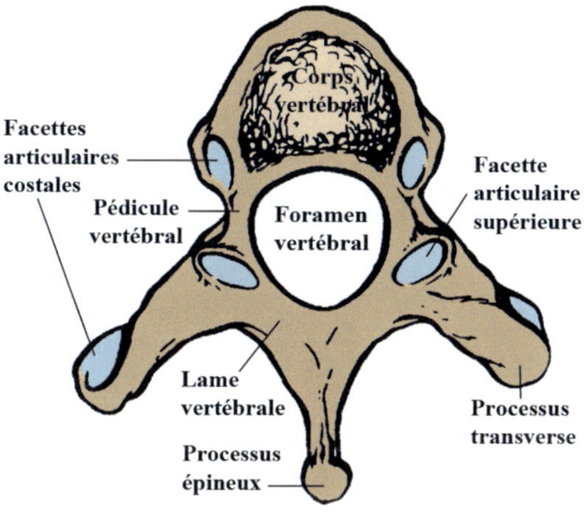

2/ LES ARTICULATIONS INTERVERTÉBRALES - Fig. 2.4

1. Articulations zygapophysaires ou interapophysaires postérieures ;
2. Articulation discosomatique : c'est une amphiarthrose constituée des plateaux vertébraux supérieur et inférieur de deux vertèbres voisines et du disque intervertébral.

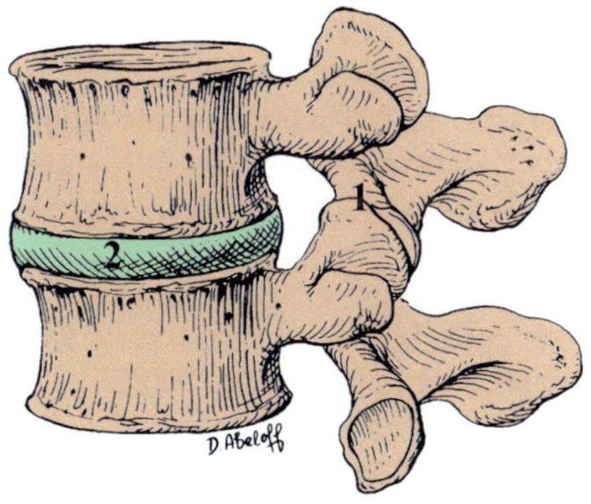

3/ LE DISQUE INTERVERTÉBRAL ET LES RAPPORTS NERVEUX (NERFS SPINAUX)

Il est composé par le nucléus pulposus (pas d'innervation), l'anneau fibreux (annulus fibrosus) et les plaques cartilagineuses vertébrales.

Innervation du disque

L'annulus fibrosus reçoit une innervation sensitive de type nociceptif et vasomotrice à partir du nerf sinu-vertébral et des branches du rameau communicant gris et de la chaîne sympathique.

Nutrition du disque

Après l'âge de 25 ans, il perd sa vascularisation et l'absorption des nutriments se fait par osmose et imbibition à travers les plateaux cartilagineux et l'anneau périphérique.

Fig. 2.5 - Rapports nerveux rachidiens

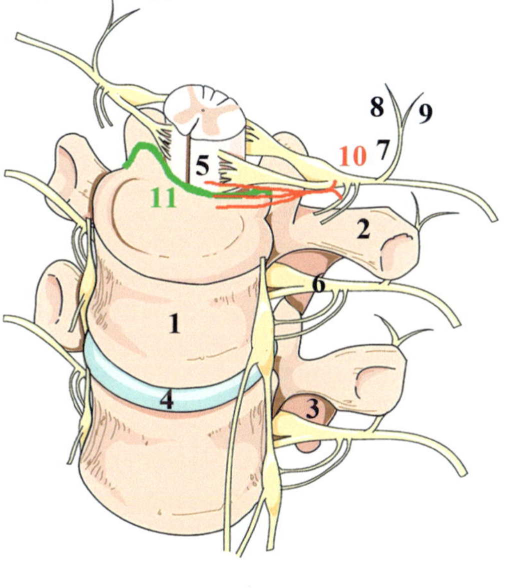

1. Corps vertébral
2. Processus articulaire
3. Processus épineux
4. Disque intervertébral
5. Moelle spinale (dure-mère)
6. Nerf spinal : il sort du rachis par le foramen intervertébral (trou de conjugaison)
7. Branche dorsale
8. Rameau médial (RM)
9. Rameau latéral (RL)
10. Nerf sinu-vertébral de LUSCHKA
11. Ligament longitudinal dorsal

4/ LES MUSCLES

4.1/ Muscles courts du plan profond postérieur sous-occipitaux *(Fig. 2.6)*

Ils assurent l'extension de la tête. Ils sont innervés par le rameau postérieur du premier nerf spinal.

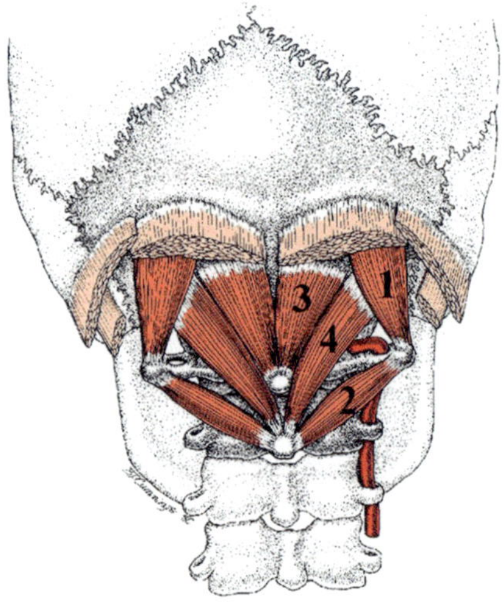

1. Oblique supérieur de la tête
2. Oblique inférieur de la tête
3. Petit droit postérieur de la tête
4. Grand droit postérieur de la tête

4.2/ Muscles courts du plan profond postérieur *(Fig. 2.7)*

Ils font partie des muscles segmentaires.
Ils assurent le soutien postural et ils ont une activité fixatrice.

1. Muscle interépineux
2. Muscle intertransversaire externe
3. Muscle intertransversaire interne (faisceau interstyloïdien)
4. Muscles intertransversaires internes (faisceaux intermamillaire et mamillo-styloïdien)
5. Nerf spinal
6. Disque intervertébral
7. Rameau latéral de la branche postérieure du nerf spinal
8. Rameau médial de la branche postérieure du nerf spinal
9. Processus transverse
10. Processus mamillaire
11. Processus articulaire supérieur
12. Processus épineux

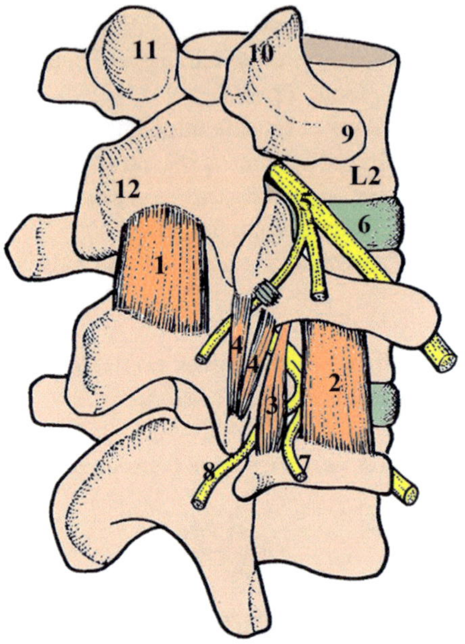

4.3/ Muscles longs du plan profond postérieur *(Fig. 2.8)*

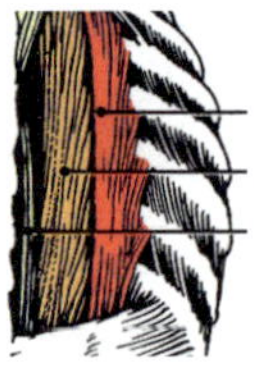

Il assurent le soutien postural et la mobilité du tronc, ce sont des extenseurs du rachis.
Ils sont innervés par la branche postérieure du nerf spinal.
Ils ont une innervation plurisegmentaire (2 à 4 myotomes).

4.4/ Muscles moyens du plan profond postérieur

→ multifidi *(Fig. 2.9)* ;
→ longs et courts rotateurs ;
→ élévateurs des côtes *(Fig. 2.10).*

Les MULTIFIDI sont des muscles très importants.
En effet, ce sont les seuls à ne pas avoir migré pendant la période embryonnaire et ils sont restés proches du segment spinal (tendus entre les processus épineux et les processus mamillaires ou transverses de chaque vertèbre à cheval sur 3 niveaux).

Ce sont des extenseurs et rotateurs du rachis.
Ils sont innervés par la branche postérieure du nerf spinal de façon **monosegmentaire *[BOGDUK 1983]***.
Les multifidi sont en partie responsables des douleurs des processus épineux vertébraux ***[TRAVELL et SIMONS***

1983]. Ils sont très sensibles aux différentes ponctures intradermiques.

Repérage électromyographiques des multifidi :
[TOMASELLA et WANG 2005]

- **T5 à T11 : 2 cm de part et d'autre du processus épineux ;**
- **T12 à L4 : 2,5 cm de part et d'autre de la base du processus épineux et 1 cm en direction crâniale ;**
- **L5 : 2,5 cm de part et d'autre de la ligne des EIPS ;**
- **S1 : 2,5 cm en dessous de la ligne des EIPS et 1 cm latéralement.**

Fig. 2.9 - Muscles multifidi

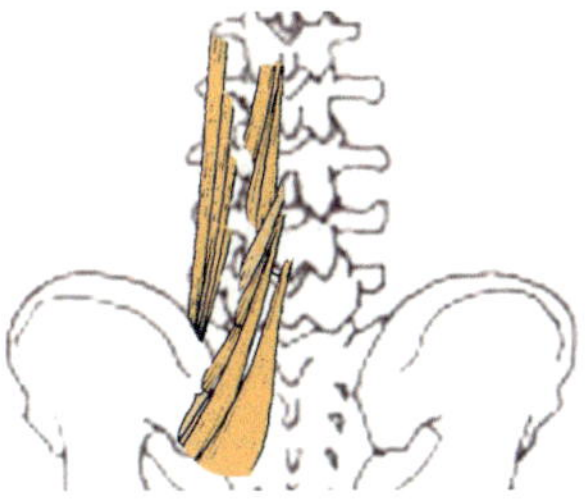

Les muscles **rotateurs** sont tendus entre le corps vertébral et la transverse suivante juste dessous les multifidi.

Les muscles **costo-transversaires**, courts et longs **élévateurs de côtes (levatores costorum)** sont des muscles profonds, de la face latérale dorsale du thorax, petits, triangulaires et situés de chaque côté du rachis. Ils font partie également des muscles segmentaires. Il en existe 12 paires.
Ils prennent leur origine sur le sommet des processus transverses de C7 et T1 à T11 pour se terminer sur la face latérale des côtes.
Ils sont inspirateurs, ils élèvent les côtes et sont innervés par les nerfs intercostaux.

Fig. 2.10 - Muscles élévateurs des côtes

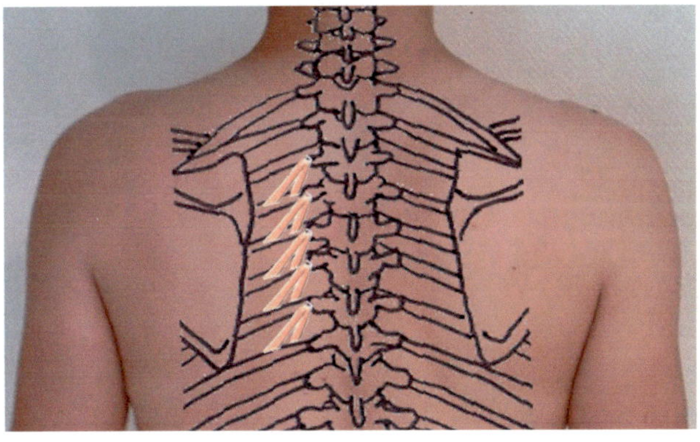

5/ LES LIGAMENTS

Fig. 2.11 - Le système ligamentaire

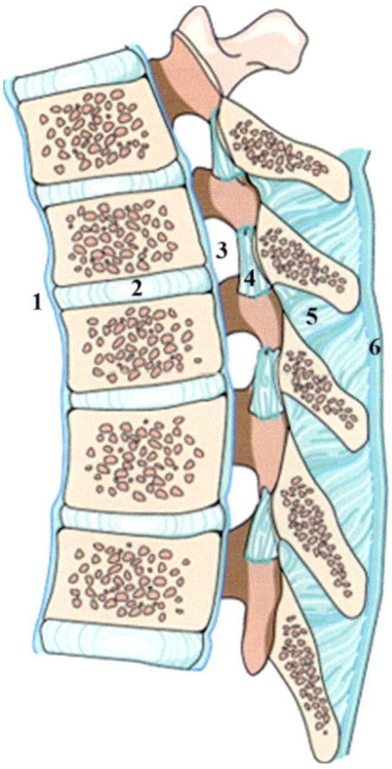

1. Ligament longitudinal antérieur ou ventral
2. Anneau fibreux du disque intervertébral
3. Ligament longitudinal postérieur ou dorsal
4. Ligament capsulaire facettaire
5. Ligament interépineux
6. Ligament supra-épineux

Fig. 2.12 - Ligament costo-transversaire (1)

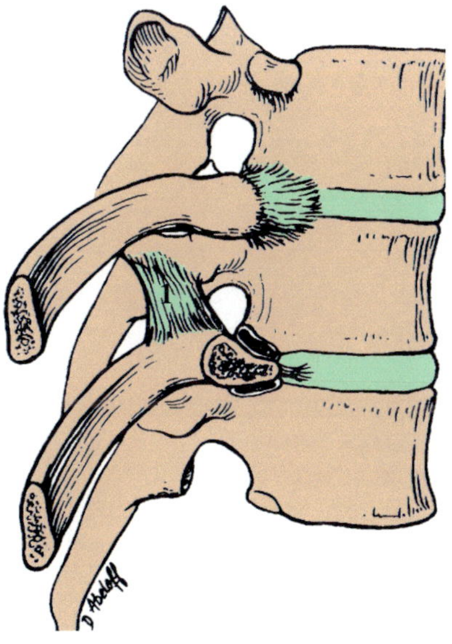

6/ INNERVATION DU SYSTÈME OSTÉOLIGAMENTAIRE RACHIDIEN

Deux systèmes innervent le rachis lombaire :
- le système somatique avec la branche dorsale du nerf spinal ; sa stimulation provoque une douleur aiguë, bien localisée ;
- le système sympathique avec le nerf sinu-vertébral et les rameaux communicants ; la stimulation de ces structures algogènes provoque une douleur diffuse, mal systématisée, en barre, de type viscéral ou discogénique et plutôt lombo-fessière.

6.1/ Branche dorsale du nerf spinal *(Fig. 2.13)*

Elle prend en charge les processus articulaires, les structures musculaires (muscles spinaux) et aponévrotiques et le revêtement cutané par les deux rameaux latéral et médial.
La **capsule des articulations zygapophysaires** est innervée par le rameau médial de la branche dorsale.

Fig. 2.13 - Innervation des structures vertébrales

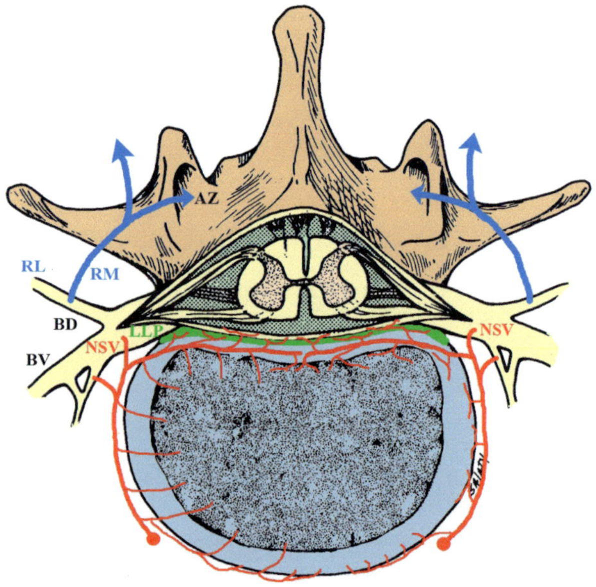

1. AZ : articulation zygapophysaire
2. BD : branche dorsale
3. BV : branche ventrale
4. LLP : ligament longitudinal postérieur
5. NSV : nerf sinu-vertébral
6. RL : rameau latéral
7. RM : rameau médial

6.2/ Le nerf sinu-vertébral de LUSCHKA

Le nerf sinu-vertébral de LUSCHKA présent au niveau de chaque segment a une origine double : il naît à l'entrée du canal intervertébral de 2 branches, l'une ascendante et l'autre descendante, constituant un réseau longitudinal de fibres nerveuses (essentiellement amyéliniques) ayant un trajet récurrent dans le foramen intervertébral et anastomotiques d'un niveau à l'autre.

Il se distribue :
- au corps vertébral ;
- aux lames vertébrales ;
- au sinus veineux ;
- à la dure-mère ;
- aux tissus et vaisseaux sanguins épiduraux ;
- au ligament longitudinal postérieur ;
- à l'annulus fibrosus et vaisseaux sanguins adjacents ;
- au disques sus- et sous-jacents par de très fins filaments pour certains auteurs comme ***LAZORTHES 1946-1956***.

Il a une double terminaison ***(Fig. 2.13, 2.14 et 2.15)***:
- une terminaison spinale à 2 mm environ du ganglion spinal dans la branche ventrale du nerf spinal ;
- une terminaison sympathique dans un rameau communicant.

Il est plus ou moins court selon le niveau segmentaire avec une implantation variable au niveau de la branche ventrale et du ganglion spinal notamment au niveau cervical.

Le **ligament longitudinal ventral ou antérieur** a une double innervation issue des rameaux communicants et du tronc sympathique ***[BOGDUK 2005]*** et des nerfs péri-vasculaires pour d'autres auteurs (terminaisons libres Aδ et C).

Le **disque intervertébral** et **le corps vertébral** sont également innervés par les rameaux gris communicants formant un plexus latéral sur toute leur circonférence.

6.3/ Branche ventrale du nerf spinal

Elle alimente les muscles psoas et quadratus lomborum.

Fig. 2.14 - Innervation autonome des structures vertébrales

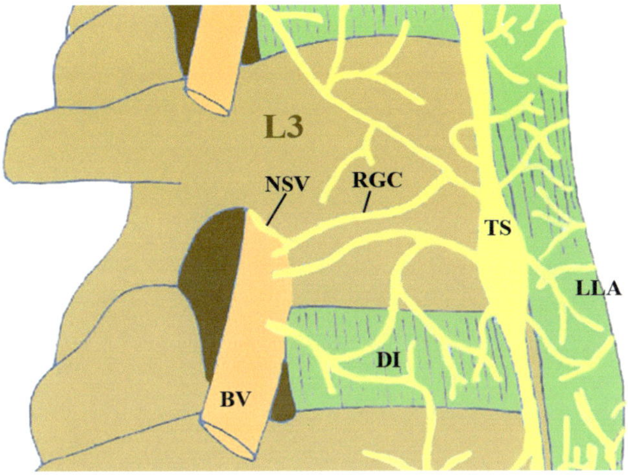

1. BV : branche ventrale
2. DI : disque intervertébral
3. LLA : ligament longitudinal antérieur
4. NSV : nerf sinu-vertébral
5. RCG : rameau communicant gris
6. TS : tronc sympathique

Fig. 2.15 - Territoire d'innervation du nerf sinu-vertébral

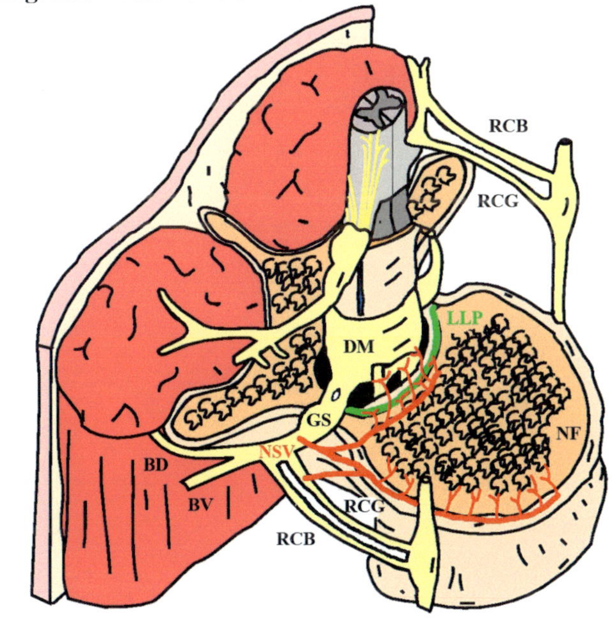

1. BV : branche ventrale
2. BD : branche dorsale
3. DM : dure-mère
4. GS : ganglion spinal
5. LLP : ligament longitudinal postérieur
6. NF : nucleus fibrosus
7. NSV : nerf sinu-vertébral
8. RCB : rameau comun. blanc
9. RCG : rameau comun. gris

ANATOMIE DES LOMBALGIES CHRONIQUES : UNE HYPOTHÈSE (R. ROBERT ET COL)

L'équipe du Professeur ***ROBERT (2003)*** du Centre Hospitalier Universitaire de Nantes a établi qu'un grand nombre de lombalgies chroniques étaient médiées par le système sympathique qui trouve sa voie d'expression topographique au niveau de la racine prépondérante à savoir L2. Pourquoi donc continuer dans ce contexte à infiltrer des articulaires qui ne sont en rien ou pour peu impliquées dans la transmission des influx nociceptifs ? Pourquoi infiltrer empiriquement loco dolenti alors que le carrefour des fibres nociceptives est plus haut situé ?

Par l'étude anatomique du nerf sinu-vertébral et des rameaux communiquants en L2 et de leur position par rapport aux structures osseuses grâce à l'imagerie, ces travaux se proposent de montrer la pertinence de l'infiltration de ces structures dans le traitement de ce type de lombalgie médiées par le sympathique.

On rappellera que le nerf sinu-vertébral ***(Fig. 2.13, 2.14 et 2.15)*** naît à l'entrée du canal intervertébral de 2 branches l'une ascendante et l'autre descendante, constituant un réseau longitudinal de fibres nerveuses (essentiellement amyéliniques) anastomotiques d'un niveau à l'autre se distribuant au corps vertébral, au sinus veineux, à la dure-mère, au nucleus fibrosus, et au ligament longitudinal postérieur.

Il se termine d'une part dans la branche antérieure du nerf spinal et d'autre part dans un rameau communicant.

L'afférence douloureuse emprunte les nerfs sinu-vertébraux, rejoint le tronc sympathique par les rameaux communicants, remonte jusqu'au ganglion sympathique L2 puis gagne le ganglion spinal L2 par l'intermédiaire des rameaux communicants du niveau L2.

A partir du ganglion spinal L2, l'influx douloureux entre dans la corne dorsale de la moelle spinale puis remonte vers les centres nerveux supra-médullaires (thalamus, formation réticulée) et pourra éventuellement être porté à la conscience.

Ces constatations anatomiques les ont poussés à infiltrer les nerfs sinu-vertébraux en **L2** et de façon systématiquement bilatérale tant les fibres sont anastomotiques.

Sur une série de 24 patients, ils ont obtenu deux-tiers de bons et très bons résultats et sans le savoir d'autres équipes notamment japonaises ont eu les mêmes résultats.

Insistons sur le fait que ne sont améliorés que les patients présentant une lombalgie « autonome », les « facet syndrom » et les dérèglements intervertébraux aigus ayant de mauvais résultats, ce qui est logique.

CHAPITRE III
NEURO-ANATOMIE

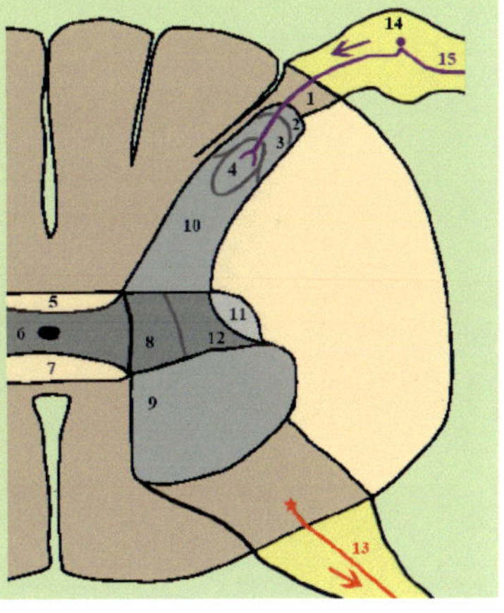

CHAPITRE III
NEURO-ANATOMIE

NEURO-ANATOMIE

LE SYSTÈME NERVEUX CENTRAL

1/ DESCRIPTION

Le cerveau humain comprend *(Fig. 2.16)*:
- le corps calleux ;
- le cortex recouvert de circonvolutions formant des sillons et des scissures ;
- les scissures délimitent les lobes : frontal, pariétal, occipital et temporal.

Fig. 2.16 - Anatomie fonctionnelle des hémisphères cérébraux

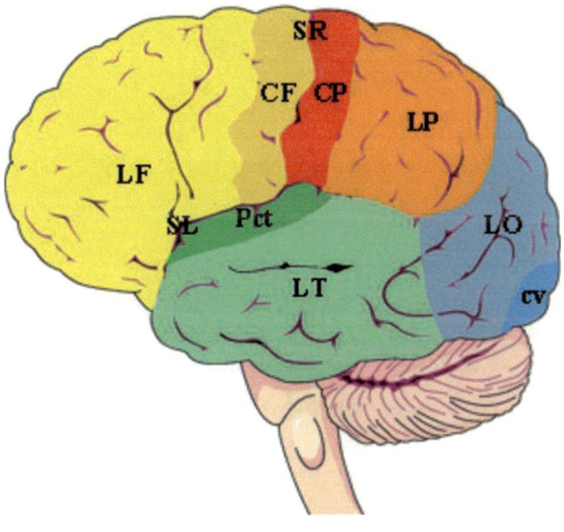

1. CP : circonvolution pariétale
2. CV : cortex visuel
3. LF : lobe frontal
4. LP : lobe pariétal
5. LT : lobe temporal
6. LO : lobe occipital
7. Pct : première circonvolution temporale
8. SR : scissure de Rolando
9. SL : scissure latérale

2/ ANATOMIE FONCTIONNELLE

La plupart des actes comportementaux mettent en jeu les trois systèmes fonctionnels du cerveau (sensoriel, moteur et volontaire).
Le trajet des voies nerveuses suit des règles générales.
Les informations partent de la peau, montent dans les cordons médullaires, font un relais dans le thalamus
et montent vers le cortex. Le signal va induire ou pas une action motrice qui suivra la voie efférente jusqu'au motoneurone innervant le muscle. Le cervelet exercera une action de contrôle permanent sur ce qui est réalisé.

Fig. 2.17 Organisation anatomique générales des voies nerveuses

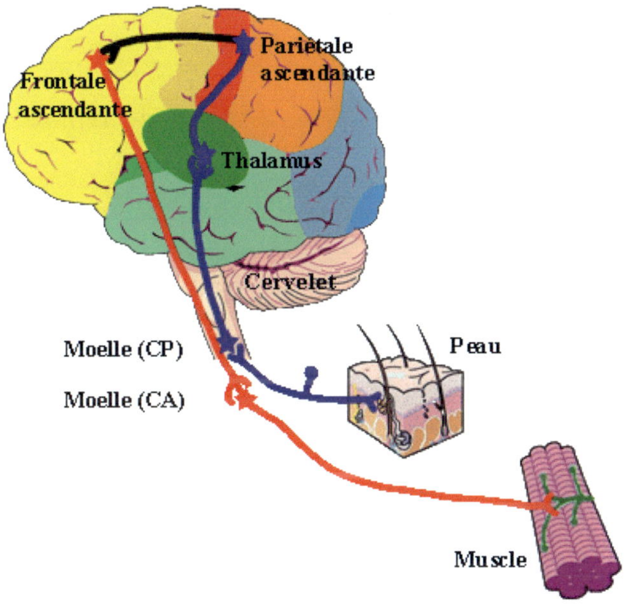

3/ L'ORGANISATION DES CENTRES SUPRASPINAUX [BOSSY]

Il existe au niveau du système nerveux une organisation topique anatomique structurale que l'on retrouve de la périphérie au cortex pour ce qui concerne :
- la sensibilité ;
- la motricité ;
- les viscères.

Pour ces derniers cette viscérotopie trouve son origine dans la colonne intermédio-latérale, la colonne intermédio-médiale (ou para sympathique sacrée) et le noyau moteur dorsal du X. Ce n'est qu'au niveau de la réticulée que l'on ne retrouve pas cette organisation anatomique.

LE SYSTÈME NERVEUX PÉRIPHÉRIQUE

Les **NERFS SPINAUX** émergent de la moelle épinière.

1/ NOMBRE

Ils se composent de 31 paires, soit 8 cervicales, 12 thoraciques, 5 lombaires, 5 sacrées et 1 coccygienne. Jusqu'à la septième vertèbre cervicale, les nerfs portent le nom et le numéro de la vertèbre sous-jacente.
Le nerf spinal C8 naît entre la septième vertèbre cervicale et la première vertèbre thoracique.
A partir de la première vertèbre thoracique les nerfs spinaux portent le nom et le numéro de la vertèbre sus-jacente.

2/ RACINES

Chaque nerf spinal *(Fig. 2.18)* naît de la moelle spinale par deux racines :
- la racine ventrale ou antérieure, motrice ;
- la racine dorsale ou postérieure, sensitive, qui présente sur son trajet le ganglion spinal.

Fig. 2.18 - Le segment médullaire avec les nerfs spinaux émergents

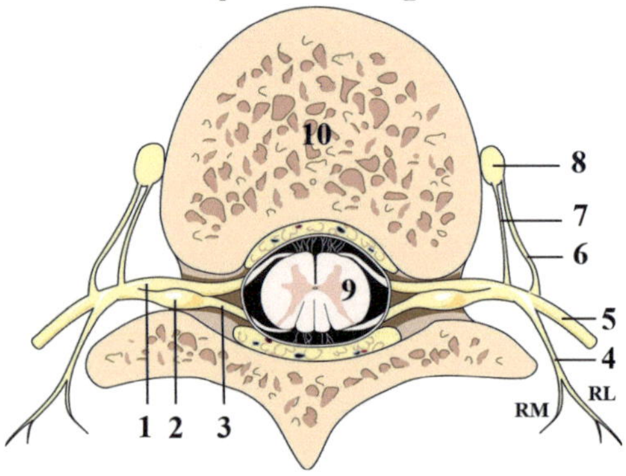

1. Racine antérieure
2. Ganglion spinal
3. Racine postérieure
4. Branche postérieure
5. Branche antérieure
6. Rameau communicant blanc
7. Rameau communicant gris
8. Ganglion sympathique
9. Moelle spinale
10. Vertèbre

Les racines spinales sont ainsi le témoin de *la disposition segmentaire ou métamérique* de l'organisme.
Les racines sensitive et motrice droite et gauche délimitent en effet une portion de moelle spinale appelée ***segment spinal (Fig. 2.19).***

Fig. 2.19 - Le segment spinal – Disposition métamérique d'après BOSSY 1983

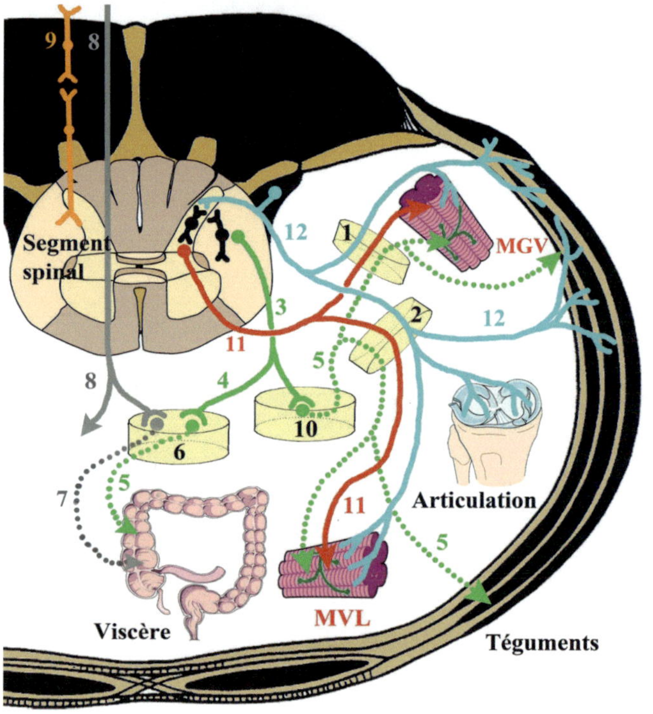

MGV : Musculature des gouttières vertébrales
MVL : Musculature ventrolatérale

1. Branche dorsale du nerf spinal
2. Branche ventrale du nerf spinal
3. Rameau communicant blanc (fibres autonomes préganglionnaires)
4. Nerf splanchnique
5. Rameau communicant gris (fibres autonomes postganglionnaires)
6. Ganglion previscéral
7. Nerf viscéral
8. Pneumogastrique
9. Voie autonome névraxiale
10. Ganglion latéro-vertébral
11. Fibre motrice
12. Fibre sensitive

3/ TERMINAISONS *(Fig. 2.20)*

Les deux racines fusionnent au niveau du foramen intervertébral donnant le nerf spinal **(1)** qui se terminent en deux branches antérieure **(2)** et postérieure **(3)** se divisant elle même en rameaux latéral **(4)** et ventral **(5)**.

La branche postérieure (BP) de plus petit calibre se distribue aux muscles, à la peau de la paroi dorsale du tronc du vertex au coccyx ainsi qu'à de nombreux appareils capsuloligamentaires.

La branche antérieure (BA) de plus gros calibre se distribue à la paroi ventrale du tronc et aux membres, donnant deux rameaux communicants qui l'unissent à un ou deux ganglions sympathiques.

Les branches antérieure se connectent entre elles pour former les plexus :

- les plexus cervical et brachial dans la région cervicale ;
- les branches antérieures se prolongent en nerfs inter-costaux dans la région thoracique ;
- les plexus lombaire et sacral dans la région abdomino-pelvienne.

Fig. 2.19 - Terminaisons du nerf spinal

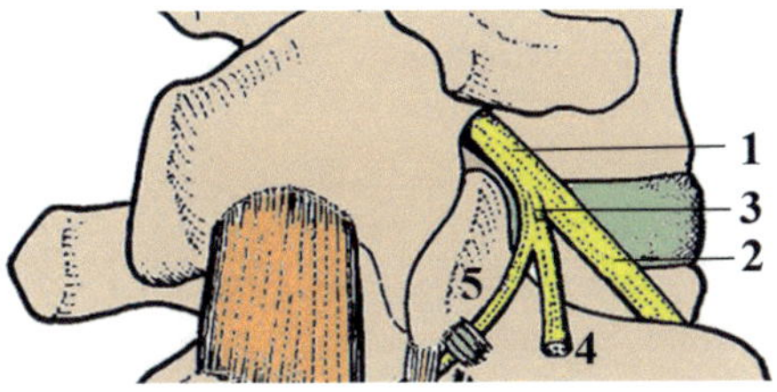

1. Nerf spinal
2. Branche antérieure
3. Branche postérieure
4. Rameau latéral
5. Rameau ventral

4/ FONCTIONS

4.1/ Fonction sensitive

Les nerfs spinaux assurent une innervation somatique mais aussi une innervation végétative grâce aux rameaux communicants.
La racine dorsale d'un nerf spinal innerve une région cutanée appelée *DERMATOME*.
Les dermatomes se chevauchent à leur frontière.

4.2/ Fonction motrice

L'innervation est plus complexe car chaque muscle peut recevoir des neurofibres de plusieurs racines antérieures.

LE SYSTÈME NERVEUX AUTONOME

1/ ORGANISATION GÉNÉRALE DU SNA

Le SNA est l'innervation efférente, issue de la moelle et du tronc cérébral, et agissant sur les effecteurs viscéraux tels que les muscles lisses et les glandes.
Transmettant les commandes centrales aux effecteurs viscéraux le système nerveux autonome régule le milieu intérieur.

De nombreuses manifestations cérébrospinales s'accompagnent de réactions végétatives (efforts physiques et sudation, traumatisme somatique et nausées...).
Il échappe au contrôle de la conscience.
Il comprend deux parties distinctes d'un point de vue anatomique et fonctionnel par le biais des neurotransmetteurs synaptiques :

- système sympathique de topographie thoraco-lombaire ;
- système parasympathique de topographie crânio-sacrale.

2/ ORGANISATION CENTRALE DU SNA

Sa commande est assurée par des centres médullaires, sous contrôle de l'hypothalamus (cerveaux végétatif) qui coordonne les influx neuronaux et les ordres hormonaux.
La stimulation de la partie antérieure de l'hypothalamus entraîne une hyperactivité parasympathique tandis que la stimulation de la partie postérieure de l'hypothalamus entraîne une augmentation de l'activité sympathique. Il exerce des effets d'activation ou d'inhibition du SNA.

3/ ORGANISATION PÉRIPHÉRIQUE DU SNA *(Fig. 2.20 et 2.21)*

Il est constitué de ganglions autonomes et viscéraux, de nerfs viscéraux, de plexus viscéraux et vasculaires.
La disposition métamérique est mal respectée.
La systématisation du système nerveux autonome fait intervenir une chaîne de deux neurones faisant synapse dans le ganglion autonome, le neurone préganglionnaire et le neurone postganglionnaire.
Des interneurones ganglionnaires sympathiques viennent s'interposer entre ces deux derniers.
Les neurofibres postganglionnaires se terminent chacune par un bulbe terminal sur l'organe effecteur c'est-à-dire le muscle lisse ou le tissu cardionecteur.

Innervation autonome à destinée somatique :
Les fibres postganglionnaires rejoignent les nerfs spinaux par les rameaux gris pour innerver les structures involontaires de la peau et des muscles squelettiques.

4/ LE SYSTÈME SYMPATHIQUE

Il est constitué des :

4.1/ CENTRES SYMPATHIQUES

Ils sont situés dans la colonne intermédio-latérale de la substance grise de la moelle spinale, de C8 à L2 ***(Fig. 2.25).***

4.2/ VOIES SYMPATHIQUES

D'organisation métamérique, elles sont formées de deux neurones pré- et postganglionnaire pour chaque segment ***(Fig. 2.21 et 2.22).***

Soit les trajets suivants :

- **fibres préganglionnaires** : fibres myélinisées de type B → racine antérieure du nerf spinal → rameau communicant blanc → synapse dans le ganglion sympathique ou ganglion préviscéral soit du segment correspondant soit du segment sus- et sous-jacent ; dans tous les cas, la synapse est éloignée du viscère ;

- **fibres postganglionnaires** (ratio : 1/10 à 30 non myélinisées) → rameau communicant gris ou nerf viscéral jusqu'au viscère soit en formant des plexus péri-artériels suivant les branches de l'aorte abdominale soit en rejoignant les nerfs spinaux innervant tous les vaisseaux et les glandes sudoripares de l'organisme.

Fig. 2.21 - Représentations générales de l'innervation autonome sympathique

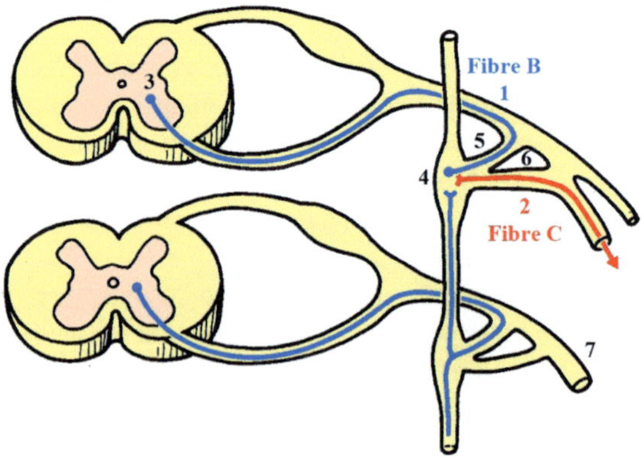

Fig. 2.22 - Innervation autonome sympathique : le neurone effecteur viscéral

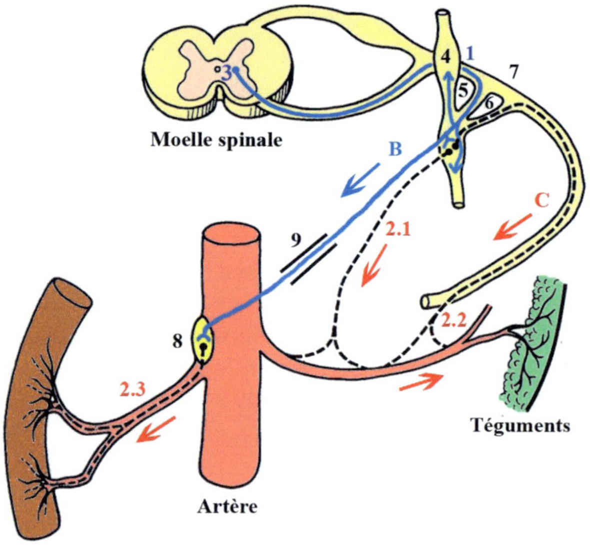

1. Fibre préganglionnaire
2. Fibre postganglionnaire :
   2.1 : Plexus périartériel somatique
   2.2 : Collatérale sympathique
   2.3 : Plexus périartériel viscéral
3. Colonne intermédio-latérale médullaire
4. Ganglion sympathique
5. Rameau communicant blanc
6. Rameau communicant gris
7. Nerf spinal
8. Ganglion préviscéral
9. Nerf splanchnique

4.3/ SYSTÉMATISATION DU SYSTÈME SYMPATHIQUE

Les troncs sympathiques sont constitués :
- des ganglions sympathiques connectés entre eux par les rameaux interganglionnaires et reliés aux nerfs spinaux par les rameaux communicants ;
- des nerfs viscéraux.

4.3.1/ Le sympathique cervical

Il comprend :
- les ganglions cervicaux supérieurs, moyens et cervico-thoracique ou stellaires unis par des rameaux interganglionnaires ;
- les branches collatérales qui innervent la tête, le cou et le médiastin supérieur.

Fig. 2.23 - Systématisation de la chaîne sympathique cervicale

Les fibres issues du tractus intermedio-lateralis de la moelle thoracique de T1 à T4 remontent à l'intérieur de la chaîne cervicale jusqu'au plexus péri-carotidien pour innerver les vertèbres cervicales, le cou et la tête.

En trait plein vert les afférents blancs (fibres présynaptiques).
En pointillé rouge les efférents gris (fibres postsynaptiques).

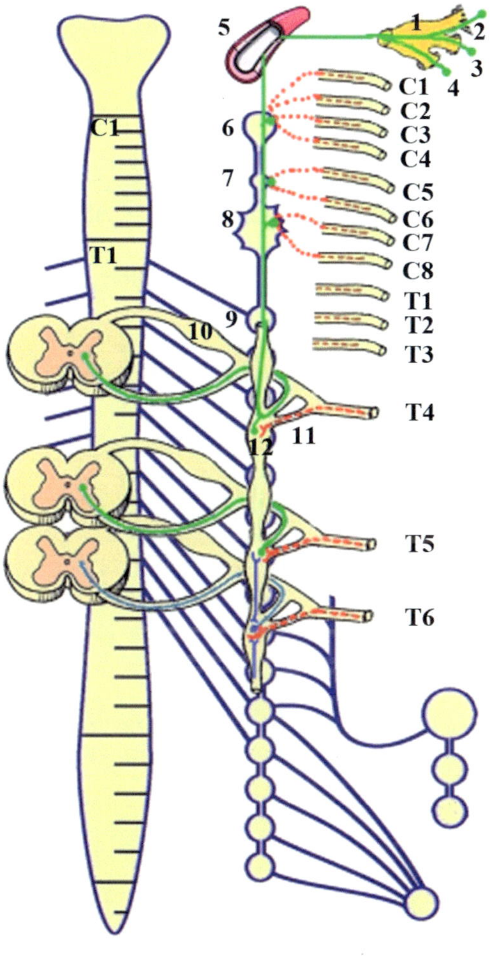

1. Ganglion trigéminal
2. Ganglion ophtalmique
3. Ganglion sphéno-palatin
4. Ganglion optique
5. Artère carotide interne
6. Ganglion cervical supérieur
7. Ganglion cervical moyen
8. Ganglion cervical inférieur (stellaire)
9. 2ème ganglion thoracique
10. Ganglion spinal (sensitif)
11. Rameau communicant gris
12. Ganglion sympathique thoracique

4.3.2/ Le sympathique thoracique

Il comprend :
- 10 à 11 ganglions thoraciques unis par 2 ou 3 rameaux interganglionnaires ;
- les branches efférentes destinées aux membres supérieurs, au médiastin postérieur, aux parois thoraciques et abdominales : ce sont les rameaux vasculaires, ostéo-musculaires et viscéraux ainsi que les nerfs grand splanchnique thoracique, petit splanchnique et splanchnique imus.

L'innervation autonome à destinée somatique des membres supérieurs provient des centres névraxiaux des segments T5 à T9.

Celle des parois thoracique et abdominale provient des segments T1 à L2.

Celle des membres inférieurs provient des segments T10 à L2.

Grâce à des études thermographiques, ont été décrits des thermatomes ou plus précisément angiotomes du cou et de la tête, du thorax, des membres supérieurs et inférieurs (cf. Fig. 3.44 page 89).

4.3.3/ Le sympathique lombaire

Il comprend :
- 4 ganglions lombaires unis par les rameaux interganglionnaires ;
- les branches efférentes destinées aux viscères abdominaux et pelviens constitués par les rameaux (vertèbres, muscles et vaisseaux) et les nerfs splanchniques lombaires.

Systématisation de la chaîne sympathique lombo-sacrée *(Fig. 2.24)*

Les fibres issues du tractus intermedio-lateralis de la moelle thoracique de T12 à L2 descendent à l'intérieur de la chaîne lombaire jusqu'au plexus sacré, en innervant les vertèbres de L3 à S5.

L1-L2 est un carrefour important pour l'innervation non-segmentaire de la colonne lombaire *[HIGUCHI, SATO, ROBERT 1995]*

Fig. 2.24 - Systématisation de la chaîne sympathique lombo-sacrée

En trait plein rouge les afférents blancs (fibres présynaptiques).
En pointillé rouge les efférents gris (fibres postsynaptiques).

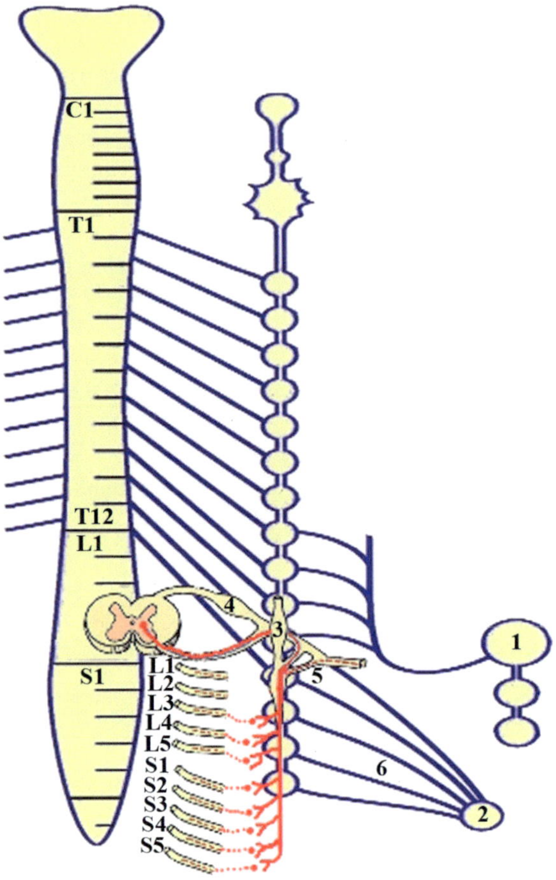

1. Plexus cœliaque
2. Plexus hypogastrique inférieur
3. Ganglion sympathique thoracique (T12)
4. Ganglion spinal (sensitif)
5. Rameau communicant gris
6. Nerfs splanchniques pelviens

4.3.4/ Le sympathique sacral

Il comprend :
- 4 ganglions sacrés et 1 coccygien ;
- les branches efférentes destinées au colon gauche, rectum, vessie et organes génitaux.

5/ LE SYSTÈME PARASYMPATHIQUE

Il comprend au niveau du tronc cérébral cinq noyaux paires parasympathiques crâniens annexés aux noyaux des nerfs crâniens dont quatre pour l'innervation de l'extrémité céphalique et un destiné à l'innervation thoraco-abdominale.

5.1/ LE PARASYMPATHIQUE CRÂNIEN

Il concerne les nerfs oculo-moteurs (III), facial (VII), glosso-pharyngien (IX) et vague (X) et innerve donc non seulement la tête et le cou mais aussi tous les viscères thoraciques, la majeur partie du tractus gastro-intestinal de l'œsophage jusqu'à l'angle colique gauche.

5.2/ LE PARASYMPATHIQUE SACRAL

Les noyaux sont dans les segments médullaires S2, S3 et S4 dans la colonne intermédio-ventrale ***(Fig. 2.25)***.

Il assure l'innervation trophique et fonctionnelle des viscères pelviens.

Fibres préganglionnaires myélinisées de type B :
- nerf pudendal ;
- nerf splanchniques pelviens ;
- plexus hypogastrique inférieur ;
- nerfs viscéraux.

Fibres postganglionnaires (ratio: 1/2, non myélinisées de type C) :
- paroi du colon gauche, sigmoïde et rectum ;
- viscères pelviens.

La synapse est proche ou dans la paroi de l'organe cible.

Fig. 2.25 - Les centre médullaires autonomes

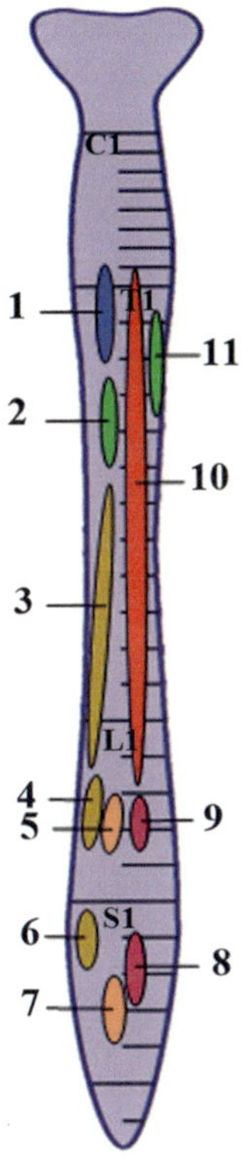

1. Centre cilio-spinal de Budge de C8-T2
2. Centre broncho-pulmonaire de T3-T5
3. Centre inhibiteur splanchnique de T6-L2
4. Centre de contention ano-rectale de L2-L4
5. Centre de contention vésicale de L2-L4
6. Centre de la défécation de S1-S2
7. Centre de la miction de S3-S4
8. Centre de l'érection de S2-S3
9. Centre de l'éjaculation de L2-L3
10. Centres vasoconstricteurs, sudoraux et pilomoteurs étagés de façon métamérique de C8 à L2
11. Centre cardio-accélérateur de C8 à T4

LA MOELLE SPINALE

1/ GÉNÉRALITÉS

La moelle spinale est une tige cylindrique de tissu nerveux, de consistance molle située dans le canal vertébral et s'étendant de la première vertèbre cervicale à la deuxième vertèbre lombaire.
Sa longueur est de 42 à 45 cm chez l'adulte et pèse une trentaine de grammes. Elle présente deux renflements : *l'intumescence cervicale de C4 à T1* et *l'intumescence lombaire de T10 à L1* qui correspondent à la naissance des plexus brachial et plexus lombo-sacré.
Son extrémité caudale conique s'appelle le cône terminal, et se prolonge par le *filum terminal*.
Elle est placée dans une enveloppe fibreuse **: la dure-mère**.
L'extrémité inférieure de la moelle ne descend pas en dessous de la deuxième vertèbre lombaire et le cul de sac dural inférieur s'arrête au niveau de S2.
Elle présente trente et un segments correspondant chacun à une paire de nerfs spinaux.
La moelle spinale est constituée d'un canal central entouré de la substance grise, elle-même cernée par la substance blanche qui constitue la périphérie.

Il faut rappeler ici que la moelle spinale est plus courte que la colonne vertébrale (limite inférieure de la moelle : deuxième vertèbre lombaire).
Il n'y a donc pas de concordance exacte de hauteur entre les neuromères médullaires et les niveaux vertébraux.

La substance blanche et la substance grise ont une organisation et des fonctions différentes.

2/ LA SUBSTANCE GRISE

C'est un centre nerveux segmentaire :
- centre nerveux, car il s'y déroule des phénomènes réflexes ;
- segmentaire car la substance grise est formée d'éléments étagés qui correspondent à la subdivision métamérique de l'embryon.

2.1/ MORPHOLOGIE

Chaque segment de moelle grise, appelé neuromère, donne naissance aux racines d'un nerf spinal. Ainsi sur toute la hauteur de la substance grise de la moelle, on peut reconnaître la naissance de 31 paires de nerfs spinaux.

Fig. 2.26 - Morphologie de la substance grise

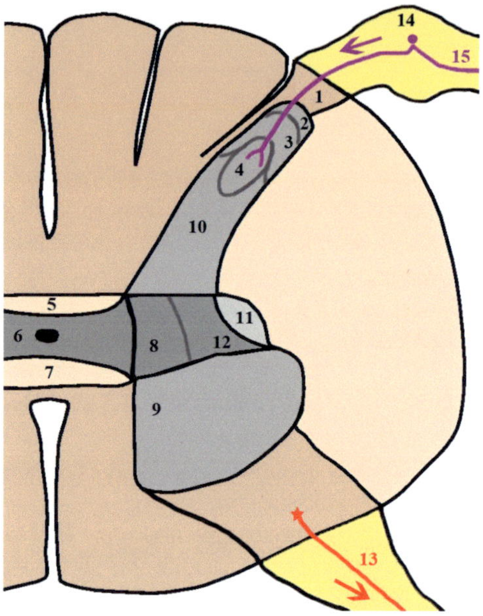

1. Zone marginale (Lissauer)
2. Apex (noyau marginal)
3. Substance gélatineuse
4. Noyau propre
5. Commissure grise postérieure
6. Substance intermédiaire centrale
7. Commissure grise antérieure
8. Colonne intermédio-médiale
9. Corne antérieure
10. Corne postérieure
11. Colonne intermédio-latérale
12. Corne latérale
13. Neurone moteur (racine antérieure)
14. Ganglion spinal
15. Neurone sensitif (racine postérieure)

2.2/ CYTO-ARCHITECTURE

Elle a une structure laminaire c'est à dire composée de lames (en rouge) contenant les noyaux.

Fig. 2.27 - Cyto-architecture de la substance grise

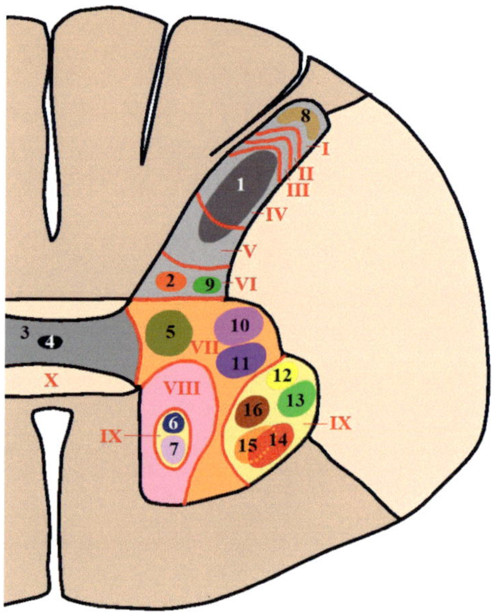

1. Noyau propre
2. Noyau thoracique
3. Substance gélatineuse centrale
4. Canal central
5. Noyau intermédio-médial
6. Noyau postéro-médial
7. Noyau antéro-médial
8. Noyau marginal
9. Substance viscérale secondaire
10. Noyau intermédio-latéral
11. Noyau parasympathique
12. Noyau rétro-postéro-latéral
13. Noyau postéro-latéral
14. Noyau spinal accessoire
15. Noyau antéro-latéral
16. Noyau phrénique (lombo-sacral)

Tableau 2.1 - Correspondances métamériques des noyaux de la substance grise médullaire

	Colonne postérieure			Colonne intermédiaire		Colonne antérieure							
	N. propre	N. thoracique	N. viscéral	N. intermédio-latérale	N. intermédio-médiale	Parasympathique sacral	N. antéro-médial	N. antéro-latéral	N. postéro-latéral	N. postéro-médial	N. rétro-postéro-latéral	N. phrénique	N. spinal accessoire
C1	■						■						■
C2	■						■						■
C3	■						■					■	■
C4	■						■	■				■	■
C5	■						■	■	■			■	■
C6	■						■	■	■			■	
C7	■						■	■	■			■	
C8	■	■		■			■	■	■		■		
T1	■	■	■	■	■		■			■	■		
T2	■	■	■	■	■		■			■			
T3	■	■	■	■	■		■			■			
T4	■	■	■	■	■		■			■			
T5	■	■	■	■	■		■			■			
T6	■	■	■	■	■		■			■			
T7	■	■	■	■	■		■			■			
T8	■	■	■	■	■		■			■			
T9	■	■	■	■	■		■			■			
T10	■	■	■	■	■		■			■			
T11	■	■	■	■	■		■			■			
T12	■	■	■	■	■		■			■			
L1	■	■	■	■	■		■			■			
L2	■	■	■	■	■		■	■	■	■			
L3	■						■	■	■			■	
L4	■						■	■	■			■	
L5	■						■	■	■			■	
S1	■						■	■	■		■	■	
S2	■					■	■		■		■		
S3	■					■	■				■		
S4	■					■	■						
S5	■						■						

3/ LA SUBSTANCE BLANCHE

3.1/ MORPHOLOGIE - Fig. 2.28

Elle est constituée de neurofibres myélinisées regroupées en faisceaux et tractus ascendants et descendants. Elle est divisée en paires de cordons antérieurs, postérieurs et latéraux.

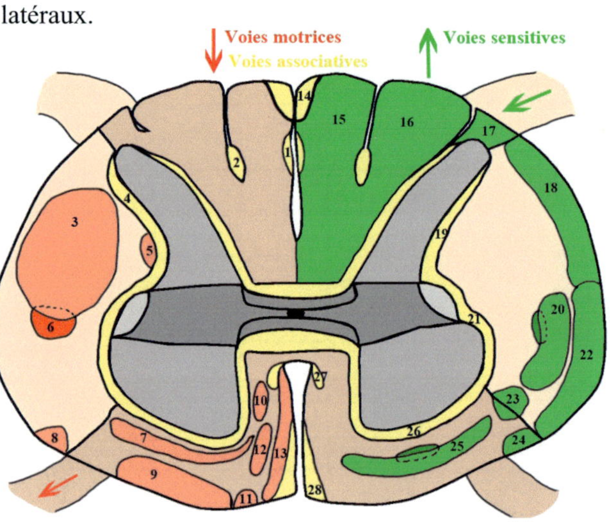

1. Faisceau septo-marginal
2. Faisceau interfasciculaire
3. Faisceau propre postérieure
4. Tractus cortico-spinal latéral
5. Tractus bulbo-réticulo-spinal
6. Tractus rubro-spinal
7. Tractus olivo-spinal
8. Tractus réticulo-spinal antérieure
9. Tractus vestivulo-spinal latéral
10. Tractus ponto-réticulo-spinal
11. Tractus tecto-spinal
12. Tractus vestibulo-spinal médial
13. Tractus cortico-spinal antérieur
14. Faisceau septo-marginal
15. Faisceau gracile
16. Faisceau cunéiforme
17. Tractus postero-latéral (LISSAUER)
18. Tractus spino-cérébelleux postérieur
19. Faisceau propre latéral
20. Tractus spino-thalamique et spino-réticulaire latéral
21. Tractus viscéral secondaire
22. Tractus spino-cérébelleux antérieur
23. Tractus spino-tectal
24. Tractus spino-olivaire
25. Tractus spino-thalamique antérieur
26. Faisceau propre antérieur
27. Faisceau longitudinal médial
28. Faisceau sulco-marginal

3.2/ LES VOIES ASCENDANTES (SENSITIVES)

3.2.1/ Organisation générale - Fig. 2.29

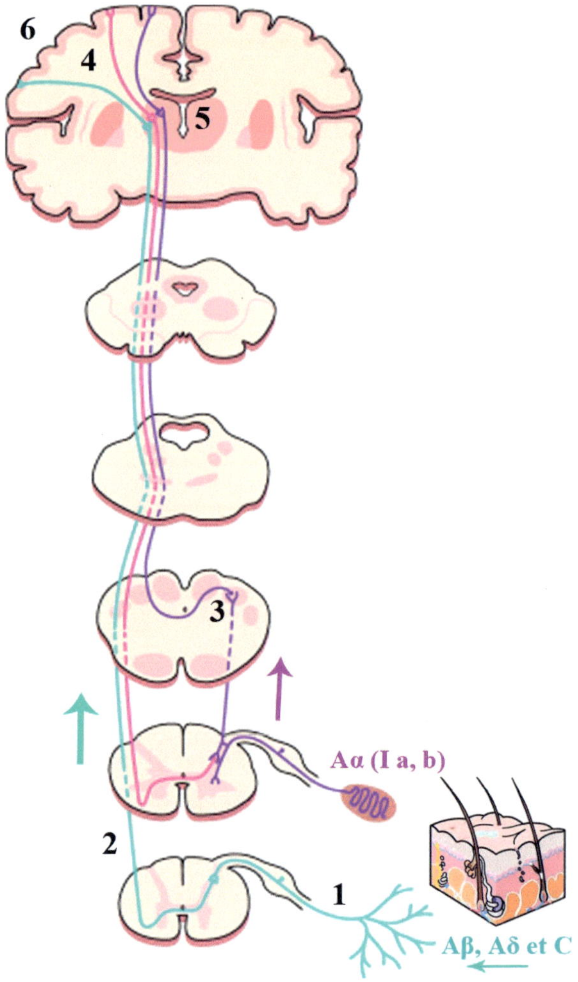

Elles commencent au niveau de corpuscules sensitifs spécifiques situés dans la peau (sensibilité superficielle) ou situés dans les capsules articulaires (sensibilité profonde).

1. Premier neurone
2. Deuxième neurone
3. Décussation sensitive
4. Neurone de projection corticale
5. Thalamus
6. Aires corticales de la somesthésie

Les voies ascendantes ou sensitives paires et symétriques montent dans la moelle spinale, les unes vers le cervelet, les autres vers le cerveau. Elles sont formées d'une chaîne de 3 groupes de neurones sensitifs successifs dont un périphérique et deux centraux.

Le premier neurone sensitif

Il fait suite à un récepteur sensitif situé dans la peau, dans les muscles, dans les tendons, les capsules et les ligaments articulaires. Chaque type de sensibilité possède ses corpuscules spécifiques. Le premier neurone se situe dans les troncs nerveux périphériques, puis dans la racine dorsale du nerf spinal. Le corps cellulaire du neurone (qui est une cellule en T) est placé dans le ganglion spinal de la racine.

Le cylindraxe du premier neurone pénètre dans la moelle. Il s'articule alors avec le corps du deuxième neurone situé dans les noyaux sensitifs de la corne dorsale.

Le deuxième neurone sensitif

Il est situé entièrement dans le névraxe. C'est lui qui constitue les faisceaux sensitifs qui montent dans la moelle, les uns vers le cervelet (voies spino-cérébelleuses), les autres vers le thalamus partie profonde du cerveau, en passant parfois par les noyaux réticulaires.
Il présente une décussation pour chacun des faisceaux pour monter du côté contro-latéral médullaire et bulbaire.

Le troisième neurone sensitif

Il s'articule avec le précédent dans le thalamus pour se terminer dans le cortex cérébral au niveau d'aires sensitives spécifiques ou non spécifiques.

3.2.2/ Les voies sensitives conscientes

Tractus spino-thalamique latéral

Cette voie véhicule *les influx nociceptifs thermiques et douloureux* par l'intermédiaire des terminaisons libres et des corpuscules de Krause et de Ruffini au moyen de fibres δ d'alerte de l'individu puis de fibres C prolongeant la sensation douloureuse.
Il s'agit de sensations douloureuses, brèves et précises (douleur superficielle).
Les branches ascendante du *premier neurone* forment le tractus postéro-latéral. Les fibres font synapse dans la corne postérieure homolatérale.
Le *deuxième neurone* sensitif croise la ligne médiane (décussation) pour former le tractus spino-thalamique latéral du cordon latéral opposé.
Il rejoint le lemnisque spinal puis médial du tronc cérébral pour finir dans le thalamus.
Le *troisième neurone* sensitif de projection corticale se termine dans l'aire somato-sensitive et le gyrus postcentral.
Il va permettre l'interprétation émotionnelle de la douleur.

Tractus spino-thalamique antérieur

Cette voie transmet les *excitations tactiles grossières et non discriminatives ou tact protopathique* par l'intermédiaire des corpuscules de Meissner.
Le premier neurone sensitif fait également synapse dans la corne postérieure homolatérale.
Le deuxième neurone sensitif croise la ligne médiane (décussation) pour former le tractus spino-thalamique antérieur du cordon antérieur contro-latéral.
Il parcourt ensuite le lemnisque médial jusqu'au thalamus.
Le troisième neurone sensitif thalamo-cortical se termine lui aussi dans l'aire somato-sensitive et le gyrus postcentral.

Faisceaux gracile et cunéiforme

Ils transportent la *sensibilité tactile épicritique* (discriminative), la *sensibilité proprioceptive consciente* (localisation spatiale et temporelle du corps), la baresthésie (sensibilité à la pression).

Ces voies contiennent aussi ***la sensibilité vibratoire*** ou pallesthésie dont les corpuscules sont situés dans le périoste des os (exploration clinique par les vibrations du diapason).

Le premier neurone sensitif est une fibre du groupe II.
Il emprunte les faisceaux gracile et cunéiforme :
- le faisceau gracile est formé de fibres provenant des nerfs spinaux sacraux et lombaires et des six derniers nerfs thoraciques ;
- le faisceau cunéiforme est formé de fibres provenant des nerfs spinaux cervicaux et des six premiers nerfs thoraciques.

Ils se terminent dans les noyaux gracile et cunéiforme

Le deuxième neurone sensitif croise la ligne médiane (décussation) pour se terminer dans le thalamus.

Fig. 2.30 - Voies sensitives conscientes

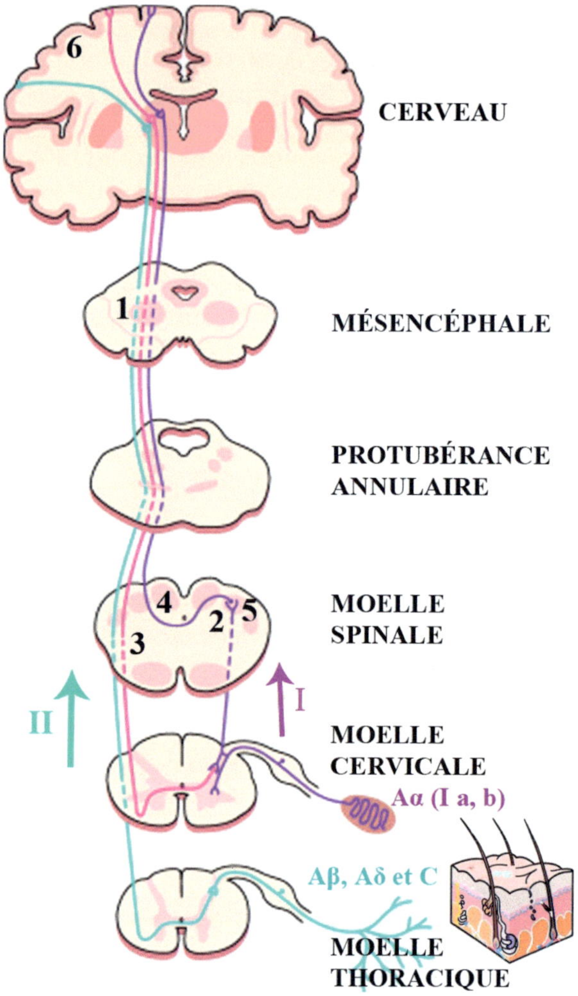

I : Voies de la sensibilité tactile épicritique et proprioceptives : Pacini, Golgi et Merkel
II : Voies de la sensibilité thermo-algésique et tactile protopathique : terminaisons libres, Ruffini, Krause et Meissner

1. Lemnisque médian
2. Décussation sensitive
3. Noyaux cunéiforme et gracile
4. Faisceaux spino-thalamiques latéral et antérieur
5. Substance de ROLANDO
6. Gyrus post-central

3.2.3/ Les voies somato-sensitives inconscientes

Ces voies transportent vers le cervelet les ***sensibilités proprioceptives inconscientes*** c'est à dire la sensibilité à la tension des muscles et des tendons musculaires.

Les **fuseaux neuro-musculaires,** petits organes sensitifs de la tension des muscles sont situés dans le corps musculaire. Répartis au sein des fibres musculaires squelettiques, ce sont, en fait, des capteurs de tension. Ils ont approximativement 1 à 2 mm de long. Ils n'ont pas d'action dynamique directe sur les segments squelettiques, mais participent au *réglage du tonus musculaire* nécessaire au mouvement et à la posture.
Ils possèdent, au milieu de leur longueur, une dilatation en forme de fuseau dans laquelle sont disposées les terminaisons nerveuses spiralées comme un ressort.
Ces formations nerveuses spiralées s'articulent avec le premier neurone de la proprioceptivité inconsciente. Les extrémités du fuseau sont formées de petites fibres musculaires striées qui reçoivent une innervation particulière provenant des *motoneurones gamma*, responsables du réglage du tonus musculaire.

En raison de cette disposition, la formation nerveuse spiralée se distend en deux occasions.
- Lorsque un corps musculaire antagoniste subit une élongation (exemple : les muscles extenseurs, dans une flexion), cette élongation n'est pas passive. Elle est contrôlée et régulée par le système nerveux central (sensibilité proprioceptive inconsciente et paléo-cervelet).
- Ou lorsque les fibres musculaires du fuseau se contractent par innervation gamma. L'influx nerveux engendré par la distension de la formation nerveuse spiralée intermédiaire renseigne les centres nerveux sur l'état de tension du muscle. L'influx nerveux chemine tout au long du premier neurone qui est une fibre sensitive de type I a (gros diamètre et vitesse rapide).

Il existe deux variétés de fuseaux neuro-musculaires :
- les fuseaux neuro-musculaires primaires à fonction phasique (fuseaux neuro-musculaires à sac nucléaire). Ils participent au réglage du tonus musculaire des muscles *agonistes*, au cours du mouvement ; ils sont à l'origine de la boucle gamma, dont la fonction réflexe est de niveau spinal et segmentaire ;
- les fuseaux neuro-musculaires secondaires à fonction tonique (fuseaux neuro-musculaires à chaîne nucléaire) ; ils sont responsables du tonus musculaire de base et au cours du mouvement, ils assurent le réglage du tonus dans les muscles *antagonistes*.

Ces deux catégories de fuseaux sont à l'origine de la boucle cérébelleuse, dont la voie intra-névraxique est formée par les tractus spino-cérébelleux antérieur et postérieur.
Les corpuscules neuro-tendineux de Golgi, situés à la jonction musculo-tendineuse, renseignent les centres nerveux sur l'état des tractions enregistrées au niveau des tendons. La fibre nerveuse qui en part est du type I b. C'est un système protecteur de la jonction musculo-tendineuse.

Ces premiers neurones montent dans les nerfs périphériques, et dans la racine dorsale des nerfs spinaux. Leur corps cellulaire est dans le ganglion spinal. Les cylindraxes pénètrent dans la moelle spinale et se terminent dans les deux noyaux du col de la corne dorsale, les uns dans le noyau de Clarke, les autres dans le noyau de Betcherew.

Tractus spino-cérébelleux postérieur

Les deuxièmes neurones, qui naissent du noyau de Clarke, gagnent le cordon latéral du même côté, pour former le tractus spino-cérébelleux postérieur. Il monte tout au long de la moelle spinale et du tronc cérébral, vers le cervelet (pédoncule cérébelleux inférieur). Il transporte la sensibilité proprioceptive inconsciente des membres inférieurs et du tronc (segments C7 à L4).

Tractus spino-cérébelleux antérieur

Les deuxièmes neurones qui naissent du noyau de Betcherew croisent la ligne médiane dans la commissure grise postérieure et montent dans la moelle en formant le tractus spino-cérébelleux antérieur. Il monte dans la moelle spinale, vers le cervelet (pédoncule cérébelleux supérieur). Il transporte la sensibilité proprioceptive inconsciente du membre supérieur. De ce fait, le faisceau n'est présent que dans le segment cervical de la moelle ***(Fig. 2.31)***.

Fig. 2.31 - Faisceaux spino-cérébelleux

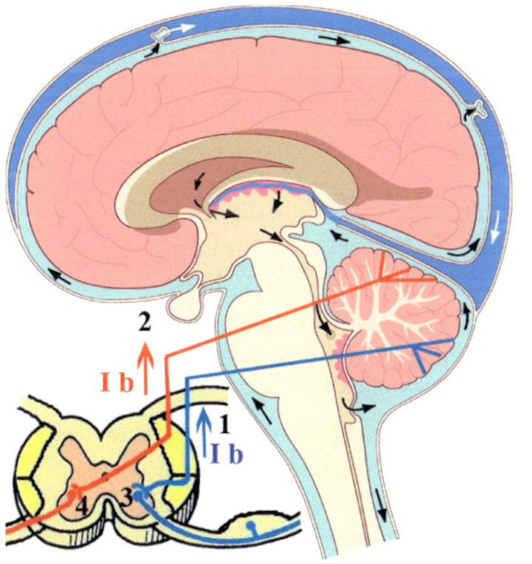

1. Faisceau spino-cérébelleux postérieur (membre inférieur + tronc)
2. Faisceau spino-cérébelleux antérieur (membre supérieur)
3. Noyau de CLARKE
4. Noyau de BETCHEREW

3.2.4/ Autres voies sensitives

Tractus postéro-latéral

Il transporte une part des influx thermiques et douloureux somatiques et viscéraux.

Tractus spino-cervical

C'est une voie somato-sensitive (nociceptive, thermique et mouvements des cheveux). Il fait synapse dans la corne postérieure des premier et deuxième segments cervicaux.

Voies de la sensibilité viscérale

Elles transportent des influx viscéraux provenant des nocicepteurs, des barorécepteurs, mécanorécepteurs et chémorécepteurs (élongation, torsion, disten sion...) ***(Fig. 2.32)***.

Fig. 2.32 - Voies de la sensibilité viscérale

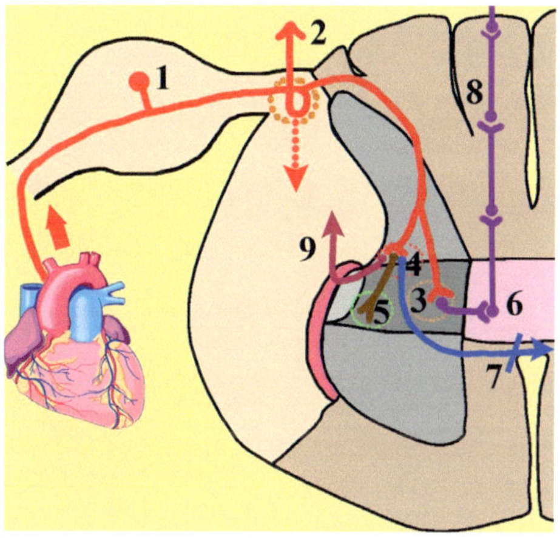

Le ***premier neurone sensitif*** dont le corps **(1)** siège dans le ganglion spinal donne :

- des **branches ascendantes et descendantes** formant le **tractus postéro-latéral (2)** ;
- des branches faisant synapse dans la colonne intermédio-médiale **(3)** ;
- des branches faisant synapse dans la substance viscérale secondaire **(4)**.

Ces centres sont interconnectés avec les colonnes intermédio-latérales **(5)**, intermédio-ventrales et la substance intermédiaire centrale **(6)**.

Les noyaux sus-et sous jacents sont connectés par des interneurones.

On comprend ainsi toute l'importance de cette organisation avec le TRACTUS POSTÉRO-LATÉRAL qui permet d'expliquer comment le réflexe autonome à point de départ nociceptif pour les segments médullaires dépourvu de centre autonome puisse rejoindre les centres

autonomes des autres segments :
- **segments sus-jacents au niveau lombaire ;**
- **segments sous-jacents au niveau cervical.**

Le ***deuxième neurone sensitif*** emprunte plusieurs voies :
- **les tractus spino-thalamiques (7)** (3ème neurone thalamo-cortical) ;
- **la substance intermédiaire centrale** [fibres spino-péri-aqueductales **(8)**] ;
- **le tractus spino-réticulaire ;**
- **le tractus viscéral secondaire ascendant (9)**.

3.3/ LES VOIES DESCENDANTES (MOTRICES)

3.3.1/ Organisation générale - Fig. 2.33

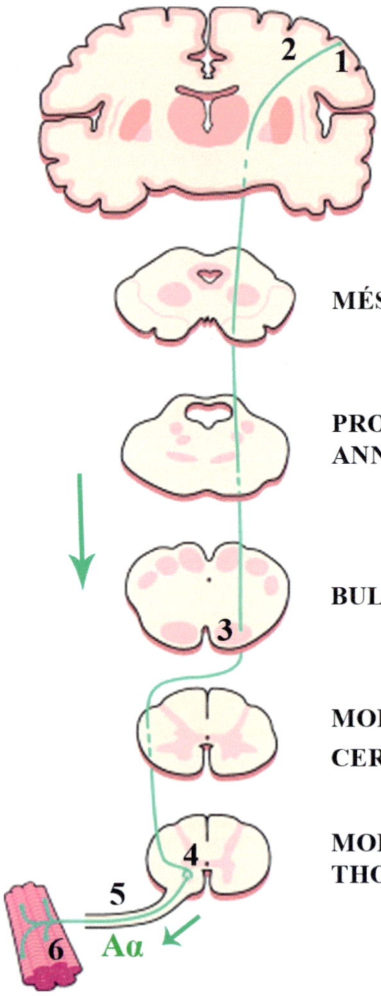

1. Gyrus précentral
2. Neurone central
3. Décussation
4. Synapse dans la corne ventrale
5. Neurone périphérique
6. Muscle strié squelettique

Il existe deux catégories des voies motrices.

Les unes sont **directes et monosynaptiques** et constituent la **voie cortico-spinale directe**, présente dans **le faisceau pyramidal**. Elle est constituée par une chaîne de deux neurones.

Le premier neurone est le neurone central, au trajet strictement cortico-spinal. Sa lésion pathologique, quel qu'en soit le niveau (cerveau, tronc cérébral, moelle épinière), se traduit par une paralysie centrale, avec *spasticité*.

Le deuxième neurone est le motoneurone de la corne ventrale ou motoneurone périphérique dont l'axone forme les fibres nerveuses motrices des racines spinales et des nerfs périphériques. Sa lésion pathologique se traduit par une paralysie périphérique, qui est flasque (exemple de la poliomyélite).

Il existe enfin des **voies neurologiques motrices indirectes, polysynaptiques**, constituant le système des **voies motrices extra-pyramidales**. Leur atteinte se traduit par des troubles moteurs centraux, avec rigidité de type plastique.

3.3.2/ Organisation particulière

→ **Les voies motrices directes ou pyramidales**

C'est une voie cortico-spinale. Cette *voie motrice principale* est responsable de la motricité volontaire. Elle descend du cortex cérébral en formant le faisceau pyramidal qui traverse la capsule interne du cerveau et se dirige verticalement vers le tronc cérébral et la moelle épinière.

Dans la traversée verticale du tronc cérébral, au niveau de la moelle allongée, le faisceau pyramidal, pour sa plus grande partie (9/10 des fibres), croise la ligne médiane (**décussation des pyramides**) et descend dans la moelle du côté opposé à l'hémisphère cérébral d'origine. Ainsi se trouve individualisé dans le cordon latéral de la moelle, le volumineux **faisceau pyramidal croisé ou tractus cortico-spinal latéral**.

Les axones contenus dans le faisceau pyramidal croisé se terminent du meme côté en s'articulant dans la corne ventrale de la moelle avec les motoneurones alpha au niveau de chaque neuromère.

Un faible contingent de fibres motrices pyramidales (1/10) ne subit pas la décussation et descend dans la moelle du même côté que celui de son origine : c'est **le faisceau pyramidal direct ou tractus cortico-spinal antérieur** placé dans le cordon ventral, le long de la fissure médiane de la moelle.
Les axones contenus dans le faisceau pyramidal direct

croisent la ligne médiane au niveau de chaque neuromère et s'articulent à leur tour avec les motoneurones de la corne ventrale de la moelle du côté opposé.
En bref, on voit que l'organisation générale de la motricité volontaire correspond à une chaîne de deux neurones, neurone central et neurone périphérique.

→ **Les voies motrices indirectes ou extra-pyramidales** (automatico-réflexes)

Elles sont responsables de l'activité motrice globale, qui se manifeste dans le cadre du mouvement. Elles mettent en œuvre des groupes musculaires entiers. Elles proviennent des différents centres moteurs du cerveau et du tronc cérébral et parcourent verticalement les cordons de substance blanche de la moelle.

On distingue plusieurs catégories de voies ou **tractus** :

Tractus vestibulo-spinal

Il est en rapport avec le maintien de l'équilibre en facilitant l'action des muscles extenseurs et inhibant celle des muscles fléchisseurs. Il descend des noyaux vestibulaires de la moelle allongée et se divise en tractus vestibulo-spinal latéral ou direct et tractus vestibulo-spinal médial ou croisé. Il est placé dans le cordon ventral.

Neurofibres réticulo-spinales

Elles naissent de la substance réticulaire pour former trois tractus :
- le tractus pontoréticulo-spinal ;
- le tractus réticulo-spinal antérieur ;
- le tractus bulboréticulo-spinal.

Ils assurent une action facilitante ou inhibitrice sur les noyaux de la corne antérieure.
Ils transportent l'influx moteur automatique ou semi-volontaire impliqué dans l'activité réflexe.
Ils représentent aussi la voie descendante autonome par laquelle l'hypothalamus contrôle le sympathique et le parasympathique sacral.

Tractus Olivospinal

Issu de l'olive de la moelle allongée, il concerne l'activité des muscles synergiques du mouvement du membre supérieur et, de ce fait, n'existe qu'au niveau du renflement cervical de la moelle épinière. Il est placé dans le cordon ventral.

Tractus tecto-spinal

Il descend des tubercules quadrijumeaux du tronc cérébral et il concerne les mouvements de la tête en rapport avec les sensations visuelles et auditives. Il est placé dans le cordon ventral.
La majorité des fibres s'arrêtent aux premiers segments médullaires cervicaux.

Tractus rubro-spinal

Il est placé dans le cordon latéral et descend du noyau rouge du tronc cérébral et plus spécialement de sa portion magno-cellulaire (appelée paléo-rubrum).
Il assure une fonction facilitatrice sur les muscles fléchisseurs et une action inhibitrice sur les muscles extenseurs et antigravitaires.

3.3.3/ Terminaisons des voies motrices

Les axones moteurs centraux des voies pyramidales et extra-pyramidales s'articulent au niveau de chaque neuromère, dans la corne ventrale avec les motoneurones périphériques. Le corps du motoneurone donne un axone moteur qui quitte la moelle par la racine ventrale des nerfs spinaux puis pénètrent dans les troncs nerveux périphériques. L'axone présente une arborisation terminale. Chaque branche apporte l'innervation motrice à une fibre musculaire striée, au niveau de la plaque motrice. Un motoneurone, son corps cellulaire, son axone et les fibres musculaires qui en dépendent constituent une **UNITÉ MOTRICE**.

Structure de la plaque motrice ou synapse neuro-musculaire :
c'est l'organe au niveau duquel l'influx nerveux arrive au contact du muscle et provoque sa contraction. Chaque branche de l'arborisation terminale du neurone s'applique sur la face latérale d'une fibre musculaire élémentaire au niveau d'un épaississement appelé **plaque motrice**.
Au voisinage de la plaque motrice, le rameau nerveux perd sa gaine de myéline et se subdivise en plusieurs petits boutons pédiculés, appelés boutons synaptiques, qui s'implantent dans le sarcoplasme de la fibre musculaire.
Entre la paroi du bouton (membrane pré-synaptique) et la paroi de la fibre musculaire (membrane post-synaptique), il existe un petit espace appelé *espace synaptique*.
A l'intérieur du bouton pré-synaptique, il existe des vésicules de neuro-transmetteurs qui libèrent leur contenu dans l'espace inter-synaptique. Il en résulte une dépolarisation de la membrane de la fibre musculaire qui se traduit par la contraction de la fibre.

Globalement, nous sommes, ici, en présence d'un important système associatif intra-médullaire, à fonctionnement réflexe.
Elles sont constituées d'interneurones limités à la moelle spinale.

4/ VOIES ASSOCIATIVES

4.1/ VOIES ASSOCIATIVES DE LA SUBSTANCE GRISE

Les interneurones du noyau antéro-médial de la corne antérieure (cellules de Renshaw) s'interposent entre le neurone moteur et sa synapse avec le neurone efférent sensitif.

4.2/ VOIES ASSOCIATIVES DE LA SUBSTANCE BLANCHE

Les neurofibres se regroupent en tractus et faisceaux alors que le corps des interneurones se situe dans la substance grise.

PARTIE 3

PHYSIOLOGIE

CHAPITRE IV
NEUROPHYSIOLOGIE

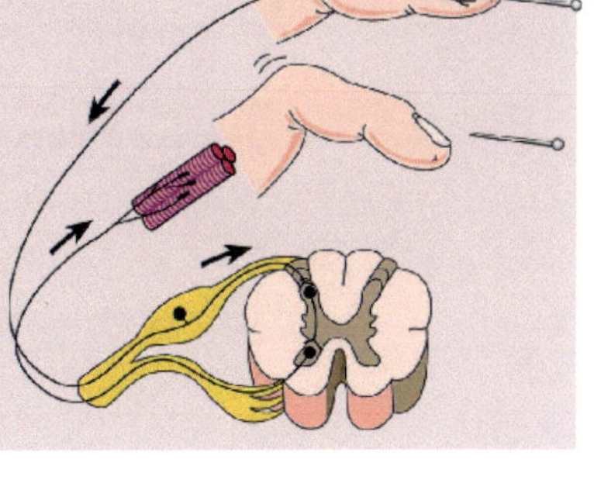

CHAPITRE IV
NEUROPHYSIOLOGIE

NEUROPHYSIOLOGIE

SYSTÈME NERVEUX CENTRAL

Le système nerveux central est cartographiable selon le type de fibres afférentes associatives en aires corticomotrices et sensorielles.
On distingue ainsi deux somatotopies une motrice et une sensitive.

1/ AIRES DE LA MOTRICITÉ

1.1/ Aire somato-motrice (cortex moteur primaire) - Fig. 3.1

Elle est localisée au niveau de la frontale ascendante (gyrus pré-central).
Elle est le siège d'une **somatotopie** (homoculus moteur).
Il existe des groupes fonctionnels (fléchisseurs, extenseurs...) et au sein de ces groupes, chaque muscle est représenté dans un territoire cortical précis. Elle est à l'origine du faisceau cortico-spinal (pyramidal) et cortico-nucléaire (géniculé). Elle est responsable du contrôle de la composante distale, fine du mouvement volontaire. Sa destruction provoque une paralysie controlatérale qui reste distale aux membres.

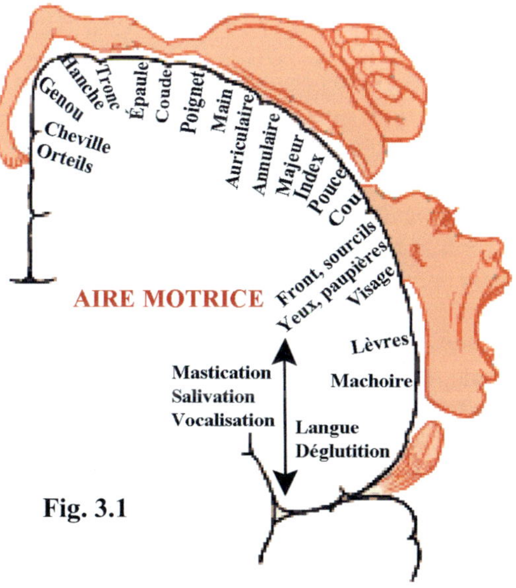

Fig. 3.1

1.2/ Aires extra-pyramidales frontales prémotrices

Elles sont localisées en avant de la frontale ascendante, au niveau de la partie postérieure du gyrus frontal supérieur et moyen.
Elle sont responsables de l'élaboration des programmes moteurs en collaboration avec les ganglions de la base et le néo-cervelet

1.3/ Aires extra-pyramidales de la coordination du mouvement volontaire, frontales pariétales et temporales

Elles forment le circuit cortico-cérébello-cortical responsable de la coordination du mouvement.

1.4/ Aires associatives de la motricité - Aires préfrontales

Elles représentent les deux tiers antérieurs de la convexité du lobe frontal. Ce sont les aires de la stratégie des activités motrices. Elles sont aussi responsables du contrôle et de l'inhibition des activités motrices réflexes archaïques. La destruction de ces aires est responsable du comportement de préhension, du grasping réflexe, des persévérations motrices et des échecs dans l'exécution des séquences gestuelles ou graphiques de Luria.

1.5/ Aires associatives pariétales

Il s'agit des aires des praxies (gestes). Leur lésion est responsable d'une apraxie idéomotrice, d'une apraxie idéatoire à gauche, d'une apraxie constructive à droite.

2/ AIRES SOMESTHÉSIQUES

2.1/ Aire somato-sensitive (cortex somesthésique primaire) - Fig. 3.2

Elle est localisée au niveau de la pariétale ascendante (gyrus post-central).
Elle est le siège d'une **somatotopie (homonculus sensitif).**
Il s'agit de l'aire de réception simple des informations somesthésiques et sa destruction provoque une anesthésie controlatérale

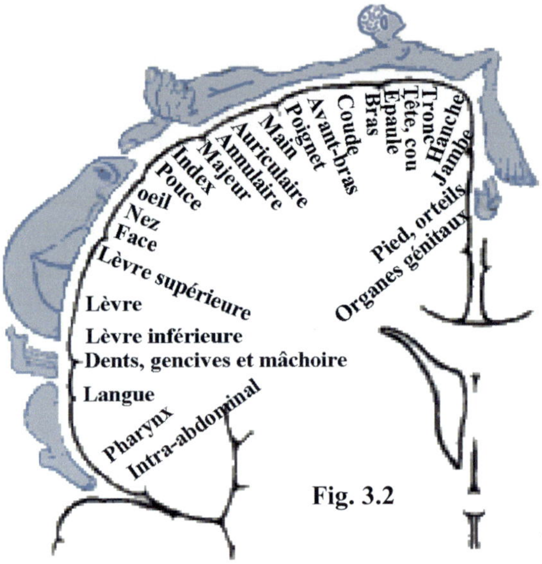

Fig. 3.2

2.2/ Aires somato-gnosiques de perception

2.3/ Aires somato-gnosiques de reconnaissance

2.4/ Autres aires sensorielles

- Aires auditives
- Aire auditivo-sensorielle
- Aire Auditivo-gnosique
- Aire auditive associative du langage de Wernicke
- Aires visuelles
- Aire visuo-sensorielle
- Aire visuo-gnosique
- Aire visuelle associative
- Aire gustative
- Aire olfactive
- Aires vestibulaires
- Aires du langage

Les cellules pyramidales sont la voie efférente du cortex.
Il existe plusieurs types de connexions corticales :
- connexions intra-corticales ;
- connexions homolatérales ;
- connexion controlatérales (corps calleux) ;
- projections sous-corticales vers les ganglions de la base, le thalamus...

Les neurones sont excités ou inhibés par par stimulation de régions corporelles très localisées qu'on appelle *champs récepteur du neurone*.
Les neurones d'une même modalité sensorielle et par conséquent les représentations somatiques ont une organisation columnaire au niveau du cortex.

LA MOELLE SPINALE

1/ LA SUBSTANCE GRISE

1.1/ LA SUBSTANCE GRISE, CENTRE RÉFLEXE

1.1.1/ Notion de RÉFLEXE

Il s'agit d'une réponse motrice stéréotypée et involontaire déclenchée par une stimulation particulière. Il existe un lien fonctionnel entre la stimulation sensitive et la réponse motrice, c'est l'arc réflexe.

Fig. 3.3 - L'arc réflexe simple

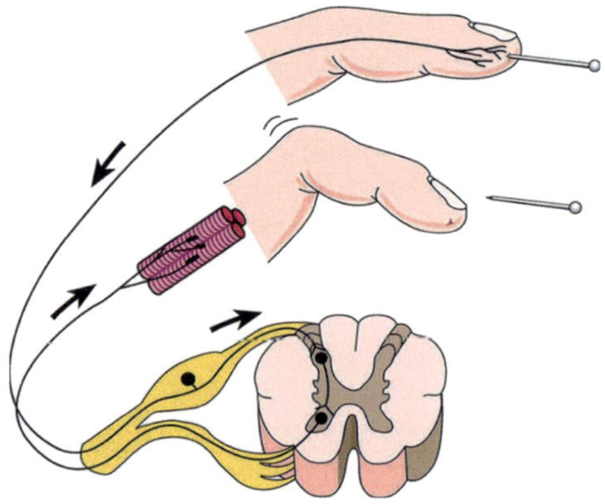

C'est au niveau de la substance grise d'un neuromère que se réfléchit l'*arc réflexe simple* dont voici le cheminement.
Une information sensitive périphérique (tact...) est véhiculée par le nerf périphérique puis par le nerf spinal. Il pénètre par la racine dorsale jusqu'à la substance grise médullaire.
Par articulation monosynaptique (ou pluri-synaptique, en raison de l'interposition d'un neurone intercalaire ou de plusieurs), l'influx nerveux aboutit à un motoneurone de la corne ventrale.

L'influx nerveux moteur efférent chemine alors dans la racine ventrale, puis dans le nerf spinal jusqu'à la plaque motrice de la fibre musculaire qui réagit par contraction.

1.1.2/ L'arc réflexe :

Il comprend toujours :
- des récepteurs sensitifs (visuel, proprioceptifs; extéroceptifs...)

- des fibres sensitives (afférentes Ia) ;
- un centre nerveux (spinal, supraspinal ou bulbaire)
- des fibres motrices (efférentes alpha) ;
- des effecteurs (muscles) : flexion, accommodation...

Il peut être simple, monosynaptique ou complexe, polysynaptique.

1.1.3/ L'ARC RÉFLEXE MONOSYNAPTIQUE (MYOTATIQUE) - Fig. 3.4

Il est important dans le tonus musculaire.

C'est l'exemple du réflexe achilléen.

Fig. 3.4

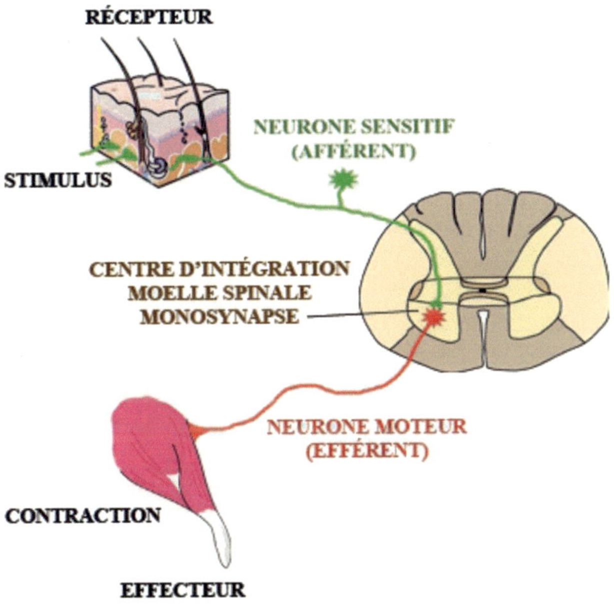

1.1.4/ L'ARC RÉFLEXE POLYSYNAPTIQUE - Fig 3.5

Il met en jeu plusieurs circuits synaptiques. Il permet le contrôle de la fonction musculaire.

C'est l'exemple du réflexe d'extension croisé qui permet la stabilité de la station debout.

Fig. 3.5

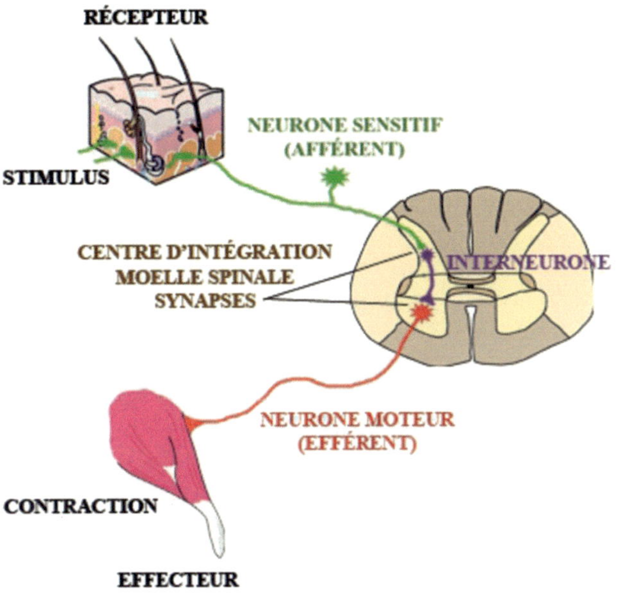

1.1.5/ RÉFLEXES PROVOQUÉS

Ils sont largement utilisés en séméiologie. Ils sont à point de départ ostéo-tendineux (proprioceptifs) ou cutanés (extéroceptifs).
Ils étudient, à la fois, l'état des voies périphériques du réflexe (nerf sensitif / nerf moteur) et l'état de la réflectivité centrale.

1.2/ LA SUBSTANCE GRISE, CENTRE DE LA RÉGULATION MÉDULLAIRE DE LA MOTRICITÉ (connectique dans la corne ventrale).

La corne ventrale de la substance grise contient les corps cellulaires des *motoneurones alpha* (innervation des fibres musculaires phasiques), et des *motoneurones gamma* (innervation des fibres musculaires intra-fusoriales, pour régulation de l'activité tonique).
Elle contient, en plus, un réseau de petits neurones intercalaires, à fonction inhibitrice (cellules de RENSHAW). Ces cellules assurent la régulation et la répartition des phénomènes toniques dans les muscles agonistes et antagonistes.

Dans le mouvement normal, la force agoniste (exemple la flexion) s'accompagne d'un étirement de la musculature antagoniste. Il ne s'agit pas, ici, d'un simple étirement physique (comme un élastique), il s'agit d'une mise en tension régulée, progressivement et proportionnellement, par l'innervation récurrente de RENSHAW (mécanisme de l'innervation réciproque).

Ainsi, l'articulation est mécaniquement située au centre d'un couple de forces opposées, régulées par le système nerveux moteur, assurant le contrôle de la précision du geste et l'équilibre des pressions intra-articulaires par coaptation étroite, cartilage contre cartilage.

2/ LA SUBSTANCE BLANCHE

2.1/ VOIES ASCENDANTES

2.1.1/ Voies des cordons postérieurs : système lemniscal

Il décusse au niveau du lemnisque médian.
Le système lemniscal transmet des messages tactiles (vibrations) et proprioceptif.

2.1.2/ Voie antérolatérale extralemniscale

Le système extralemniscal transmet la douleur et la température.

Notion de « gate control » :
L'articulation des premiers neurones de la sensibilité douloureuse superficielle avec le deuxième neurone, dans la corne dorsale, se fait par un interneurone intermédiaire à fonction inhibitrice. C'est à ce niveau, dans *la substance gélatineuse de Rolando*, que s'exerce le contrôle médullaire des influx de la douleur superficielle (terminaisons libres de la douleur, dans l'épiderme) par la convergence des collatérales du système lemniscal. ***(Cf. page 103)***.

2.2/ VOIES DESCENDANTES

Ce sont les voies descendantes corticospinales qui viennent commander les motoneurones spinaux dans la motricité volontaire.

3/ TABLEAU DES PRINCIPAUX RÉFLEXES (TABLEAU 3.1)

A noter que les six premiers sont des réflexes tendineux et les autres, des réflexes cutanés.

Réflexe	Stimulation	Niveau segmentaire	Réponse
Bicipital	Percussion tu tendon du biceps au pli du coude	C6	Flexion du coude
Stylo-radial	Percussion de la styloïde radiale	C6	Flexion du coude
Tricipital	Percussion de l'olécrâne	C7	Extension du coude
Cubito-pronateur	Percussion de la styloïde ulnaire	C8	Ébauche de pronation
Rotulien	Percussion du ligament patellaire	L3	Extension du genou
Achilléen	Percussion du tendon calcanéen	S1	Plantaire du pied
Cutané plantaire	Stimulation cutanée du bord latéral de la plante du pied	L5-S1	Flexion du gros orteil normale (Signe de Babinski)
Abdominal supérieur	Stimulation cutanée près du rebord costal	T8-T10	Contraction locale
Abdominal inférieur	Stimulation cutanée au dessus du pli inguinal	T11-T12	Contraction locale
Médio-pubien	Percussion de la symphyse pubienne	T8-T12	Contraction des muscles larges et adducteurs
Crémastérien	Stimulation de la face interne de la cuisse	L1-L2	Ascension du testicule homolatéral ou rétraction de la grande lèvre
Anal	Stimulation du périné	S3	Contraction du sphincter de l'anus

SYSTÈME NERVEUX AUTONOME

1/ FONCTION

Le SNA est l'innervation efférente, issue de la moelle et du tronc cérébral, et agissant sur les effecteurs viscéraux tels que muscles lisses et glandes. Transmettant les commandes centrales aux effecteurs viscéraux, le SNA joue un rôle essentiel dans le maintien d'un environnement intérieur stable. ***[BOURREAU 2011]***

Les neurones vasoconstricteurs du SNA régulent la pression artériel.
Le SNA répond également à des stimulis extérieurs, notamment à toutes sortes d'afférences périphériques, sensorielles, somatiques ou viscérales.
L'activité des neurones du SNA est contrôlée par des structures encéphaliques et leurs voies desendantes.

L'innervation autonome à destinée somatique c'est-à-dire des vaisseaux sanguins du système musculo-squelettique est responsable de la vasomotricité, de la pilomotricité et des sécrétions glandulaires.

1.1/ CIBLES OU ORGANES EFFECTEURS DU SNA

1. les muscles des viscères : muscles lisses des vaisseaux, de tous les viscères, muscles intrinsèques de l'oeil et tissu cardiaque ;
2. les glandes et cellules sécrétoires ;
3. les neurones du SNA lui-même.

1.2/ GANGLIONS

Ce sont des centres nerveux où sont filtrés et « traités » les messages préganglionnaires et ils vont donc réguler les décharges post-ganglionnaires.

1.3/ LE SNA EST COMPOSÉ DE DEUX SYSTÈMES

1.3.1/ Système sympathique

1.3.2/ Système parasympathique

Ils ont en général des actions opposées mais souvent complémentaires à l'échelle de l'organe et de ses fonctions.

2/ FONCTIONS DU SYSTÈME SYMPATHIQUE

Tableau 3.2 - EFFETS DU SYSTÈME SYMPATHIQUE SUR LES ORGANES EFFECTEURS PAR RÉGION

RÉGION ET SEGMENTS D'ORIGINE	RELAIS	FONCTIONS
TÊTE ET COU T1-T2	Ganglion cervical supérieur.	**Yeux :** - dilatation pupillaire ; - élévation de la paupière supérieure et abaissement de la paupière inférieure ; - contraction du muscle de Muller ; - vasoconstriction au niveau des glandes lacrymales ; - relaxation du muscle ciliaire (vision de loin). **Glandes salivaires :** rétention salivaire. **Peau :** - sécrétion de la sueur ; - pilo-érection ; - vasoconstriction > vasodilatation. **Cerveau :** vasoconstriction.
THORAX T4-T5	Ganglions cervicaux supérieur, moyen et inférieurs et les quatre premiers ganglions thoraciques.	**Cœur :** - augmentation de : • fréquence cardiaque ; • force de contraction ; • conduction ; • excitabilité ; - dilatation coronaire. **Poumons :** - bronchodilatation ; - diminution des sécrétions de mucus ; - vasoconstriction.

ABDOMEN T6-T12	Fibres préganglionnaires des nerfs splanchniques faisant relais dans les ganglions collatéraux (coeliaque, mésentérique supérieur et aortico-rénaux) et les ganglions terminaux.	**Tractus gastro-intestinal :** - relaxation des muscles lisses de l'estomac, de l'intestin grêle et du colon proximal ; - tonicité des sphincters. **Foie :** - glycogénolyse liée à la médullo-surrénale ; - relaxation des parois de la vésicule biliaire et motricité de ses sphincters. **Rate :** contraction des muscles lisses de la capsule. **Vaisseaux sanguins :** vasoconstriction des muscles lisses de l'estomac, de l'intestin, du foie, du pancréas et des reins. **Médullo-surrénale :** sécrétion d'adrénaline 80% et de noradrénaline 20% dans la circulation générale augmentant le taux de glucose, triglycérides et acides gras.
PELVIS L1-L2 voire L3	Ganglions collatéraux et terminaux.	**Vessie :** - relaxation des muscles lisses pariétaux ; - contraction des sphincters urétéraux ; - (continence urinaire). **Rectum :** - relaxation des muscles lisses pariétaux ; - contraction du sphincter anal (continence anale). **Organes sexuels :** - contraction des muscles lisses menant à l'éjaculation ; - vasoconstriction au niveau des viscères pelviens et organes génitaux externes.

MEMBRES SUPÉRIEURS T5-T9	Chaîne sympathique. Les fibres postganglionnaires rejoignent les nerfs spinaux par les rameaux gris pour innerver les structures involontaires de la peau et des muscles squelettiques.	**Peau et muscles squelettiques** : - vasodilatation des vaisseaux sanguins des muscles squelettiques ; - phénomène d'Orbelli : • la stimulation sympathique des muscles squelettiques entraîne une meilleure contraction, une fatigue retardée, et une récupération musculaire rapide après fatigue ; • elle est due à : * une augmentation du flux sanguin vers les muscles en raison de la vasodilatation, fournissant aux muscles plus d'oxygène et de glucose et favorisant l'élimination de leurs déchets ; * une augmentation de la sensibilité de la plaque motrice pour l'acétylcholine ; * une activation de l'enzyme de phosphorylase qui est nécessaire pour le manque de glycogène et le dégagement d'énergie dans le muscle.
MEMBRES INFÉRIEURS T10-L2	Idem membres supérieurs	Idem membres supérieurs
PAROIS DU THORAX ET DE L'ABDOMEN T1-L2	Idem membres supérieurs	Idem membres supérieurs

3/ CIBLES OU ORGANES EFFECTEURS DU SYSTÈME PARASYMPATHIQUE

Tableau 3.3 - EFFETS DU SYSTÈME NERVEUX PARASYMPATHIQUE SUR LES ORGANES EFFECTEURS

Oeil	Myosis ; activation des sécrétions lacrymales ; adaptation du cristallin (vision de près)
Glandes salivaires	Stimulation du flux salivaire
Coeur	Bradycardie ; réduction de la force de contraction ; vasoconstriction coronaire
Bronches	Bronchoconstriction et stimulation des sécrétions bronchiques
Tube digestif	Stimulation du péristaltisme et des sécrétions digestives ; vasodilatation
Sphincters	Inhibition du sphincter interne ; défécation
Voies biliaires	Stimule l'élimination de la bile dans le duodénum
Uretère pelvien	Contractions urétériques
Vessie	Contraction du détrusor de la vessie ; Inhibition du sphincter interne
Organes génitaux	Vasodilatation ; stimule l'érection et les sécrétions glandulaires

4/ NERFS ET PLEXUS VISCÉRAUX

Ils sont formés de fibres sympathiques et parasympathiques ainsi que de fibres de la sensibilité viscérale.

Ces afférences viscérales font synapse dans la colonne intermédio-médiale ou dans la substance grise ***(Fig. 3.6)*** et des fibres intersegmentaires ascendantes et descendantes les connectent à la colonne intermédio-latérale ce qui explique le réflexe viscéro-cutané responsable de la douleur viscérale projetée.

Tableau 3.4 - Segments spinaux de commande des viscères (BOSSY)

Organes	Innervation sympathique	Innervation Para-sympathique
Poumon	T2-T6	Nerf laryngé inférieur, branches broncho-pulmonaires du X
Coeur	T1-T5	Branches cardiaques du X ou des nerfs laryngés
Oesophage	T2-T6	X
Foie	T6-T10	X
Vésicule biliaire	T6-T10	X
Pancréas	T6-T10	X
Rate	T6-T10	X
Estomac	T5-T9	X
Surrénales Reins	T9-T12 T10-L1	X
Uretère	T11-L2	X
Intestin grêle	T5-T9	X
Colon droit	T10-L1	X
Colon gauche Rectum	L1-L2	S2-S4
Vessie Prostate	T9-L2	S2-S4
Utérus	T12-L1	S2-S4

4.1/ CONTRÔLE SEGMENTAIRE DU SNA – RÉFLEXES VISCÉRAUX - Fig. 3.6

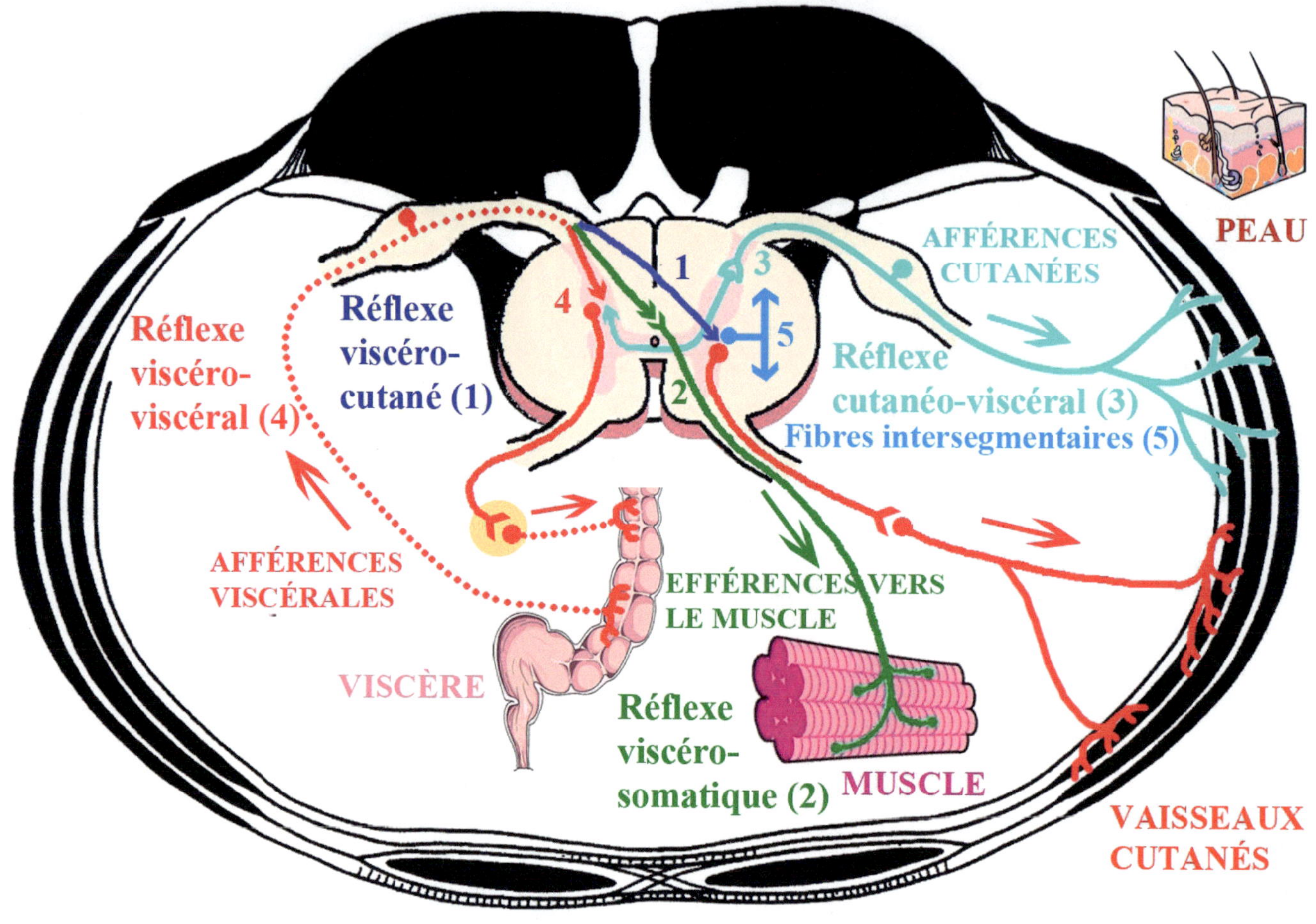

LE RÉFLEXE VISCÉRO-SOMATIQUE

Des dysfonctions somatiques d'organes envoient différentes impulsions à la corne postérieure de la moelle où ces stimuli sont mis en contact avec les interneurones.
Ils sont alors transmis par des fibres motrices et sympathiques aux muscles, à la peau et aux vaisseaux; ces stimulations peuvent entraîner des modifications cutanées, musculaires et vasculaires.
Le réflexe viscéro-somatique touchera en général plusieurs segments simultanément.

1. **Réflexe viscéro-cutané**
2. **Réflexe viscéro-somatique**
3. **Réflexe cutanéo-viscéral**
4. **Réflexe viscéro-viscéral**
5. **Fibres intersegmentaires**

4.2/ MÉCANISME DE LA DOULEUR RÉFÉRÉE - Fig. 3.7

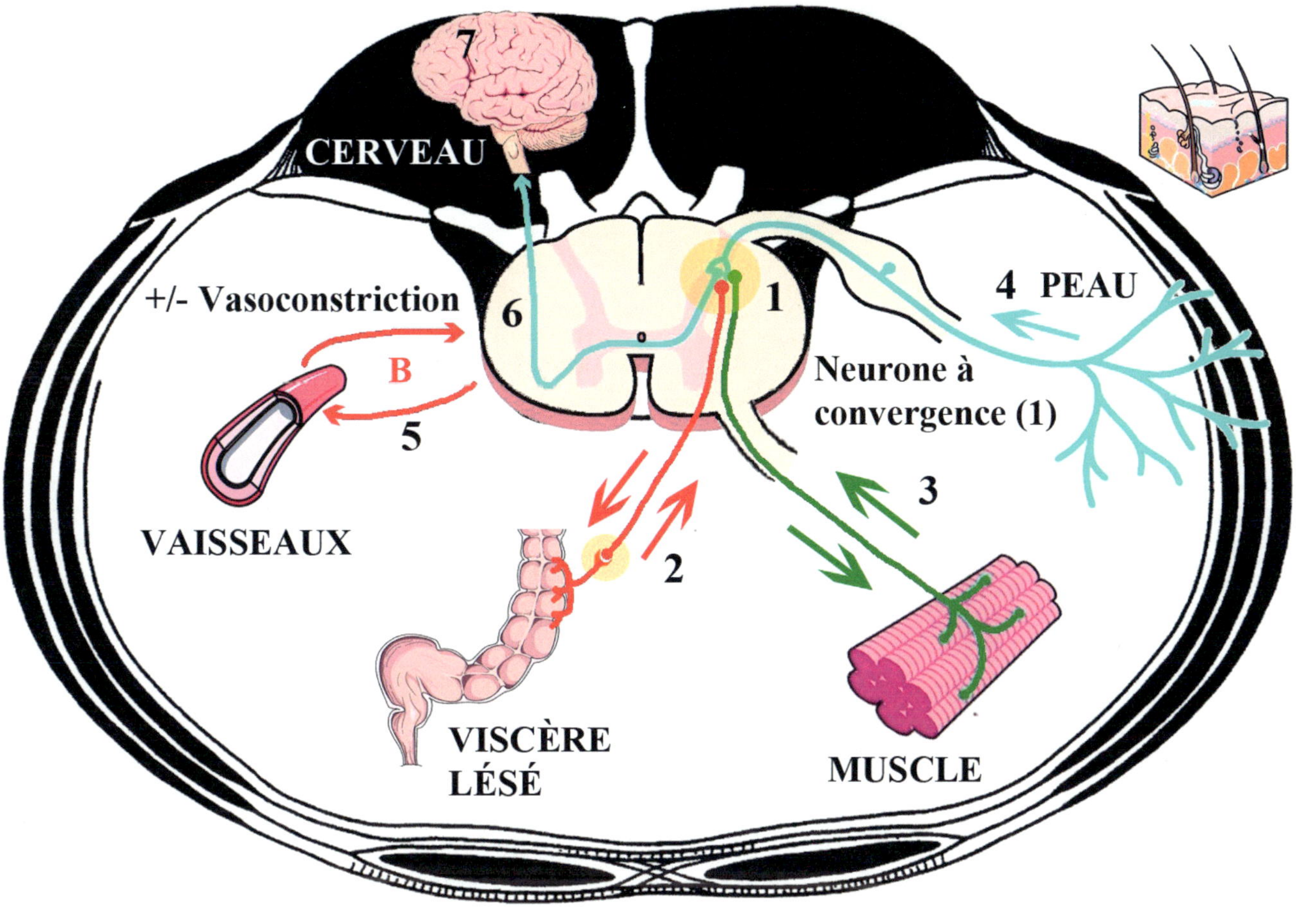

CONTRÔLE SEGMENTAIRE DU SNA : LA DOULEUR VISCÉRALE ET NOTION DE CONVERGENCE

Les influx de la douleur viscérale **(2)** et somatique **(3-4)** empruntent les mêmes tractus spinothalamiques et réticulaires ascendants **(6)** de la corne postérieure de la moelle spinale.
Ils sont donc mal interprétés par le cortex pariétal.
L'aire somesthésique **(7)** peut les confondre, ce qui donne lieu au phénomène de **douleur référée** :

- convergence **(1)** de différents axones afférents d'origine métamérique (peau, muscle, tendon, ligament, articulation...) sur un même neurone spinothalamique ;
- la convergence peut donc être somato-somatique, somato-viscérale ou viscéro-somatique avec participation autonome ou non (vasoconstriction) **(5)** ;
- convergence des afférences viscéro-somatiques ;
- au niveau du cortex, le viscère n'est pratiquement pas représenté, alors que la représentation cutanée y est très développée ;
- l'activation se fait dans une partie des territoires cutanés d'un ou plusieurs métamères ;
- ainsi une même douleur ressentie au niveau du cortex comme d'origine cutanée pourra provenir d'une souffrance viscérale, cutanée, tendineuse, ligamentaire, osseuse, articulaire ou musculaire ;
- la localisation de la sensation est peu précise, avec des variabilités ;
- on parle de douleur d'origine sympathique mal systématisée, ***transmétamérique.***

5/ RÉGULATION DU SYSTÈME NERVEUX AUTONOME

Fig. 3.8 - ANATOMIE ET RÉGULATION DU SYSTÈME NERVEUX AUTONOME

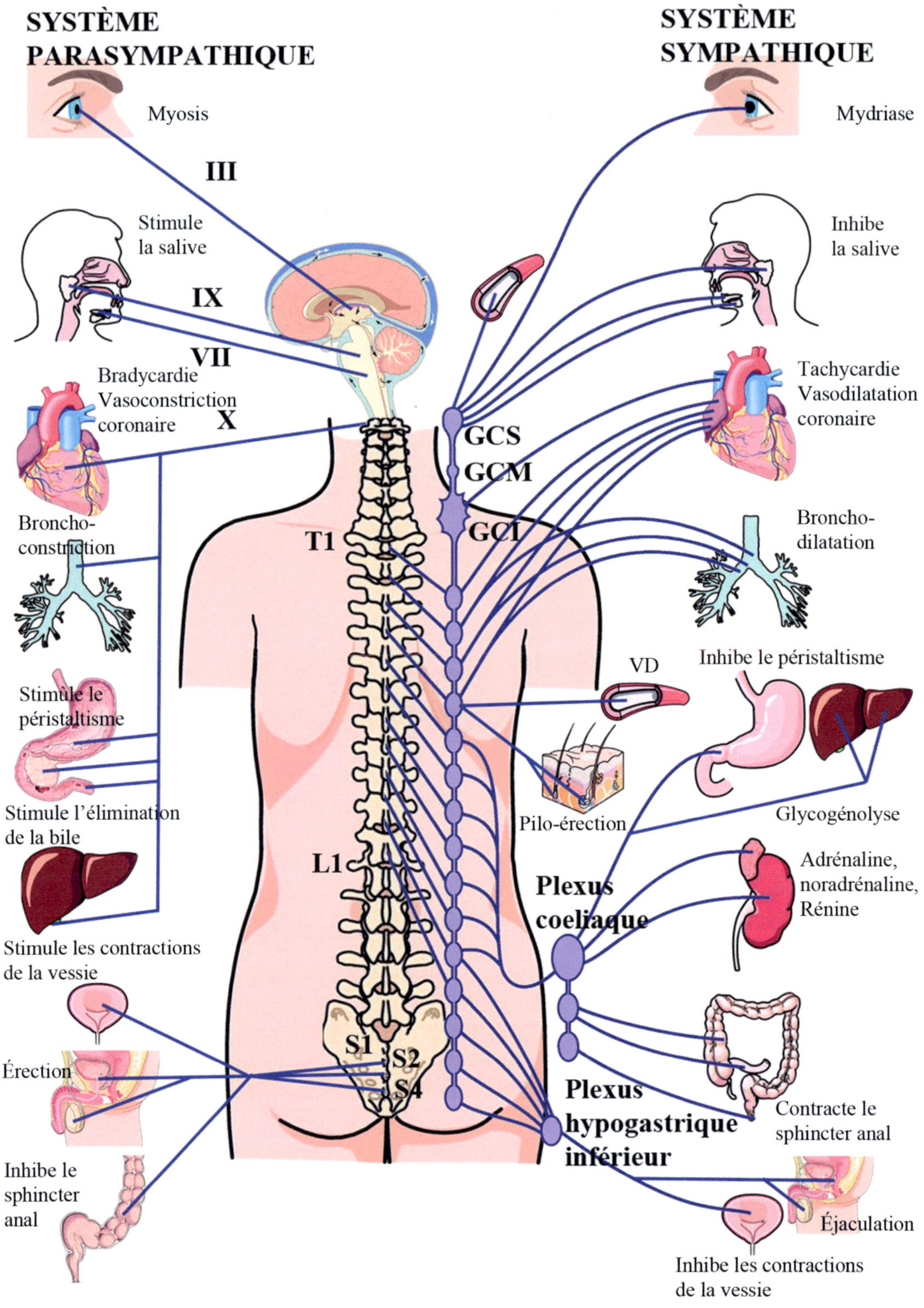

NEUROTRANSMETTEURS RÉCEPTEURS

1/ SYSTÈME NERVEUX CENTRAL

Les neurones vont fournir des informations aux cellules environnantes et lointaines par l'intermédiaire de leurs axones, dendrites en faisant des synapses entre les corps cellulaires au travers desquelles l'information est transmise par des substances nommées neurotransmetteurs.

1.1/ LES NEUROTRANSMETTEURS *(Tableau 3.5)*

Ce sont des substances chimiques libérées par les neurones au niveau de leur synapse qui vont modifier l'activité d'une cellule cible.
On distingue quatre groupes de neurotransmetteurs :

- Acétylcholine ;
- Amines ou cathécholamines;
- Acides aminés qui ont également un rôle dans les métabolismes cellulaires ;
- Peptides.

1.2/ LA NEUROTRANSMISSION : LES RÉCEPTEURS CANAUX

Ce sont des glycoprotéines transmembranaires qui activées par un neurotransmetteur spécifiques vont permettent le passages d'ions de part et d'autre de la membrane.
Les plus connus sont :

- **récepteur nicotinique à l'acétylcholine,** c'est le récepteur de la jonction neuromusculaire.
- **récepteur GABAa** c'est le récepteur propre au SNC.
  C'est une glycoprotéine capable de reconnaître un gran nombre de substances pharmacologiques comme les benzodiazépines et les barbituriques. On le trouvera surtout dans la corne antérieur de la moelle spinale et au niveau de l'hypothalamus.
- **récepteurs activés par le N-méthyl D-aspartate (NMDA) et ceux activés par d'autres acides aminés (glutamate) et par le NMDA.**
  Ils sont perméables à de nombreux cations sodium, potassium, césium et calcium pour les NMDA. Ce dernier est bloqué par les ions magnésium.

TABLEAU 3.5 - NEUROTRANSMETTEURS

CLASSE I	Acétylcholine	
CLASSE II	Amines	Noradrénaline Adrénaline Dopamine Sérotonine Histamine
CLASSE III	Acides aminés	Acide gamma-aminobutyrique Glycine Glutamate Aspartate et NMDA
CLASSE IV	Peptides hypothalamiques	Stimulines des hormones thyréotrope et lutéinisante Somatstatine
	Peptides hypophysaires	ACTH β endorphines Stimuline des μ-mélanocytes Vasopressine Ocytocine
	Peptides agissant sur le système digestif et le cerveau	Leucine enképhaline Méthionine enképhaline Substance P Cholécystokinine VIP Neurotensine Insuline Glucagon
	Autres	Angiotensine II Bradykinine...

1.3/ SÉCRÉTION DES NEURO-TRANSMETTEURS

1.3.1 Lors de chaque agression cutanée :

- bradykinine ;
- histamine ;
- acétylcholine ;
- substance P ;
- prostaglandine, K.

1.3.2 Lors de la mise en jeu des structures supraspinales par des ponctures :

- l'acétylcholine centrale ;
- les catécholamines, dopamine (inhibition), noradrénaline et sérotonine (5HT) entraînant une diminution de la douleur ;
- les substances endogènes morphinomimétiques.

Non seulement dans l'analgésie (électro-acupuncture) mais aussi dans l'acupuncture traditionnelle avec cette différence :

- l'électro acupuncture entraîne une sécrétion de β endorphine, β LPH et de l'ACTH (hypophyse antérieure) ;
- l'acupuncture n'entraîne pas de sécrétion d'ACTH (lobe intermédiaire) ;
- ces substances seraient libérées par :
  - la substance grise périacqueducale ;
  - l'hypothalamus ;
  - le noyau caudé.

Les mécanismes supraspinaux des ponctures mettent donc en jeu plusieurs systèmes :

- un système neuro-hormonal généralisé concernant la libérations de neuromodulateurs ;
- un système neuronal descendant de mécanisme sérotoninergique et noradrénergique ;
- un système C.I.D.N. également descendant.

La libérations de neuromodulateurs :

- β endorphines dans le mésencéphale, SGPa et hypophyse ;
- enképhalines dans la corne dorsale de la moelle spinale ;
- dynorphine dans le tronc cérébral et la moelle spinale ;
- endomorphine dans le prosencéphale, mésen-céphale et moelle spinale.

Ces peptides opioïdes stimulent trois types de récepteurs μ, δ et κ et vont modifier durablement l'activité de la cellule en améliorant l'expression génétique, c'est à dire en augmentant la production d'opioïdes et leur stockage au niveau des terminaisons et ainsi de suite d'où le renforcement de l'action antalgique au fil des séances de poncture.

Ces effets sont inhibés par la naloxone.

LE SYSTÈME NEURONAL AVEC LA SÉROTONINE, LA NORADRÉNALINE ET L'OCYTOCINE
(Fig. 4.7 p. 108).

Sans rentrer dans le détail, la substance grise périaqueducale (SGPa) est le siège d'une organisation somatotopique, qui expliquerait les effets supraspinaux des ponctures intradermiques locales.
Ils mettent en jeu la sérotonine et la noradrénaline, en relation avec différentes voies inhibitrices d'origine supraspinale : locus cœruleus, noyau réticulaire...
Mais la SGPa contient aussi des interneurones inhibiteurs,

eux-mêmes inhibés par les β endorphines d'autres voies.

LE SYSTÈME DES CONTRÔLES INHIBITEURS DIFFUS NOCICEPTIFS (C.I.D.N. DE LEBARS, DICKENSON ET BESSON 1979).

C'est un puissant mécanisme opioïdergique, qui agit sur les neurones convergents de la moelle spinale.
(Fig. 4.6 p. 107)

2/ SYSTÈME NERVEUX PÉRIPHÉRIQUE ET PEAU

2.1/ TABLEAU 3.6 - FIBRES NERVEUSES

Fibres nerveuses	Diamètre (µm)	Myéline	Vitesse de conduction (m/s)	Type de récepteur et terminaison	Modalités sensorielle et fonctionnelle
Aα (Ia)	12-20	Oui Importante	70-120	Fuseaux neuromusculaires **Type Ia**	Proprioception Vitesse d'étirement musculaire
Aα (Ib)			155-270	Organes de GOLGI (tendons) **Type Ib**	Proprioception Vitesse d'étirement
Aβ (II)	5-12	Oui Moyenne	30-70	Fuseaux neuromusculaires **Type II**	Proprioception Longueur du muscle
Aβ				Adaptation rapide **Corpuscules de MEISSNER**	Mécanoréception (Tact superficiel) Frottement - Mouvement
Aβ				Type I - Adaptation lente **Récepteurs de MERKEL**	Mécanoréception (Tact superficiel) Pression - Forme - Texture
Aβ				Adaptation rapide **Corpuscules de PACINI**	Tact profond - Vibration
Aβ				Terminaisons de RUFFINI	Tact profond - Étirements
Aβ				Récepteur pileux	Tact - Vibration
Aδ (IIIa-b)	2-5	Oui Faible	12-30	**Mécanique et thermique** Terminaisons libres	Nociception Douleur aiguë Piqûre dans la peau
Aδ				**Au froid - Métaboliques** Terminaisons libres	Thermoception - Froid Acidose, ischémie/hypoxie++
A γ	2-10	Oui	10-45		Motoneurone de la corne ventrale Innerve les fibres intrafusoriales
B	<3	Oui Faible	3-15	Autonomes Préganglionnaires	Vasoconstriction
C (IV)	0,4-1,2	Non	0,5-2	**Au froid - Métaboliques** Terminaisons libres	Thermoception - Froid Chémo- et métaboréception Acidose, ischémie/hypoxie+++
C				**A la chaleur légère** Terminaisons libres	Thermoception Tiédeur
C				**Polymodal** Terminaisons libres	Nociception Prurit - Douleur
C	0,3-1,3	Non	0,7-2,3		Autonomes postganglionnaires

2.2/ PEAU : LES RÉCEPTEURS CUTANÉS

Les récepteurs cutanés peuvent être classés selon leur stimulus spécifique.

Le mécanorécepteur
Il enregistre toute déformation mécanique, située par exemple dans la peau, dans les muscles, au niveau de l'oreille et dans l'organe vestibulaire.

Le thermorécepteur
Il enregistre un refroidissement ou un réchauffement, surtout au niveau de la peau, mais aussi dans l'hypothalamus et dans d'autres structures nerveuses centrales.

Le chémorécepteur et métaborécepteur

Il réagit aux stimuli chimiques ou métabolique, citons par exemple les récepteurs de l'olfaction et de la gustation.

La sensibilité tactile épicritique possède ses propres corpuscules sensitifs spécifiques situés dans l'épiderme (disques de MERKEL et terminaisons sensitives annexées aux poils). Dans l'hypoderme se trouvent les corpuscules de PACINI et les corpuscules de GOLGI-MAZZONI. Ils enregistrent la sensibilité à la pression sur la peau (baresthésie).

La sensibilité proprioceptive consciente correspond aux corpuscules sensibles des ligaments et des capsules articulaires. Ils renseignent les centres nerveux sur la tension de l'appareil ligamentaire et sur la position des segments de membres dans l'espace (sens articulaire ou sens des positions ou sensibilité profonde des cliniciens).

3/ SYSTÈME NERVEUX AUTONOME

3.1/ TRANSMISSION SYNAPTIQUE DU SYSTÈME NERVEUX AUTONOME

3.1.1/ SYSTÈME NERVEUX SYMPATHIQUE

La **noradrénaline** est le principal neurotransmetteur des neurones postganglionnaires sympathiques.

On décrit deux types d'adrénorécepteurs, α et β :
- **les récepteurs α** présents dans les vaisseaux, le système nerveux central et autres organes entraînent une constriction lors de leur stimulation et une dilatation lors de leur blocage ***(Tableau 4.2)*** ;
- **les récepteurs β** également présents dans les vaisseaux, le système nerveux central et le cœur entraînent lors de leur stimulation, divers effets telle une stimulation cardiaque, une dilatation vasculaire, des bronches…

L'**acétylcholine** est un neurotransmetteur des synapses cholinergiques des neurones préganglionnaires des ganglions sympathiques ou parasympathiques.
Elle est le neurotransmetteur des fibres postganglionnaires des glandes sudoripares et des vaisseaux sanguins des muscles squelettiques, de la vessie et du rectum.

La **Dopamine** est également un neurotransmetteur des interneurones des ganglions sympathiques.

Fig. 3.10 - Neurotransmission du système nerveux sympathique

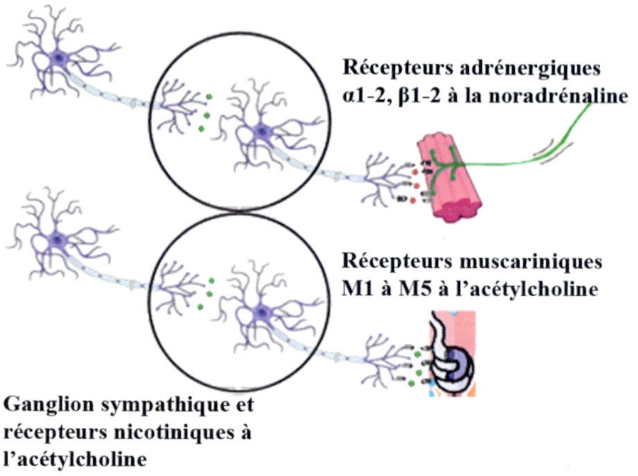

3.1.2/ SYSTÈME NERVEUX PARASYMPATHIQUE

L'**acétylcholine** est un neurotransmetteur des synapses cholinergiques des neurones préganglionnaires des ganglions sympathiques ou parasympathiques.
C'est le neurotransmetteur des neurones postganglionnaires parasympathiques et de certaines synapses du système nerveux central.
Le récepteur ganglionnaire est nicotinique alors que le récepteur de l'organe effecteur est muscarinique.

Fig. 3.11 - Neurotransmission du système nerveux parasympathique

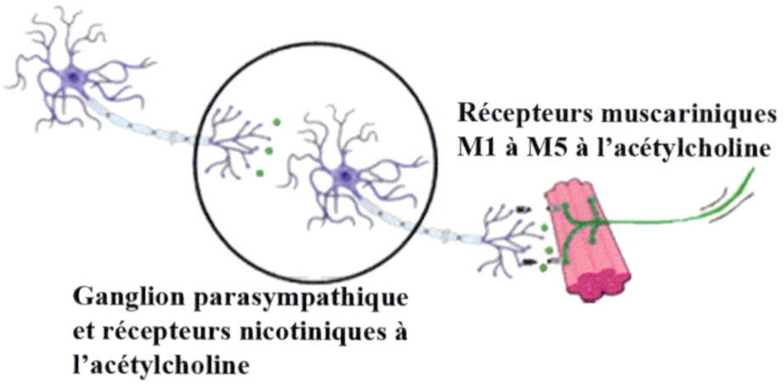

3.2/ LA GLANDE MÉDULLO-SURRÉNALE

Elle est formée de cellules chromaffines et produit de l'Adrénaline (80%) et de la Noradrénaline (20%).
C'est un système sympatho-adrénergique indépendant et elle est innervée directement par des neurones sympathiques présynaptiques.

Fig. 3.12 - Fonctionnement de la glande médullo-surrénale

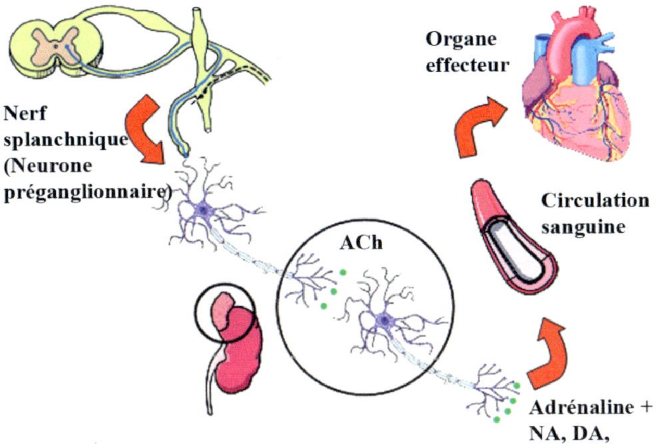

3.3/ SYSTÈME NERVEUX AUTONOME ET DOULEUR *(JANIG et BARON 2003)*

La liaison entre les neurones sympathiques et les neurones afférents primaires dépend de l'activité des neurones sympathiques et de l'expression des récepteurs adrénergiques fonctionnels par les neurones afférents ou dépend indirectement du débit sanguin.
Cela peut se passer :

- au niveau de la périphérie ;
- au niveau du ganglion rachidien via les récepteurs adrénergiques ;
- au niveau du nerf lésé via les vaisseaux sanguins.

La bradykinine (BK), médiateur inflammatoire, réagit avec les récepteurs B2 au niveau des membranes des varicosités sympathiques, produisant la libération de prostaglandine E2 (PGE2) pouvant participer au phénomène d'hyperalgésie.
Le facteur de croissance (NGF) libéré pendant l'inflammation interagit avec son récepteur de haute affinité tyrosine kinase (trKA) au niveau de la membrane des varicosités sympathiques, induisant la libération d'un ou plusieurs médiateurs de l'inflammation.
L'activation de la médullosurrénale par les neurones sympathiques préganglionnaires entraine la libération d'adrénaline.

3.4/ SYSTÈME NERVEUX AUTONOME ET INFLAMMATION *(JANIG et BARON 2003) Fig. 3.13*

L'activité neuronale dans les fibres noradrénergiques postganglionnaires innervant les vaisseaux sanguins produit la libération de noradrénaline (NA) et une vasoconstriction.

La stimulation des fibres afférentes primaires (Aδ et C) produit une vasodilatation des artérioles précapillaires et une extravasation plasmatique au niveau des veinules postcapillaires (fibres C seulement) due à la libération de substance P (SP) et d'autres composés vasoactifs.

Certains de ces effets pourraient être dus à **des mastocytes et macrophages**.
Les neurones afférents ainsi activés et sensibilisés activent les macrophages (via la libération de substance P).
Les cellules immunitaires commencent donc à libérer des cytokines, comme le facteur de croissance nerveux alpha (TNF-α) et l'interleukine 1 (IL-1) qui vont activer encore plus les fibres afférentes en augmentant le flux d'ions sodium dans la cellule.
Des composés vasoactifs, libérés à partir des neurones afférents, réagissent avec les récepteurs de la neurokine 1 au niveau des vaisseaux sanguins : vasodilatation artériolaire ; extravasation plasmatique à partir des veinules et inflammation neurogène).
L'activation des macrophages et la production de cytokines inflammatoires peuvent être inhibées par les voies cholinergiques anti-inflammatoires.
L'information est aussi relayée par l'hypothalamus et le complexe vagal dorsal pour stimuler la relâche d'ACTH, activant ainsi la voie anti-inflammatoire humorale.
Cette régulation de la réponse inflammatoire est déterminante puisqu'une inhibition insuffisante peut aboutir à la chronicisation d'un problème aigu ou au développement d'une auto-immunité (polyarthrite rhumatoïde, Crohn...) et inversement une inhibition trop importante à une immunosuppression.

Fig. 3.13 – SNA et inflammation

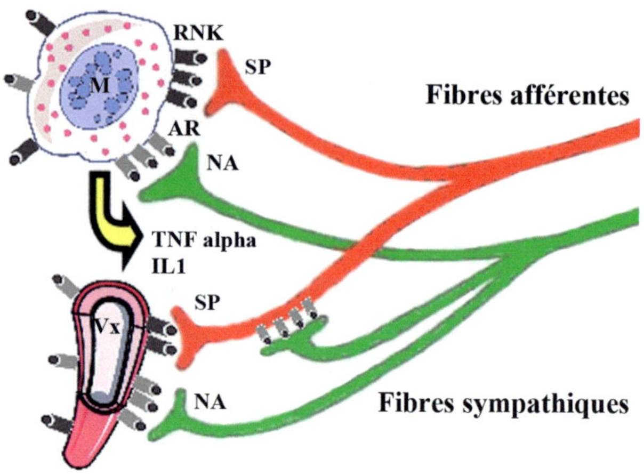

1. AR : Adrénorécepteurs
2. IL1 : Interleukine 1
3. NA : Noradrénaline
4. RNK : récepteurs NK
5. SP : Substance P
6. TNF alpha : Tumor necrosis factor alpha

4/ RACHIS

Les **articulations zygapophysaires** sont richement innervées par des terminaisons nerveuses libres encapsulées ou non qui transmettent l'information nociceptive et proprioceptive.
Des études récentes montrent que la majorité de ces fibres sont des **fibres nerveuses efférentes sympathique** contenant substance P, calcitonine et CGRP (vasorégulation ?). ***[Bogduk 2005]***

Les **ligaments interépineux et les fascias thoraco-lombaires** sont richement innervés et contiennent des terminaisons nerveuses libres et de type Ruffini et Pacini ; ces derniers sont des mécanorécepteurs dont ils assurent un rôle proprioceptif certain pour le ligament interépineux. ***[Bogduk 1983]***

Le **disque intervertébral et son annulus fibrosus** contient des terminaisons nerveuses libres et des récepteurs encapsulés de type Golgi, Ruffini et Pacini contenant CGRP, Substance P et VIP (vasoactive intestinale polypeptide), ce qui suggère un rôle vasoactif important de la Substance P dans le disque.

Les **ligaments longitudinaux antérieurs et postérieurs** contiennent beaucoup de terminaisons nerveuses avec substance P.

CHAPITRE V

PHYSIOLOGIE DE LA DOULEUR

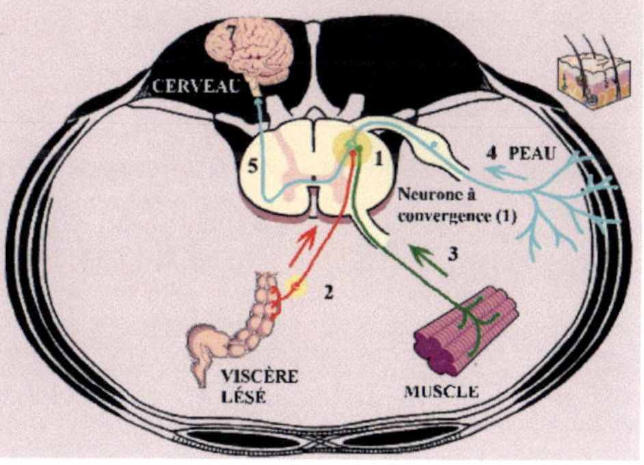

CHAPITRE V

PHYSIOLOGIE DE LA DOULEUR

DÉFINITION DE LA DOULEUR

La douleur est une impression anormale et pénible reçue par une partie vivante et perçue par le cerveau. C'est une expérience sensorielle et émotionnelle désagréable associée à un dommage tissulaire présent ou potentiel ou décrit en termes d'un tel dommage.
Il faut avant tout ne pas confondre douleur et nociception.
La nociception est le processus sensoriel à l'origine du message nerveux qui provoque la douleur.
La douleur peut-être aiguë ou chronique (plus de 6 mois).

LA SENSATION DOULOUREUSE

Les sensations tactiles sont dues aux fibres myélinisées de gros diamètre Aα et Aβ.
La sensation de douleur est provoquée par les fibres myélinisées Aδ (douleur initiale brève [piqûre]) puis par les fibres amyéliniques C (douleur diffuse et prolongée [brûlure]).
Ceci peut expliquer la réaction de retrait lors d'un stimulus douloureux puis la survenue de la douleur liée au traumatisme.
On distingue :
- les mécano-nocicepteurs qui stimulent les fibres Aδ ;
- les récepteurs polymodaux, sensibles aux stimuli mécaniques, thermiques, chimiques qui stimulent les fibres C.

Il existe cependant des connexions entre les deux systèmes.

→ **Les nocicepteurs profonds**
On les trouve au niveau de la périphérie des organes pleins, des muscles des viscères creux, des parois vasculaires et des muscles striés.

→ **Activation des nocicepteurs**
Il peut s'agir d'activation directe (mécanique, chimique, thermique) ou d'activation par des substances chimiques (ions H+, K+, histamine, sérotonine, bradykinine, ATP, prostaglandines, substance P, etc.).

LES RÉCEPTEURS CUTANÉS

Les récepteurs cutanés peuvent être classés selon leur stimulus spécifique.

Le mécanorécepteur
Il enregistre toute déformation mécanique, située par exemple dans la peau, dans les muscles, au niveau de l'oreille et dans l'organe vestibulaire.

Le thermorécepteur
Il enregistre un refroidissement ou un réchauffement, surtout au niveau de la peau, mais aussi dans l'hypothalamus et dans d'autres structures nerveuses centrales.

Le chémorécepteur
Il réagit aux stimuli chimiques, citons par exemple les récepteurs de l'olfaction et de la gustation.

Le nocicepteur
Il est spécialisé pour enregistrer des stimuli potentiellement nocifs pour les tissus.

LA NOCICEPTION

Il y a 4 étapes de l'agression à la perception.

→ **TRANSDUCTION**
Un stimulus déclenche une activité électrique par l'intermédiaire des nocicepteurs cutanés périphériques et de médiateurs chimiques.

→ **TRANSMISSION**
Les fibres Aδ et C dans la corne postérieure médullaire (couches I, II et V) avec l'aide des neurones spinaux notamment à convergence vont transmettre l'information en empruntant les cordons médullaires jusqu'aux centres supérieurs.

→ **MODULATION**
médullaire et supra-médullaire.

→ **PERCEPTION**

LA DOULEUR DE NOCICEPTION

1/ CARACTÉRISTIQUES

Il s'agit d'une activation des « nocicepteurs » par une stimulation nociceptive.

- Elle peut-être une douleur inflammatoire : avec réveil nocturne et dérouillage matinal (> 30 minutes). Elle est aggravée par le repos et calmée par la mobilisation.
- Elle peut être mécanique : elle survient essentiellement le jour, aggravée par les efforts des membres atteints et calmée par le repos.

Sa topographie peut être régionale mais non neurologique.
L'examen neurologique est normal.
Elle peut être cutanée, articulaire, osseuse, neurologique, tendineuse, musculaire ou vasculaire.

2/ LA DOULEUR RÉFÉRÉE

Elle correspond à l'irradiation douloureuse des influx nociceptifs convergents, de diverse origine, cutanée, musculaire, tendineuse, ligamentaire ou viscérale, issus de la corne postérieure d'un segment médullaire, sans atteinte de la structure nerveuse conductrice centrifuge. L'origine de ces influx est mal interprétée par le cortex pariétal, car celui-ci, s'il possède une reconnaissance (somatotopie) précise pour la peau et les articulations, ne reconnaît que très mal les influx d'origine musculaire, et quasiment pas les influx provenant des viscères.
Ainsi les perceptions douloureuses prenant naissance dans un organe profond sont sourdes, mal localisées et/ou localisées de manière erronée sur le revêtement cutané. Ces zones cutanées sont situées dans les dermatomes correspondant aux niveaux médullaires qui fournissent l'innervation sensorielle de l'organe profond.

Et, contrairement à la douleur rapportée qui est l'expression d'une souffrance d'un élément nerveux (compression, traction, inflammation), la douleur référée est l'expression d'un trouble fonctionnel, témoin d'une souffrance « viscérale » au sens large. Elle emprunte les voies de conduction nerveuse, sans que celles-ci soient pour autant le siège d'une pathologie propre.

Elle s'explique par la convergence sur les neurones spino-thalamiques d'informations provenant de la peau, des muscles, des tendons, des ligaments ou des viscères.
Un même segment médullaire reçoit des informations de la peau et des viscères. Ainsi l'information viscérale sera « faussement » interprétée comme provenant du dermatome correspondant.

Fig. 3.14 - La Douleur référée

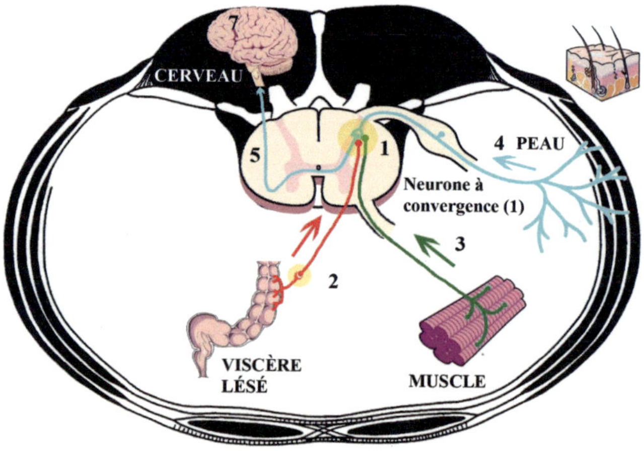

Les influx d'origine viscérale dont la représentation corticale n'est pas systématisée convergent avec les influx d'origine musculaire, tendineuse, ligamentaire et cutanée.

LA DOULEUR NEUROPATHIQUE

1/ CARACTÉRISTIQUES

Cette douleur est liée à une lésion du névraxe c'est à dire des nerfs périphériques ou du système nerveux central (moelle épinière, cerveau).
Elle a des particularités qui la distingue de la douleur par excès de nociception.
Elle est due à un dysfonctionnement au niveau des voies de la douleur.
La caractéristique de la douleur neuropathique, est d'être fulgurante, ressentie comme des décharges électriques, des élancements, des sensations de brûlures, des sensations de froid douloureux et des picotements (paresthésies) dans le territoire des nerfs atteints.
Elle peut s'accompagner de signes d'hypo ou d'hypersensibilité. Ce sont des qualificatifs proposés par le questionnaire de la douleur St-Antoine (QDSA), mais aussi le DN4 (Douleur Neuropathique - 4 questions).

2/ MÉCANISME

D'un point de vue neurophysiologique, dans la douleur neuropathique, les connexions sympathiques libèrent dans le sang la noradrénaline, favorisent la sécrétion d'adrénaline et font synapse avec les terminaisons et les corps cellulaires des neurones nociceptifs primaires.
Les voies centrales descendantes sérotoninergiques, adrénergiques, opiacées et peptidergiques contrôlant la nociception ont une réponse inadéquate.
Le système lemniscal ne contrôle plus le système extra-lemniscal.

Fig. 3.15 – Mécanisme de la douleur neuropathique

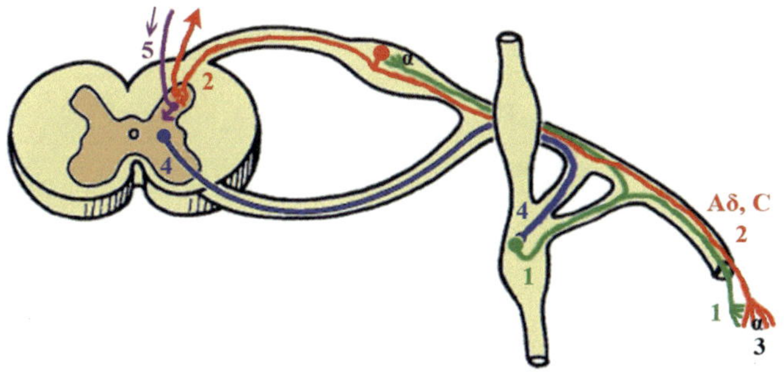

1. **Fibre nerveuse sympathique post-ganglionnaire**
2. **Fibres afférentes primaires C et Aδ**
3. **Récepteurs α adrénergiques des terminaisons sensorielles afférentes**
4. **Fibre sympathique préganglionnaire**
5. **Voies centrales descendantes sérotoninergiques et adrénergiques**

3/ LA DOULEUR RAPPORTÉE

Elle dépend d'une structure nerveuse lésée et irradient dans le territoire métamérique de cette structure. C'est le cas par exemple de la névralgie d'Arnold par compression du grand nerf d'Arnold dans sa traversée de la zone tendineuse d'insertion du trapèze. C'est le cas de la sciatique par compression disco-radiculaire.

La douleur rapportée se présente volontiers sous la forme soit de douleurs aiguës, intenses, de localisation fixe, quasi permanentes, évoquant une origine inflammatoire, soit sous forme de douleurs fulgurantes, ou au contraire térébrantes, profondes, sourdes, et pouvant s'accompagner de paresthésies, voire de signes de déficit neurologique dans le métamère considéré, et évoquant une lésion neurologique.

LA DOULEUR PSYCHOGÈNE

Il n'existe ni lésion tissulaire, ni lésion nerveuse décelable.
Aucune cause organique apparente n'est décelée.

LA DOULEUR MYOFASCIALE

1/ LE POINT-DÉTENTE MUSCULAIRE

Un point-détente musculaire ou point gâchette ou trigger point est une région fortement irritée au sein d'un cordon hypertonique dans un muscle squelettique ou un fascia musculaire.
Le point gâchette est douloureux à la palpation (compression ischémique) et peut entraîner des douleurs dites référées, spécifiques, des tensions musculaires y compris dans d'autres muscles voire des réactions végétatives.

TRAVELL et SIMONS (1983) ont décrit une cartographie très précise des trigger points de chaque muscle et de leur projection douloureuse. Cette cartographie repose sur leur expérience et sur les expériences de ***KELLGREN (1938).***
John KELLGREN a été l'un des premiers à conclure que la douleur en myalgie, ou ce que l'on appelle actuellement le syndrome douloureux myofasial (SDM), émane de petits points circonscrits et exquisément sensibles dans les muscles. Il est arrivé à cette conclusion en observant qu'il pouvait reproduire cette douleur qui se manifestait spontanément en appliquant une pression soutenue au niveau de ces points, et qu'il pouvait l'atténuer en y injectant de la Novocaïne (chlorhydrate de procaïne). Il a aussi observé qu'en général, cette douleur n'était pas ressentie au point sensible lui-même, et qu'elle était plutôt référée à un endroit du corps qui se trouvait à une certaine distance de ce point.
C'était principalement ces observations qui ont incité le médecin américain, Janet TRAVELL à étudier des patients présentant des douleurs musculo-squelettiques. Elle a vite décidé, puisque ce genre de douleur référée était provoqué par une hyperactivité neurale de ce que KELLGREN appelle points sensibles dans les muscles et dans le fascia environnant, que le nom « trigger points » serait plus approprié pour ces points. Elle a aussi introduit les termes « douleur myofasciale » et « zones de douleur référée », en plus de nommer le trouble lui-même SDM ***[TRAVELL et RINZLER 1952]***.

Il existe aussi des points gâchettes dans d'autres tissus, comme la peau, le tissu adipeux, les aponévroses, les tendons, les ligaments, les capsules articulaires ou le périoste. Leur profondeur est variable suivant les tissus et il faut la différencier d'une zone cutanée cellulalgique (dermalgie réflexe) superposée à une zone corporelle en souffrance.
Ces derniers sont inconstants, leur localisation peut être variable et ils entraînent peu ou pas de douleur référée.

2/ ÉTIOLOGIE DU SYNDROME DOULOUREUX MYOFASCIAL (SDM)

Le traumatisme est le principal facteur étiologique. Il s'agit soit d'un traumatisme direct soit d'un surmenage musculaire.

3/ PHYSIOPATHOLOGIE

Le syndrome douloureux myofascial se développe suite à l'activation des nocicepteurs sous forme de terminaisons nerveuses libres au niveau des trigger points dans les muscles.

Dans le muscle, les nocicepteurs sont des groupes III et IV et il semblerait que d'après certaines observations du blocage de la douleur par stimulation des fibres nerveuse Aδ par poncture *[BOWSHER 1990]*, le SDM soit liés à l'activation des nocicepteurs afférents C (groupe IV).

Le mécanisme traumatique active donc les nocicepteurs du groupe IV et déclenche une réaction inflammatoire avec libérations de substances chimiques (Bradykinine, Prostaglandine, Histamine, ions de Potassium) qui stimulent à leur tour par leur nocivité les nocicepteurs. ***[RANG, BEVAN et DRAY 1991].***

L'activité électrique du point gâchette correspond à celle de **la plaque motrice**, elle-même modulée par le système nerveux autonome.
Ces substances déclenchent le phénomène appelé **hyperalgésie primaire** *[WOOLF 1991]* responsable de douleurs à l'étirement musculaire et à la pression des tissus environnants et d'une douleur exquise des tissus directement sus-jacents à ce point.
La réaction peut donc déboucher sur une sensation douloureuse plus intense ou une **réaction dysautonomique** plus marquée.
La réponse motrice sera une **inhibition réflexe du muscle** avec possibilité d'extension aux muscles liés avec spasmes musculaires.

L'élaboration de l'information liée à ce phénomène se produit de façon segmentaire dans la moelle spinale.

On retrouve ici la notion de **projection de convergence**, c'est-à-dire que notre corps ne pourra pas faire la différence entre un influx nociceptif afférent venant de la peau, du muscle ou du viscère du segment correspondant et ce stimulus douloureux sera ressenti et perçu comme une sensation douloureuse peu précise irradiant dans le territoire cutané d'un ou plusieurs métamères qui fournissent l'innervation sensorielle de l'organe profond.

Fig. 3.16 - Physiopathologie du trigger point

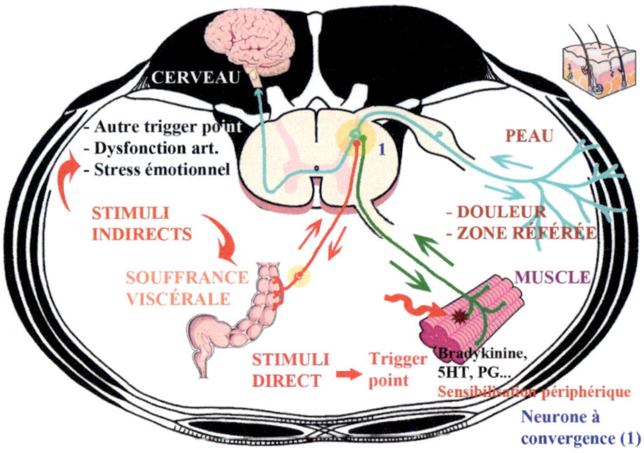

Le cordon musculaire hypertonique palpable ou cordon myalgique induré *[R. MAIGNE]* :
- il s'agit d'un segment musculaire allongé, de 1 à 4 mm d'épaisseur, situé autour du point gâchette, de consistance ferme par rapport au reste du muscle et hyperesthésique ;
- les patients avec des points gâchettes présentent une faiblesse musculaire et une fatigabilité accrue du fait de **l'hypoxie** liée aux troubles circulatoires dans le muscle atteint.

Douleur référée des trigger points :
- ***TRAVELL et SIMONS 1983, 1992*** ont représenté par des schémas ***(cf. pages 71 à 81)***, les douleurs référées des trigger points myofasciaux dans deux tomes faisant référence dans ce domaine. Ils déclarent que chaque muscle a son propre schéma de douleur référée induite par des trigger points. Pour certains muscles, la douleur est référée à un site distant; pour d'autres, la douleur est référée à un site à proximité du trigger point ; et pour d'autres encore, la douleur référée est à la fois locale et distante.

Caractéristiques de la douleur référée myofasciale :
- douleur sourde, mal localisée et profonde ;

- parfois à type de picotement ou sensation brûlante ;
- le plus souvent unilatérale du même côté que le point-détente myofascial et traverse rarement la ligne médiane (sternocleidomastoideus, obliquus externus, rectus abdominis) ;
- elle se projette le plus souvent de manière distale sur les membres (85%) ;
- elle est souvent référée vers une articulation mobilisée par le muscle contenant point-détente ;
- plus le point-détente est activé plus la surface de la zone douloureuse est grande ;
- la zone douloureuse peut présenter des phénomènes dysautonomiques (adhérences tissulaires, sudation...) ;
- elle ne se superpose ni à l'innervation cutanée, ni à l'innervation segmentaire.

4/ DIAGNOSTIC ET DÉTECTION DES TRIGGER POINTS

On devra être méthodique et s'aider d'une anamnèse précise ainsi que d'une représentation du schéma douloureux en recherchant les limitations douloureuses du corps.

Il faudra rechercher :
- un antécédent de traumatisme ;
- un mouvement ou une position déclenchant ;
- une dysfonction segmentaire avec blocage articulaire dans le segment (sclérotome) ;
- une atteinte des autres muscles du myotome ;
- une dysfonction viscérale où le réflexe viscéro-somatique aurait favorisé le développement de points gâchettes ;
- la projection douloureuse à distance du point gâchette (douleur au repos et à l'effort).

En plus des douleurs, on pourra trouver dans les zones cutanées musculaires une hyperalgésie et une symptomatologie végétative à type de pâleur de la peau liée à une augmentation de l'activité vasomotrice lors de la stimulation du point gâchette ainsi qu'une chair de poule et une augmentation de la sécrétion nasale et lacrymale ***[BALDRY 1994]***.
A l'examen, on devra étirer le muscle de façon active et passive jusqu'à son maximum en recherchant la douleur locale et irradiée et en position neutre, on palpera de façon ferme le muscle avec la pointe du doigt perpendiculairement à l'axe longitudinal. Si on trouve une zone de tension significativement augmentée, c'est le **cordon musculaire hypertonique** et on recherche le point le plus sensible qui sera le point gâchette.
La gêne provoquée est suffisante pour inciter le patient à **tressaillir** (« signe de sursaut » ou « jump sign » – ***KRAFT, JOHNSON et LA BAN 1968***) et si la pression est prolongée elle déclenche la douleur référée.
Cette réaction locale de tressaillement est caractéristique des trigger points.
Il faudra palper plusieurs fois les points gâchette, leur douleur étant reproductible.

5/ CLASSIFICATION DES TRIGGER POINTS

Il faut distinguer trois types de trigger points myofasciaux.

5.1/ Trigger points myofasciaux potentiels

D'après ***TRAVELL et SIMONS (1983)***, un trigger point myofascial potentiel ne fait pas plus que quelques millimètres de diamètre. Il est susceptible de subir une activation provoquant de la douleur, si le muscle dans lequel il se trouve est sujet à un traumatisme.

5.2/ Trigger points myofasciaux actifs

Un trigger point myofascial actif est un trigger point dont les nocicepteurs ont subi, suite à un traumatisme, une activation et une sensibilisation suffisante, de manière à ce que la douleur soit référée à un endroit qui se trouve à une certaine distance du trigger point (la zone de la douleur référée).

On distingue trois types de trigger points myofasciaux actifs :
- les **trigger points myofasciaux actifs primaires** qui se trouvent dans le muscle ou le groupe de muscles initialement sujet au traumatisme ;
- dans d'autres cas, une activation se développe dans des **trigger points myofasciaux secondaires** situés dans les muscles synergistes ou antagonistes lorsque ces muscles deviennent tendus en neutralisant la tension et le raccourcissement des muscles les plus atteints ;
- en outre, des trigger points myofasciaux dans des muscles situés au sein des zones de douleur référée des trigger points myofasciaux primaires et secondaires sont également susceptibles d'être activés en raison des spasmes musculaires provoqués par la douleur. Quand cela arrive, on les appelle **trigger points myofasciaux satellites**.

La douleur du syndrome douloureux myofascial peut donc s'étendre et affecter une zone de plus en plus grande et par conséquent il sera indispensable en thérapeutique de localiser tous ces triggers points afin de les traiter même s'ils sont très éloignés de la lésion primaire.

5.3/ Trigger points myofasciaux latents

Les trigger points myofasciaux latents sont des trigger points dont les nocicepteurs ont subi, suite à un traumatisme, une activation et une sensibilisation d'une ampleur limitée, insuffisante pour entraîner une douleur.
Un trigger point myofascial latent est susceptible de devenir un point actif, provoquant de la douleur, en réponse seulement à un traumatisme d'une ampleur relativement faible.
Enfin, il faut mentionner que l'examen histologique des tissus des trigger points myofasciaux potentiels, actifs et latents ne montre pas de troubles pathologiques spécifiques. C'est en partie pour cela que les trigger points myofasciaux n'ont pas reçu l'attention qu'ils méritent.

6/ INHIBITION OU TRAITEMENT DES TRIGGER POINTS

Plusieurs auteurs ont montré qu'il était possible de soulager les douleurs musculaires simplement en piquant ou en piquant et injectant un produit (anesthésique local ou solution saline) dans les trigger points.

KELGREEN (1938) puis TRAVELL et SIMONS (1983, 1992) ont utilisé les injections intramusculaire d'un anesthésique local avec de bon résultats mais avec des effets secondaires parfois graves (syncopes, palpitations, arrêt cardiaque ou convulsions).

D'autres auteurs ont obtenus des résultats similaires en injectant des produits différents ***[LU et NEEDHAM 1980]***.
On peut donc penser raisonnablement que l'effet stimulant de l'aiguille utilisée pour l'injection joue un rôle essentiel.

Karel LEWIT (1979) tchécoslovaque a montré que l'efficacité de la méthode ne dépendait pas seulement d'une insertion profonde de l'aiguille dans le muscle, mais surtout de la précision avec laquelle l'aiguille était insérée dans le trigger point même.

Il existe maintenant des raisons pour croire qu'il n'est pas nécessaire d'insérer l'aiguille dans le trigger point même, et qu'il est plus facile, moins douloureux et tout aussi efficace de l'insérer dans les tissus superficiels qui se trouvent directement au-dessus du trigger point.

MACDONALD et col (1983) ont confirmé et montré qu'il était possible de soulager une lombalgie en insérant des aiguilles dans les trigger points à une profondeur de seulement **4 mm** environ.

D'après les études de ***BOWSHER (1987, 1991)*** une poncture sèche superficielle seule assimilée à une acupuncture peut être suffisante. Il faut situer de façon précise le trigger point et faire attention à ce que l'aiguille soit insérée dans les tissus se trouvant directement au-dessus. Et cela afin d'être sûr que les fibres nerveuses $A\delta$ ainsi stimulées et les fibres afférentes C (groupe IV) du trigger point se projettent dans la même corne dorsale.

L'activité afférente $A\delta$ provoquée par la poncture peut alors bloquer l'entrée afférente C du trigger point à la corne dorsale en provoquant une activité dans les interneurones inhibiteurs enképhalinergiques situés sur le bord des lames I et II de REXED, et cela de deux façons distinctes.
(Cf. Chapitre VII page 101).

Bien que ce soit probablement la façon par laquelle une douleur est immédiatement soulagée par une stimulation brève des fibres nerveuses $A\delta$ avec une aiguille sèche, cela n'explique pas pourquoi un tel soulagement dure parfois pendant des semaines, des mois, voire infiniment, et il est généralement admis qu'on a encore beaucoup à apprendre sur les mécanismes neuronaux qui sont responsables des effets à long terme.

D'autres techniques sont utilisables tel que à insérer une aiguille dans les tissus sus-jacents jusqu'à une profondeur de 5-10 mm, et à la laisser là sans aucune manipulation pendant 30 secondes environ.
Mais parfois cela ne suffit pas et l'aiguille est replacée et laissée in situ pendant 2-3 minutes.
De plus, il peut être nécessaire d'augmenter la quantité de sensation désagréable non douloureuse en faisant tourner légèrement l'aiguille.
On comprend bien ici qu'une stimulation suffisante est nécessaire pour obtenir la désactivation du trigger point.
C'est pourquoi en mésothérapie, non seulement on pique en intra-dermique entre 4 et 13 mm suivant les sites d'injection mais on injecte un mélange pharmacologique entraînant l'effet stimulant nécessaire (transduction) au niveau du Trigger point pour l'inhiber.

C'est ce qui a été montré dans le mémoire d'***Émilie BRAM (2006)*** ou l'injection intradermique était aussi efficace que l'injection intramusculaire dans le traitement des trigger points.

EN RÉSUMÉ :

Fig. 3.9 - VOIES DE LA DOULEUR

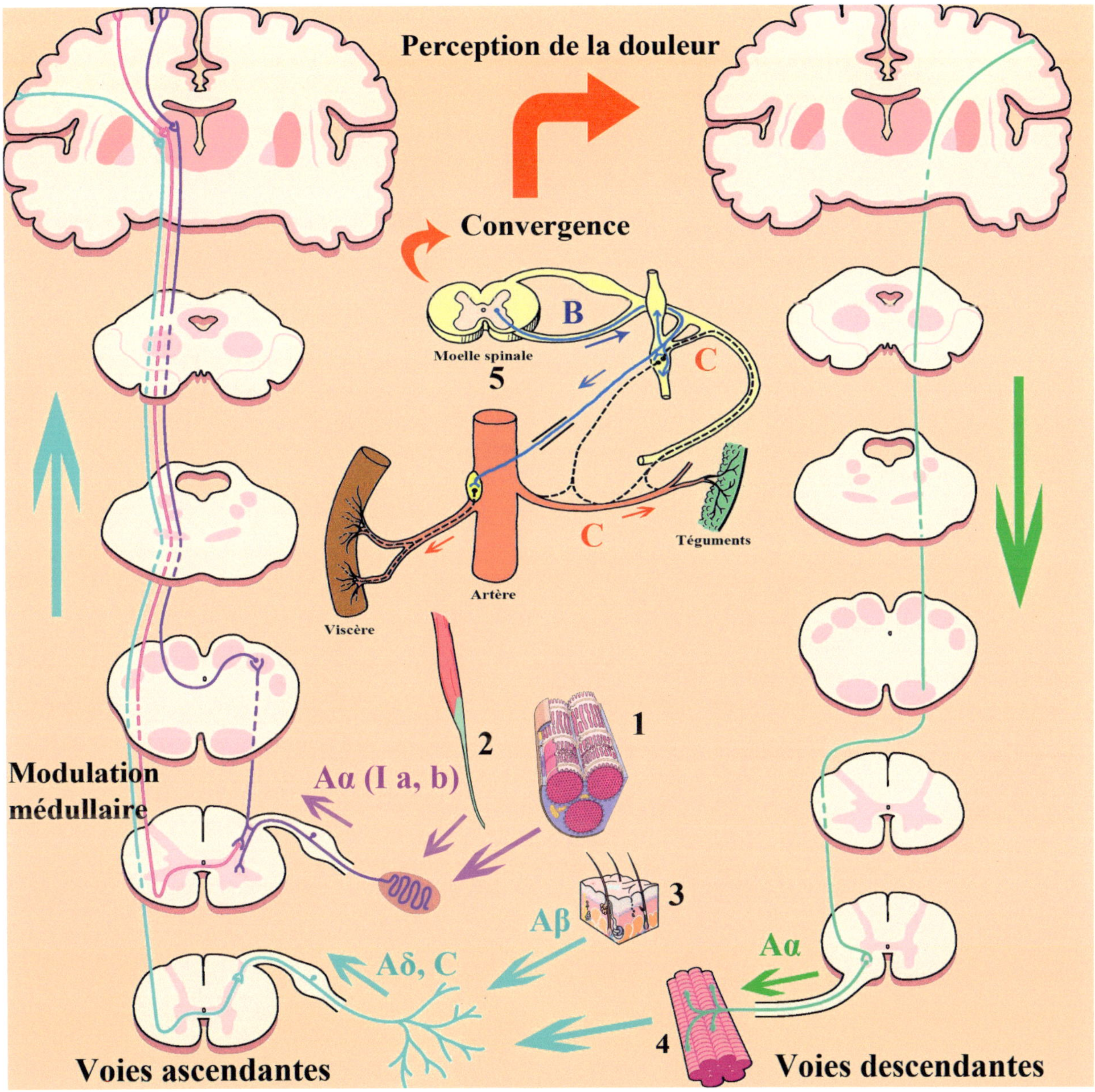

1. Fuseau neuromusculaire
2. Faisceau tendineux
3. Récepteurs cutanés
4. Muscle strié squelettique
5. Système sympathique

SEGMENTARISATION DE LA DOULEUR

1/ Fig. 3.17 - DERMATOMES

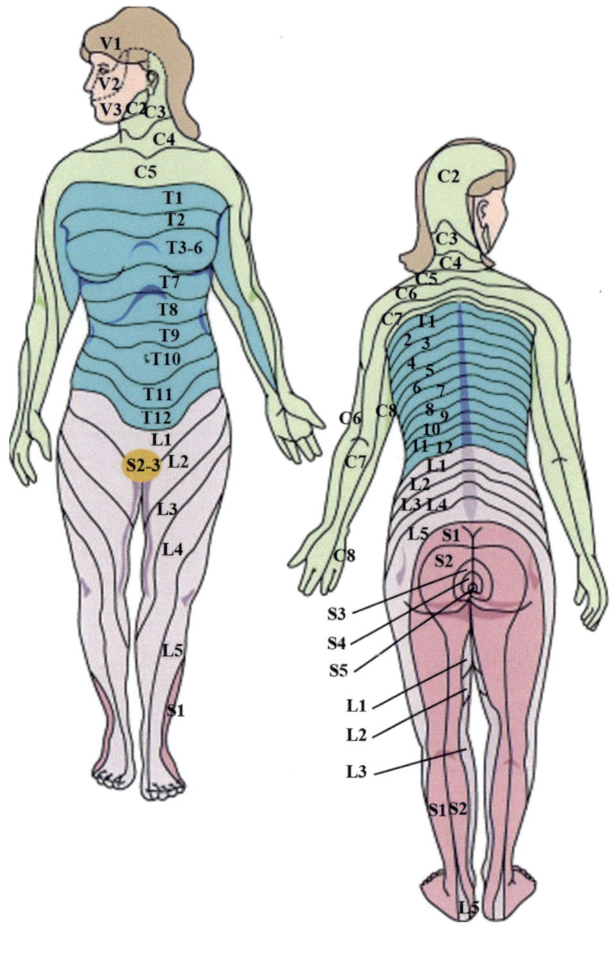

Comme déjà vu précédemment, il s'agit **des territoires cutanés d'innervation des nerfs spinaux.**
La topographie douloureuse recueillie au cours de l'interrogatoire et de l'examen du patient va nous permettre de déterminer le ou les niveaux segmentaires incriminés et contribuer au traitement.

Il s'agira soit d'une douleur radiculaire à type de névralgie soit d'une douleur neuropathique dans le dermatome avec possibilités de troubles de la sensibilité superficielle.

La Mésothérapie Métamérique consiste à pratiquer un nappage ID du ou des dermatomes douloureux retrouvés à l'examen clinique.

2/ MYOTOMES

Ci-dessous sont représentées les planches des trigger points, leurs douleurs référées et les myotomes correspondants cervicaux, thoraciques ou lombaires.

Un myotome correspond au territoire anatomique d'influence du nerf spinal sur les muscles.
L'innervation segmentaire des muscles est représentée dans les *tableaux 5.4 à 5.8 pages 137 à 139*.

Chaque muscle va donner un ou plusieurs trigger points et une douleur référée dont la représentation a été cartographiée par *TRAVELL et SIMONS 1983* (planches 1 à 18).

Les points-détente retrouvés à l'examen clinique sont piqués de façon très précise (IHD) en Mésothérapie Métamérique et la zone de douleur référée peut être traitée par nappage ID.

1 MYOTOMES CERVICAUX
MUSCLES DU COU

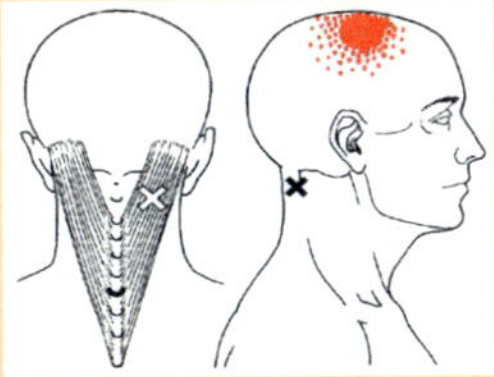

Splenius capitis
C1 à C7

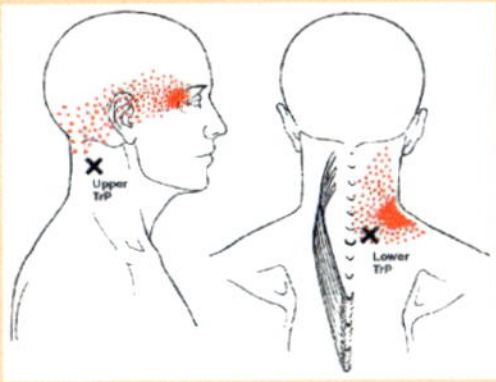

Splenius cervicis
C1 à C7

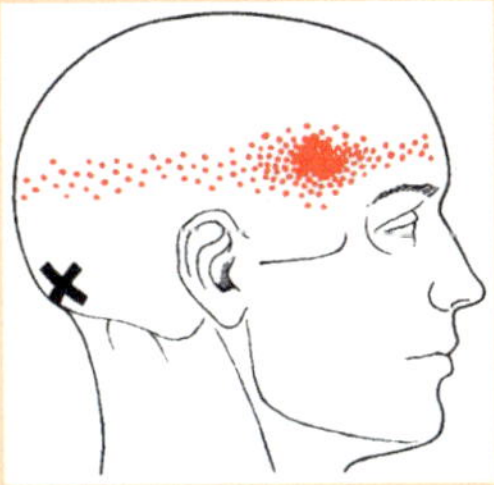

Semispinalis capitis
C1 à C7

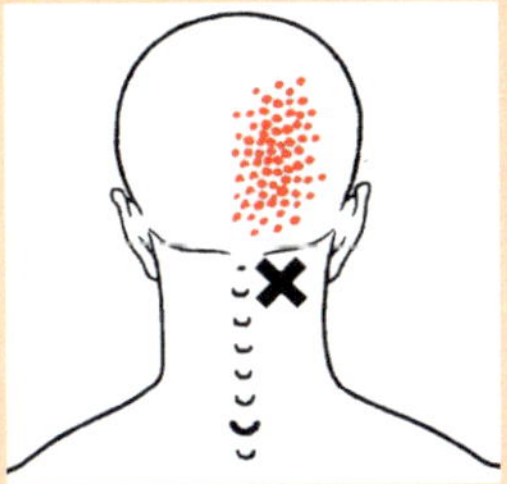

Semispinalis cervicis
C3 à C6

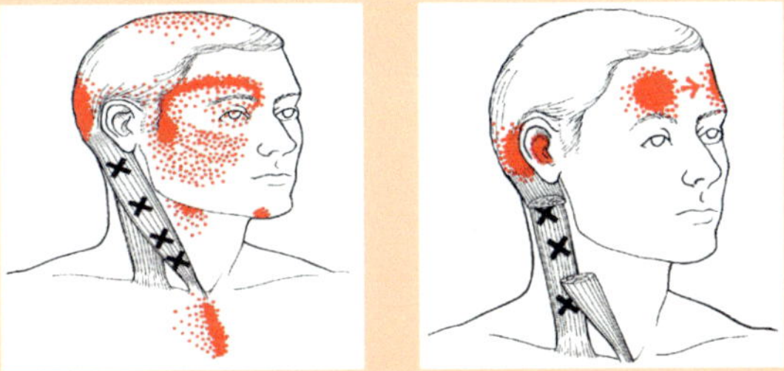

Sternocleidomastoideus
C1 à C3

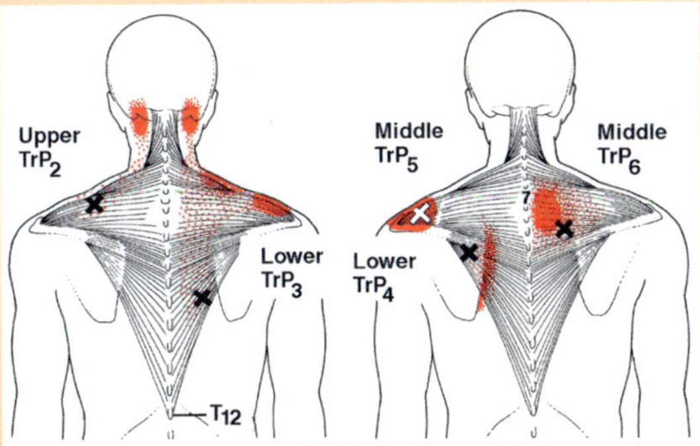

Trapezius (faisceaux supérieur, moyen et inférieur)
C2 à C4

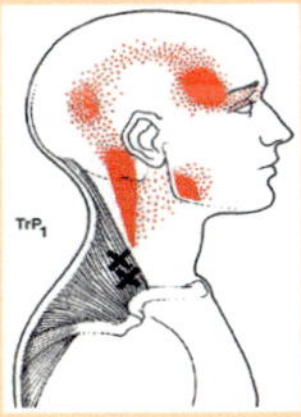

Trapezius
C2 à C4

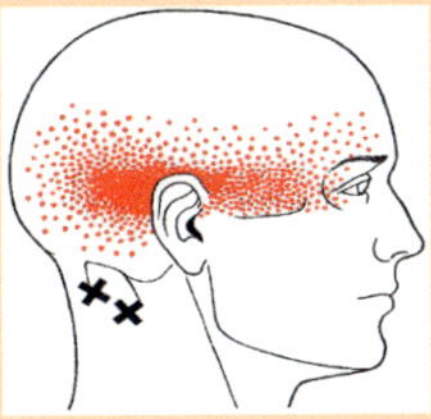

Muscles suboccipitaux
C1

2 MYOTOMES CERVICAUX
MUSCLES DU COU ET DE L'ÉPAULE

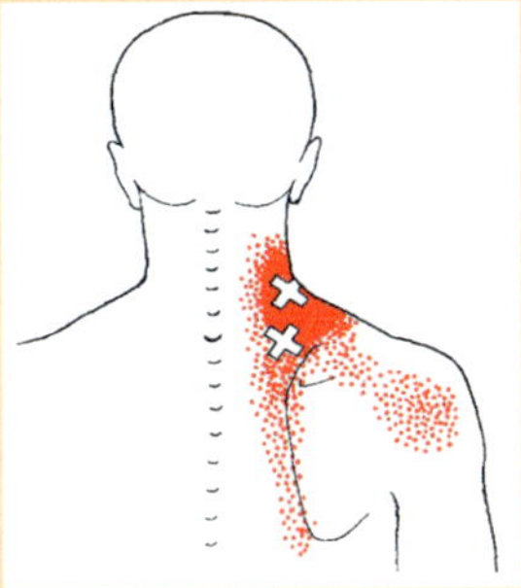

Levator scapulae
C3 à C5

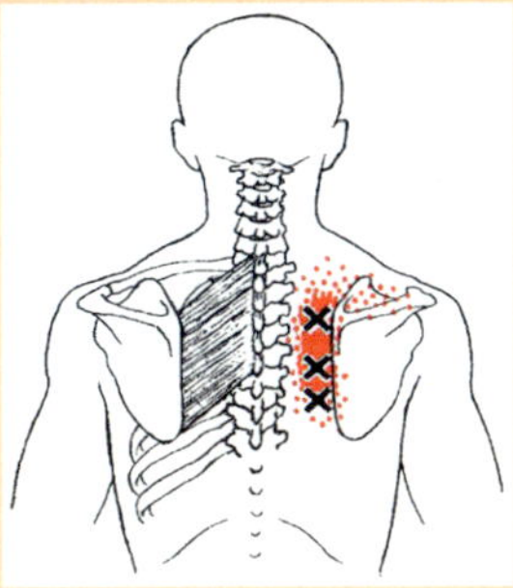

Romboidei
C4 à C5

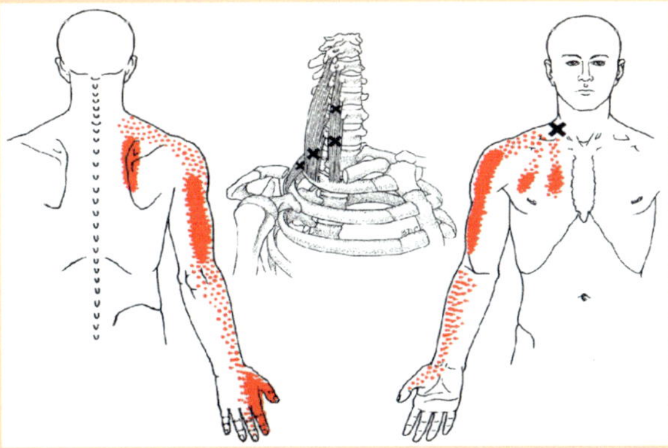

Scaleni
C2 à C8

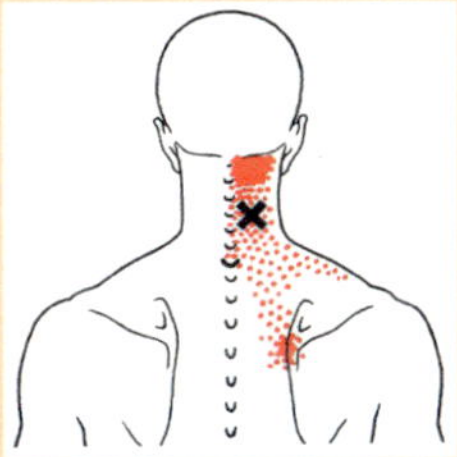

Multifidus cervicalis
C3 à C6

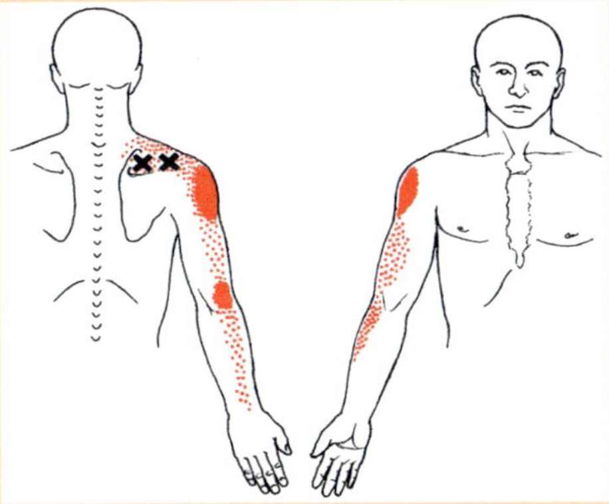

Supraspinatus
C4 à C6

3 MYOTOMES CERVICAUX
MUSCLES DE L'ÉPAULE

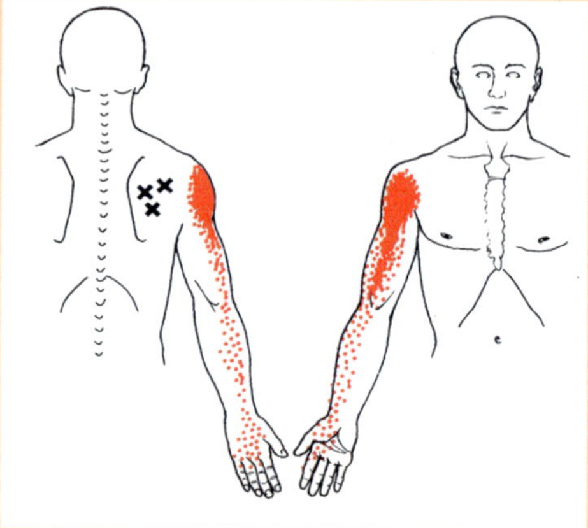

Infraspinatus
C5 à C6

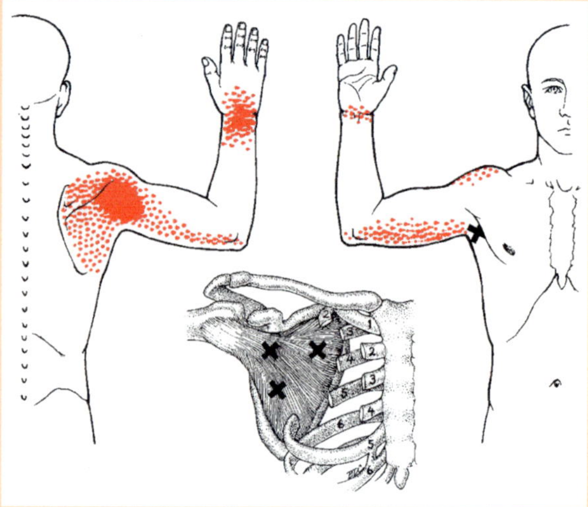

Subscapularis
C4 à C7

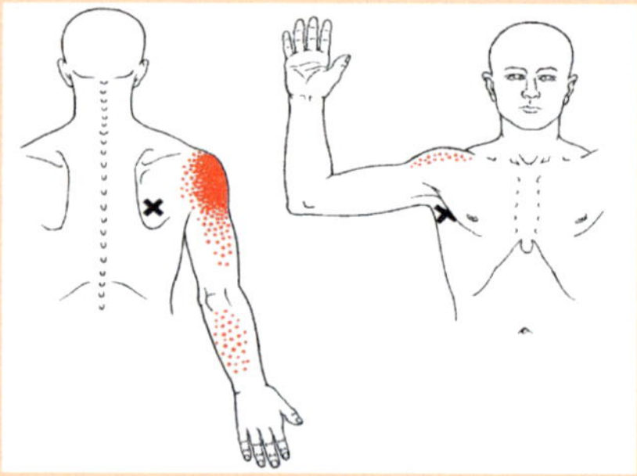

Terres major
C5 à C7

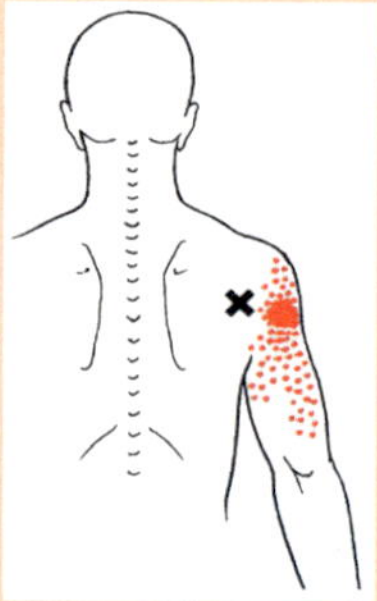

Terres minor
C5 à C6

4 MYOTOMES CERVICAUX
MUSCLES DE L'ÉPAULE ET DU TRONC

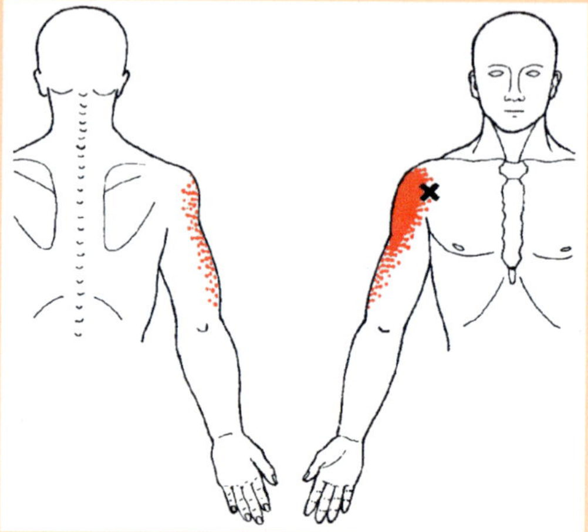

Deltoideus anterior
C5 à C6

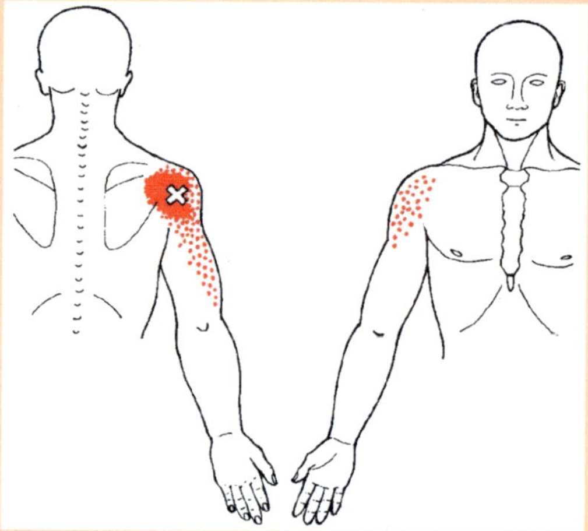

Deltoideus posterior
C5 à C6

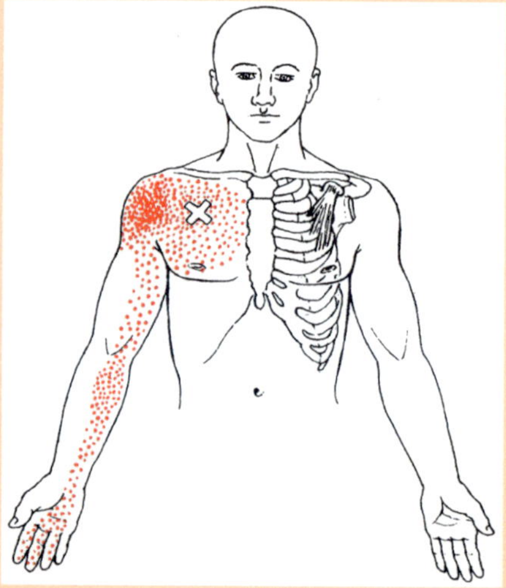

Pectoralis minor
C8 à T1

5 MYOTOMES CERVIC0-THORACIQUES
MUSCLES DU TRONC

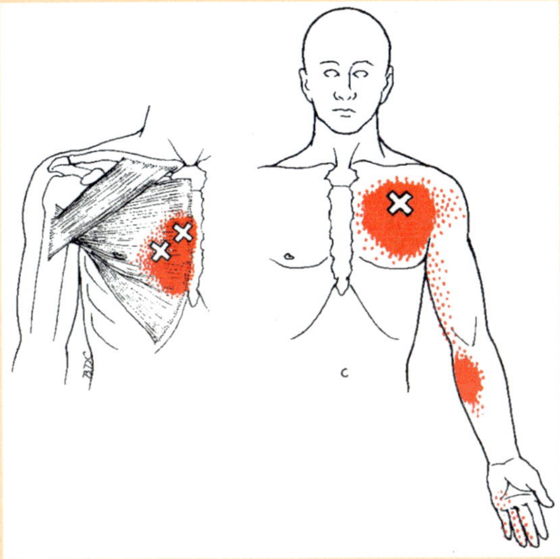

Pectoralis major (partie sternale)
C5 à T1

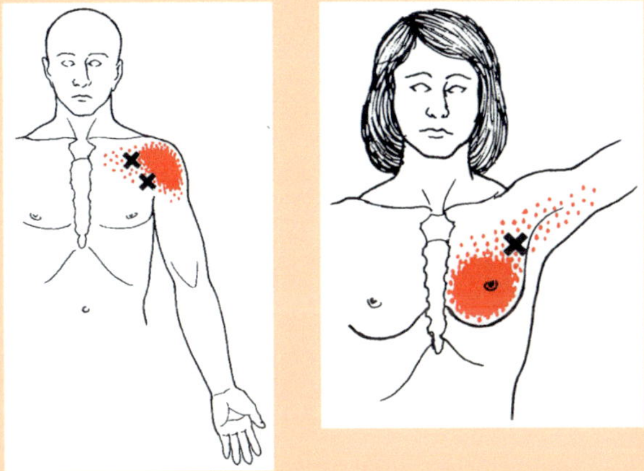

Pectoralis major (partie claviculaire et latérale libre)
C5 à T1

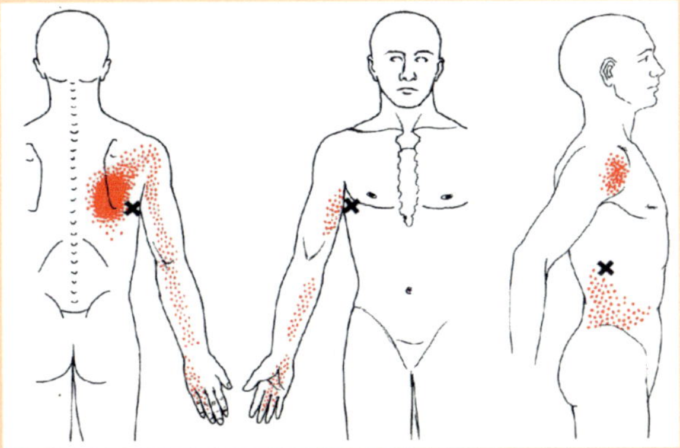

Latissimus dorsi
C6 à C8

6 MYOTOMES CERVIC0-THORACIQUES
MUSCLES DU TRONC

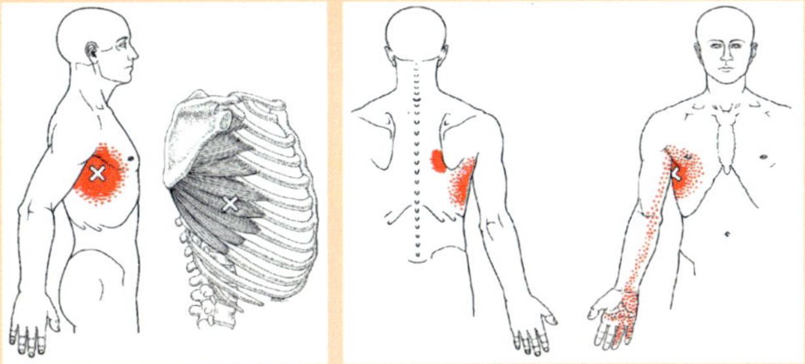

Serratus anterior
C5 à C8

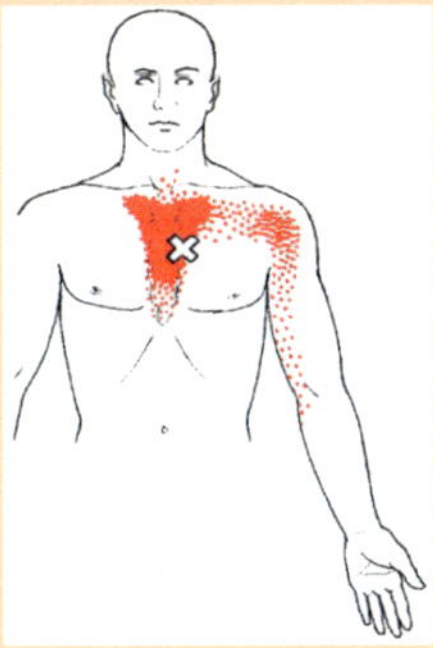

Sternalis
C7 à T1

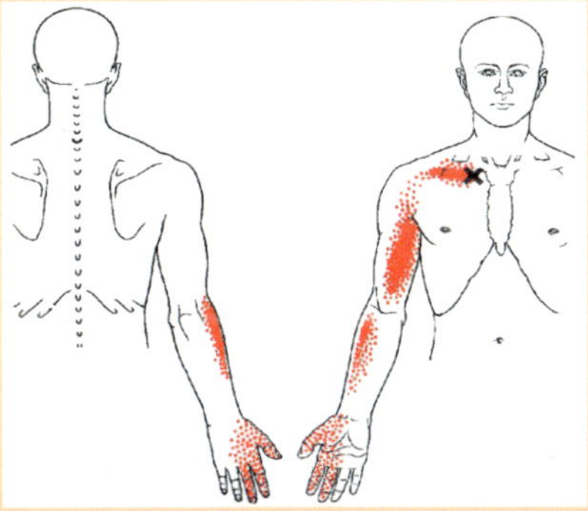

Subclavius
C5 à C6

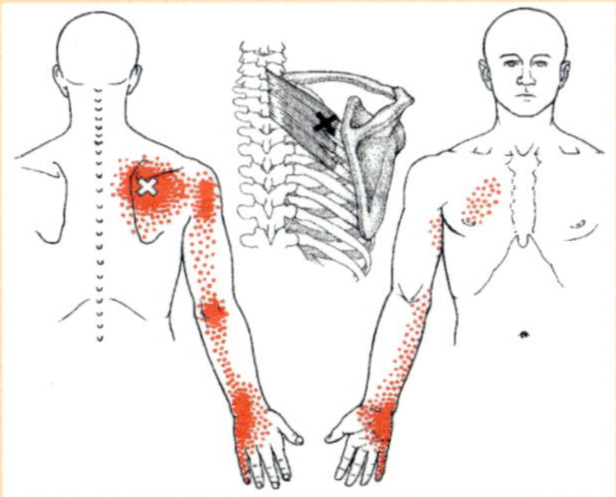

Serratus posterior superior
T1 à T4

7 MYOTOMES CERVICAUX
MUSCLES DU BRAS

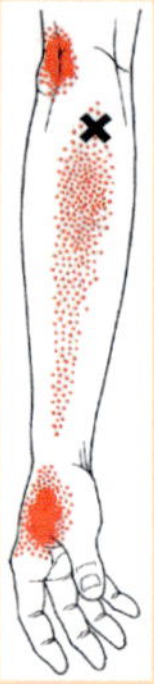

Brachio-radialis
C5 à C6

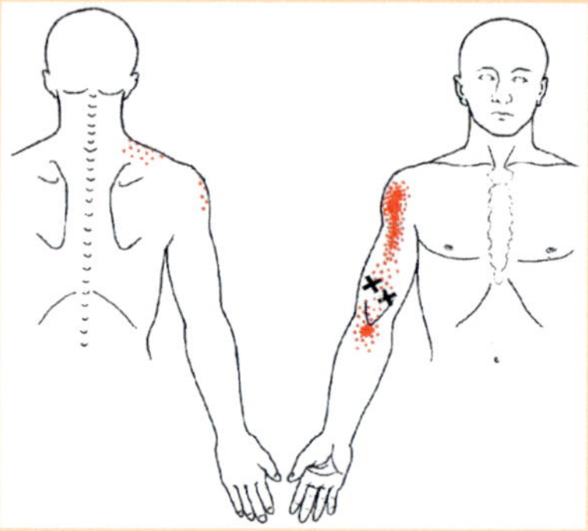

Biceps braachii
C5 à C6

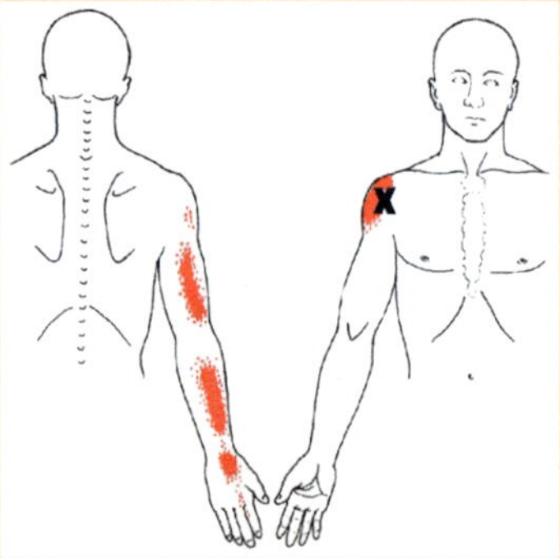

Coracobrachialis
C5 à C7

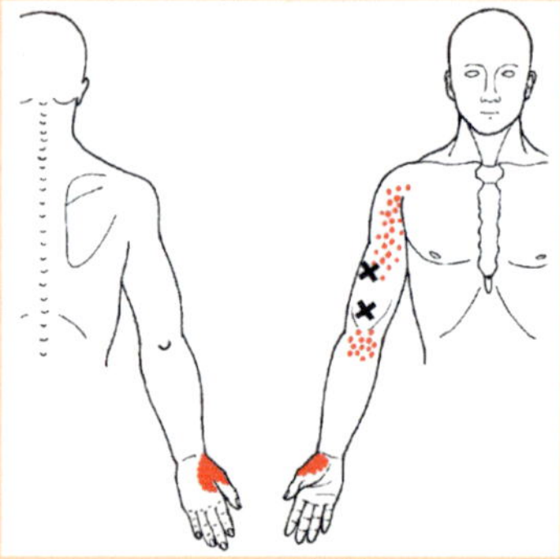

Brachialis
C5 à C6

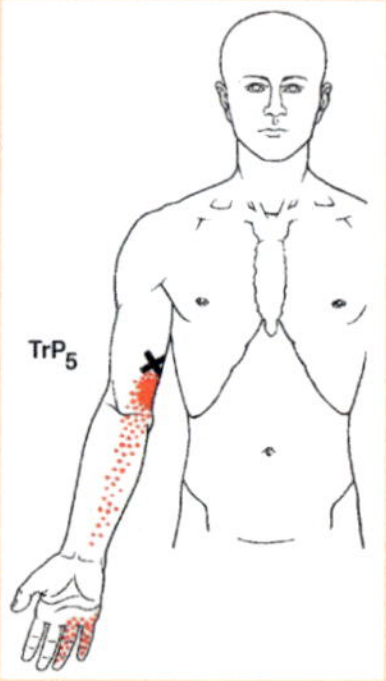

Triceps brachii
C6 à C8

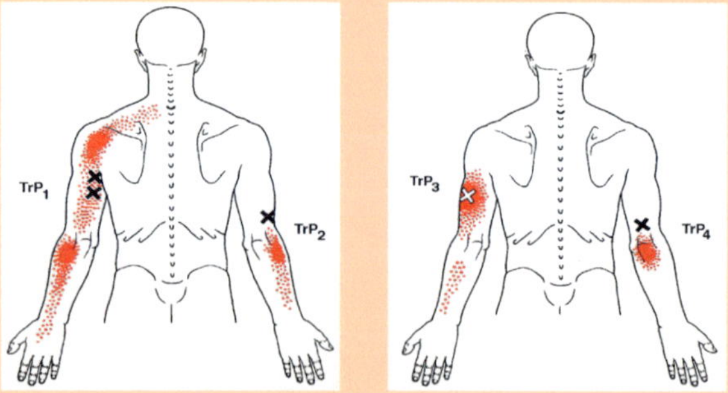

Triceps brachii
C6 à C8

8 MYOTOMES CERVICAUXAVANT-BRAS
MUSCLES DE L'AVANT-BRAS

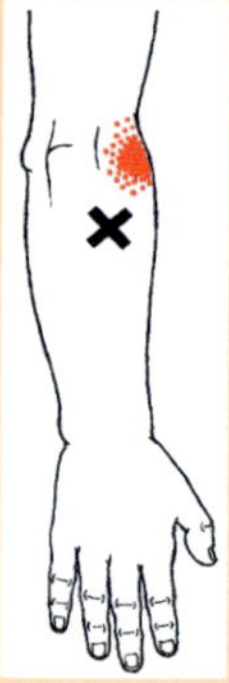

Anconeus
C7 à C8

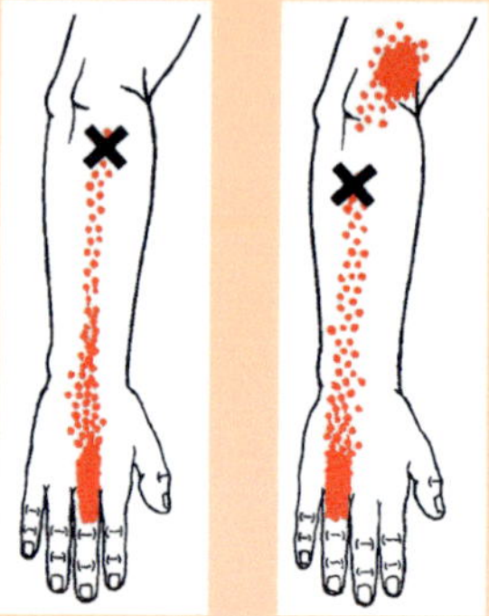

Extensor digitorum (3-4è)

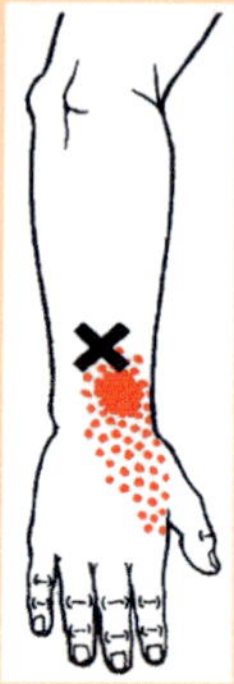

Extensor indicis
C6 à C8

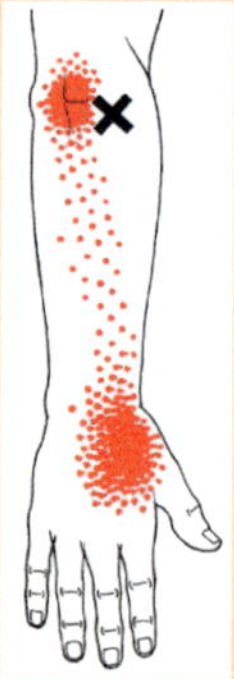

ECRL
C5 à C8

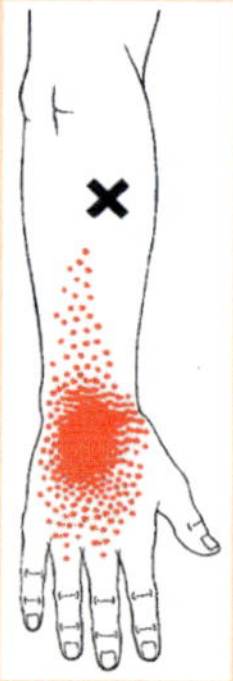

ECRB
C5 à C8

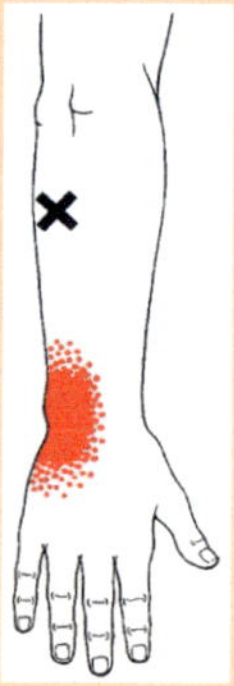

ECU
C6 à C8

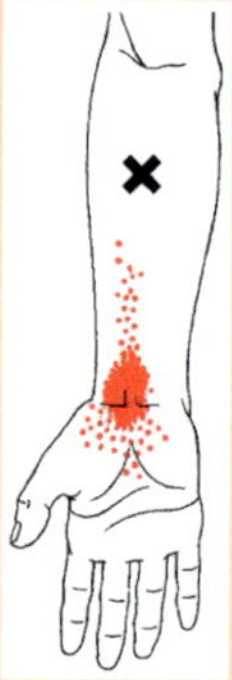

FCR
C6 àC7

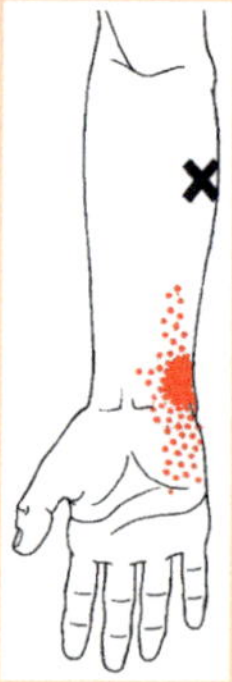

FCU
C8 à T1

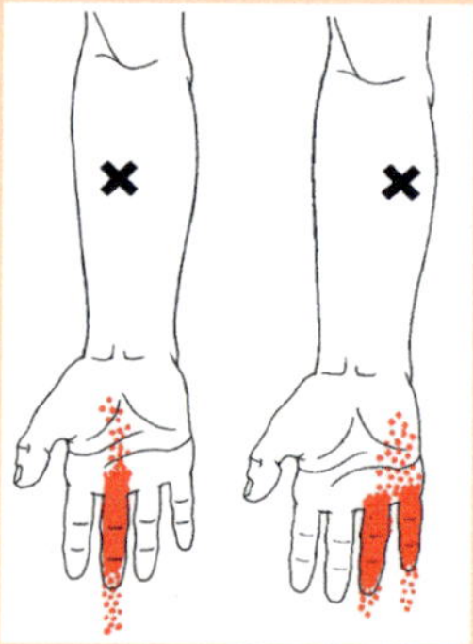

Flexor digitorum
C7 à C8

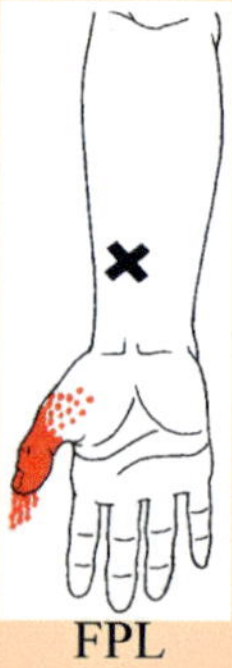

FPL
C8 à T1

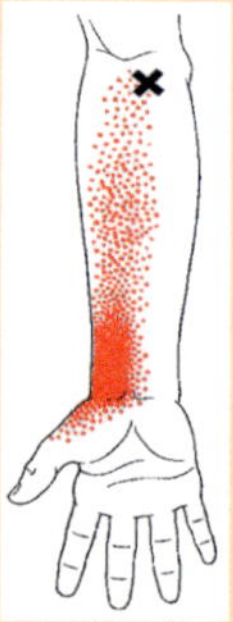

Pronator teres
C6 à C7

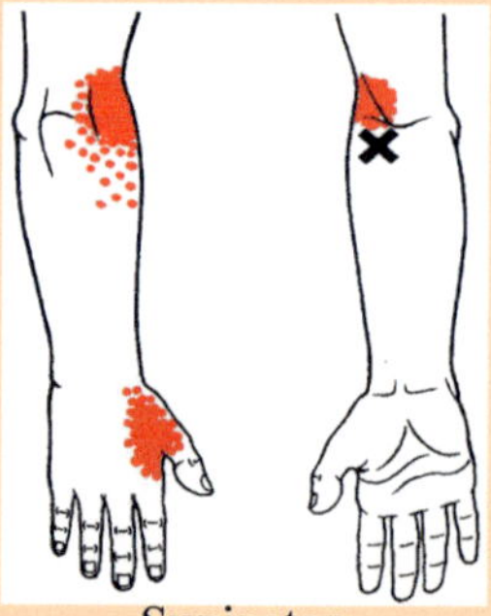

Supinator
C5 à C7

9 MYOTOMES CERVICAUX
MUSCLES DE LA MAIN

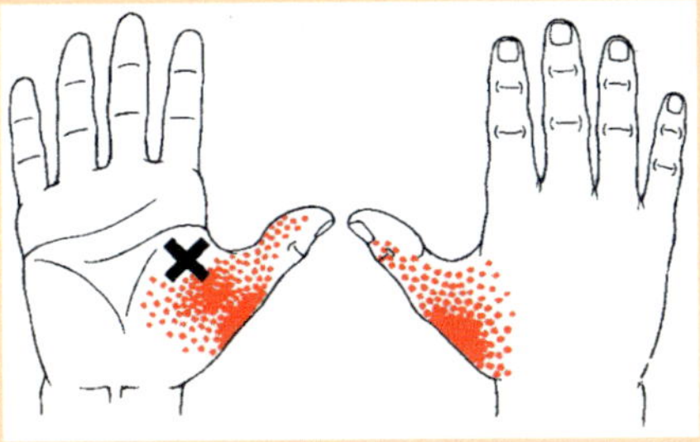

Adductor pollicis
C8 à T1

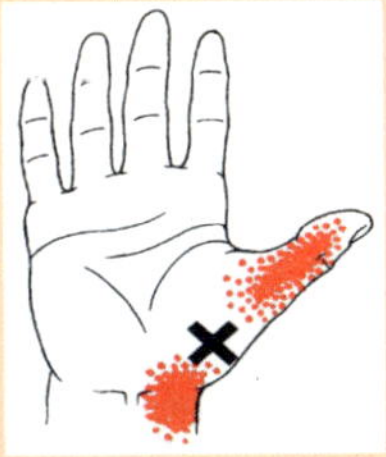

Opponens pollicis
C6 à T1

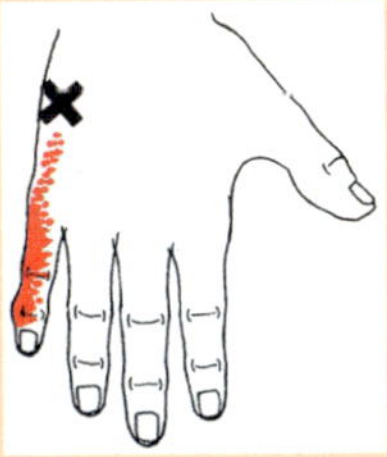

Abductor digiti minimi
C8 à T1

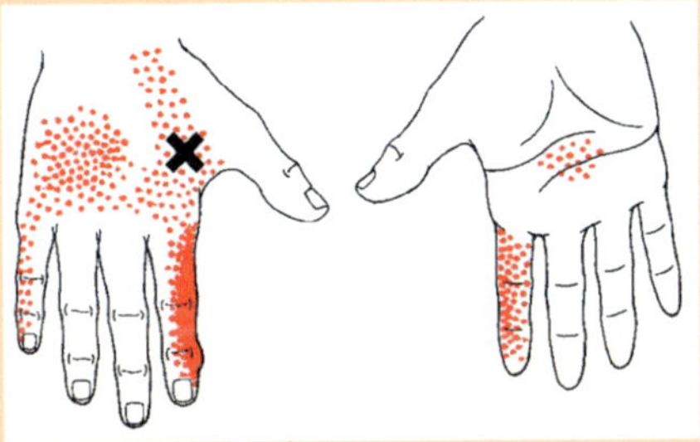

Premier interosseous dorsalis
C8 à T1

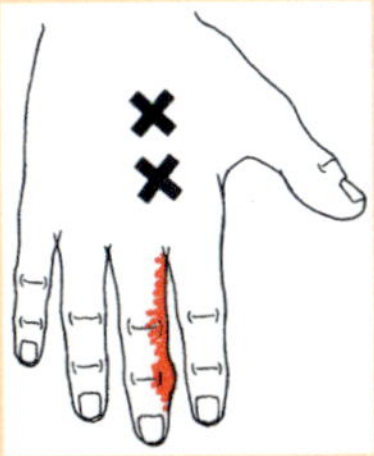

Deuxième interosseous dorsalis
C8 à T1

10 MYOTOMES THORACIQUES
MUSCLES DU RACHIS

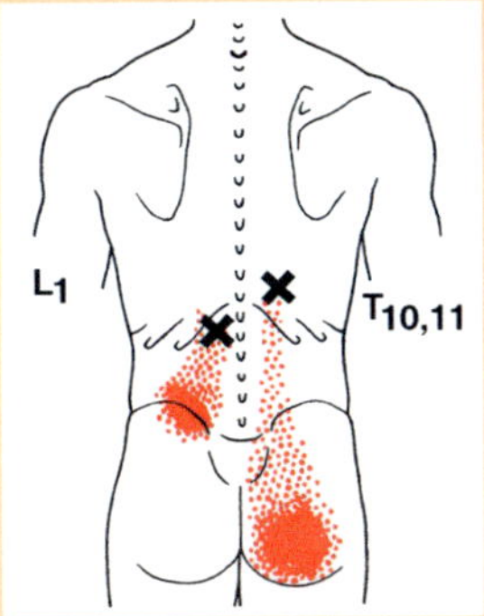

Longissimus thoracis
T1 à T2

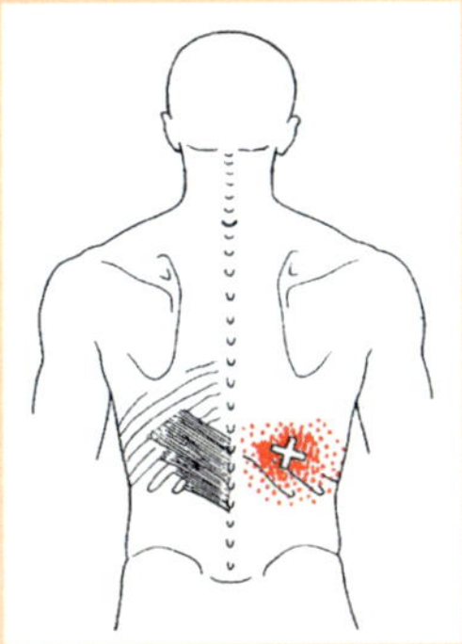

Serratus posterior inferior
T9 à T12

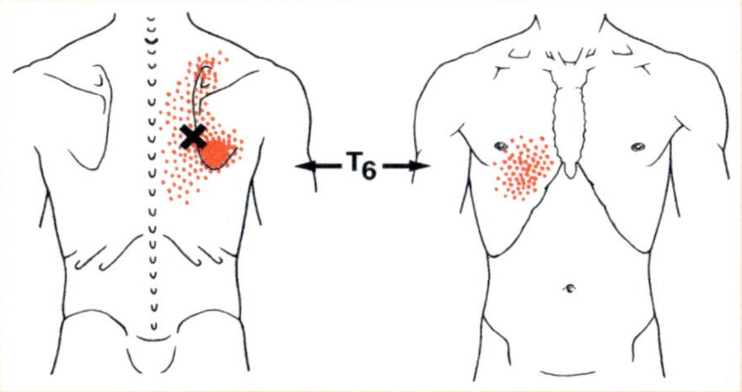

Iliocostalis thoracis T6
T1 à T12

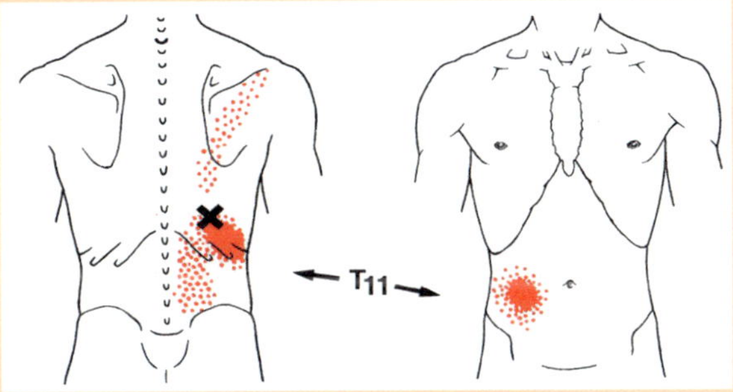

Iliocostalis thoracis T11
T1 à T12

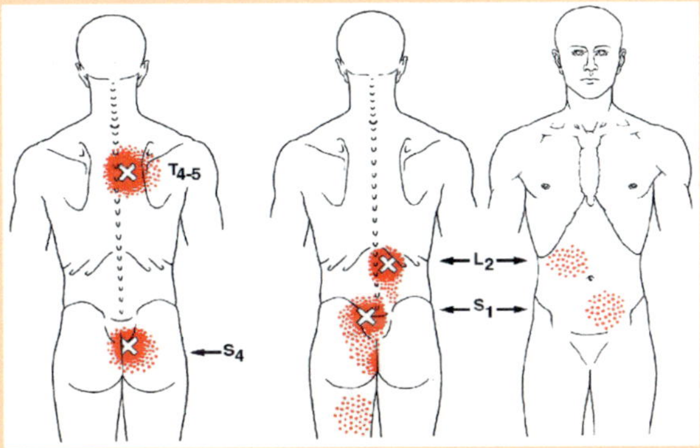

Multifidi
T1 à T12

Fig. 3.18 - Points-détente rachidiens des myotomes cervicaux et dorsaux

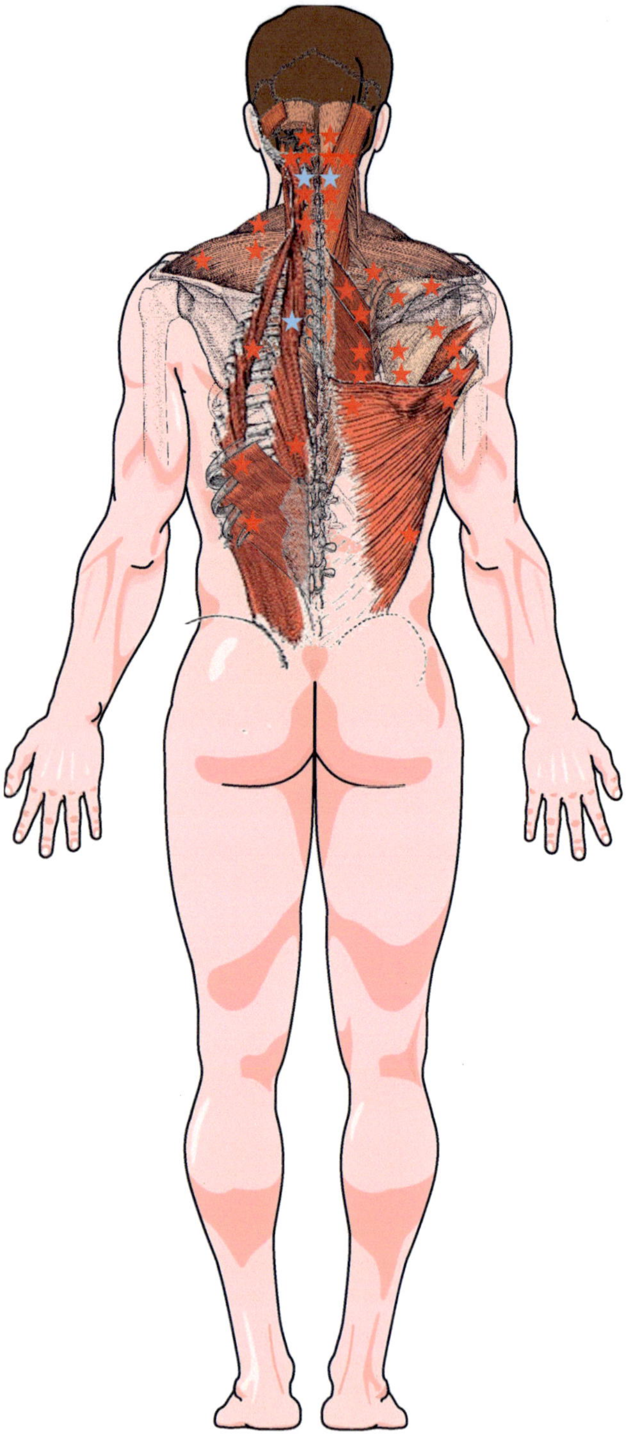

Fig. 3.19 - Points-détente rachidiens des myotomes cervicaux et dorsaux avec légende

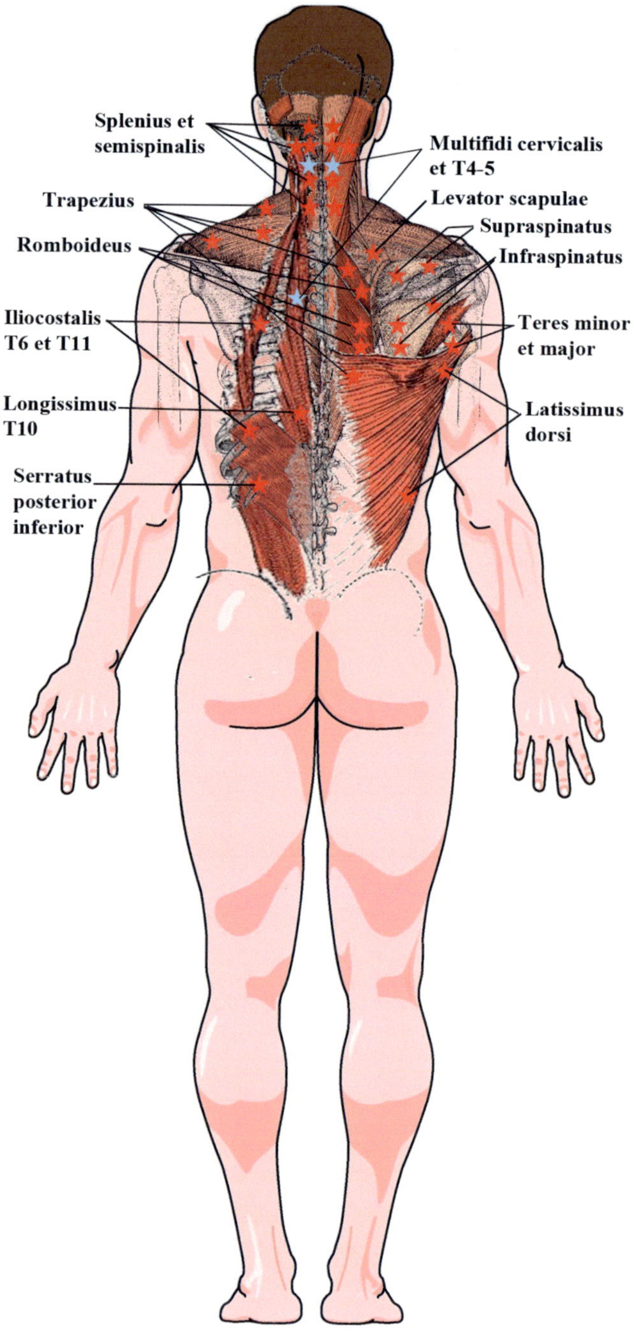

11 MYOTOMES LOMBAIRES
MUSCLES DU RACHIS

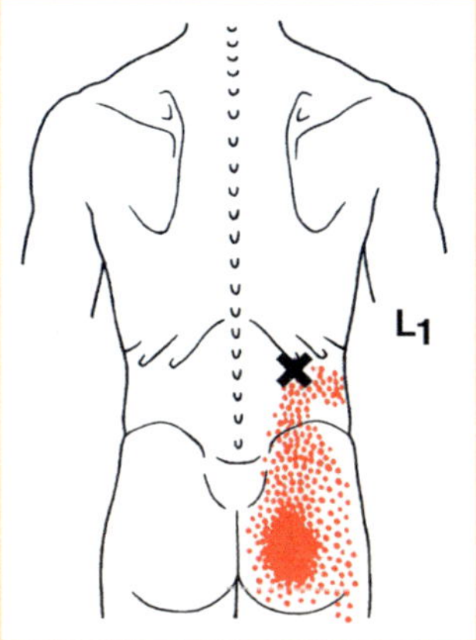

Longissimus lomborum L1
L1 à S2

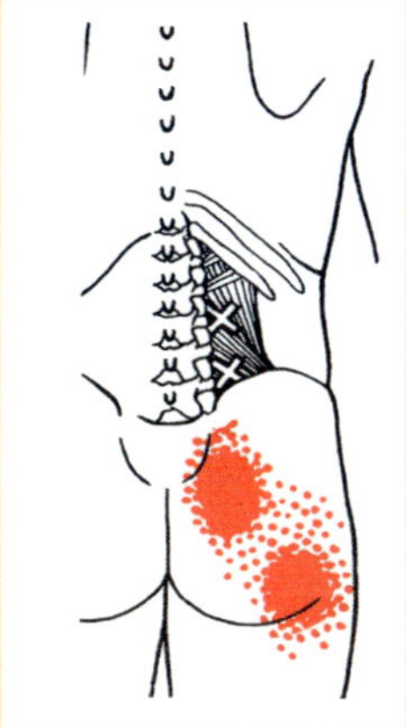

Quadratus lomborum
T12 à L4

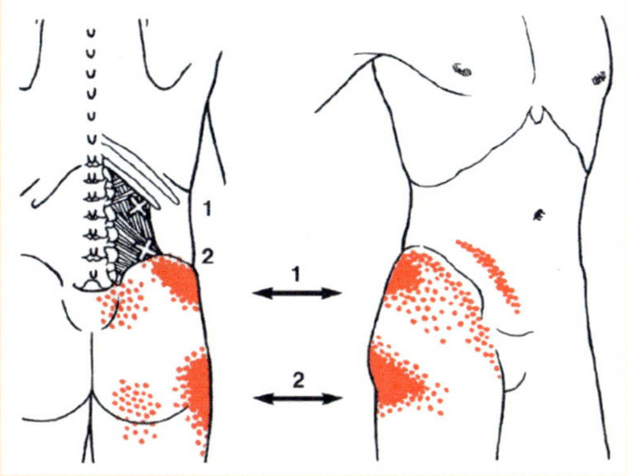

Quadratus lomborum
T12 à L4

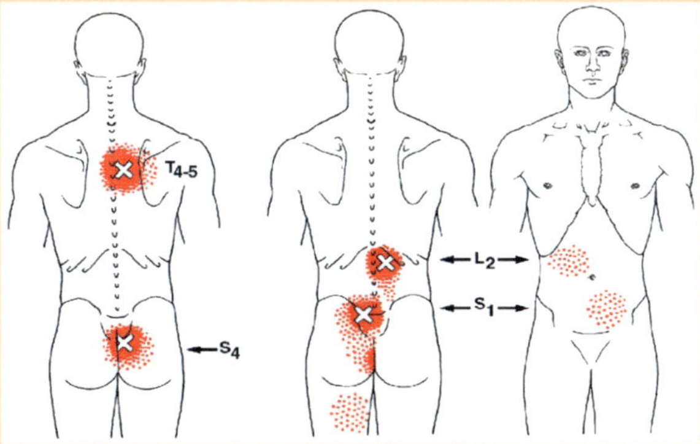

Multifidi
C3 à S2

Fig. 3.20 - Points-détente rachidiens des myotomes dorso- lombaires

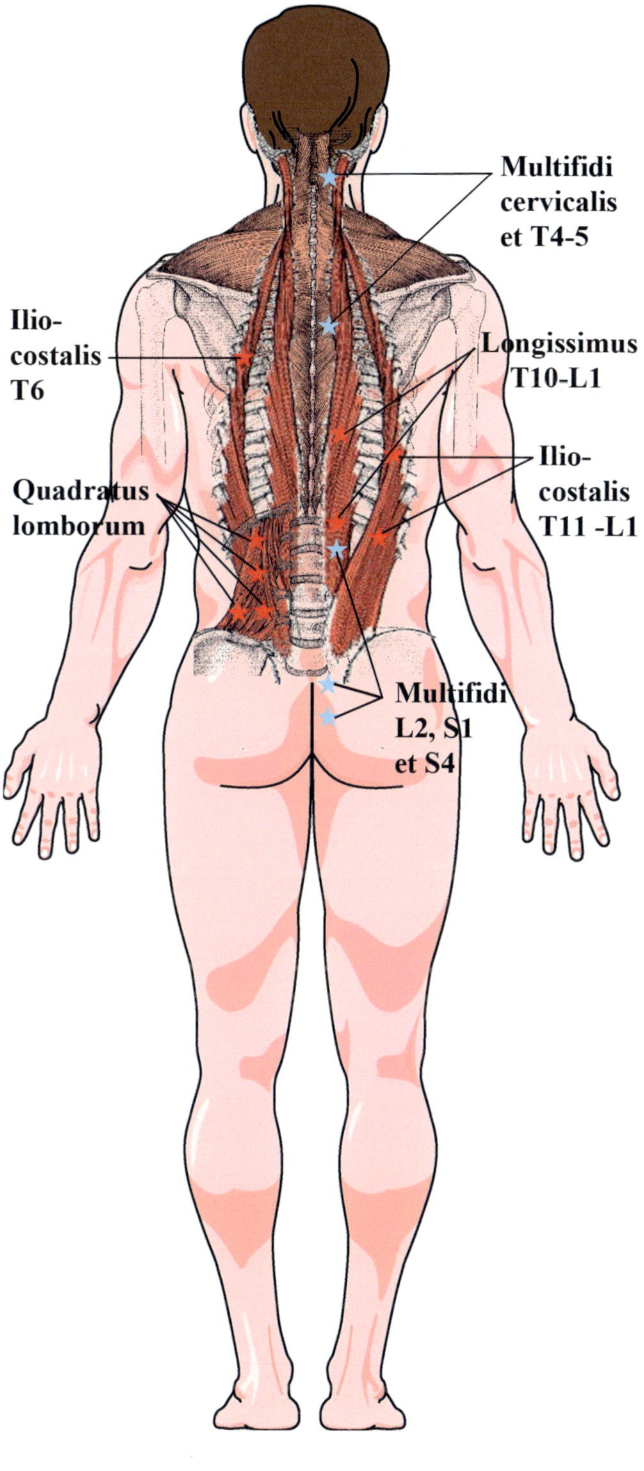

12 MYOTOMES LOMBAIRES
MUSCLES DU PELVIS

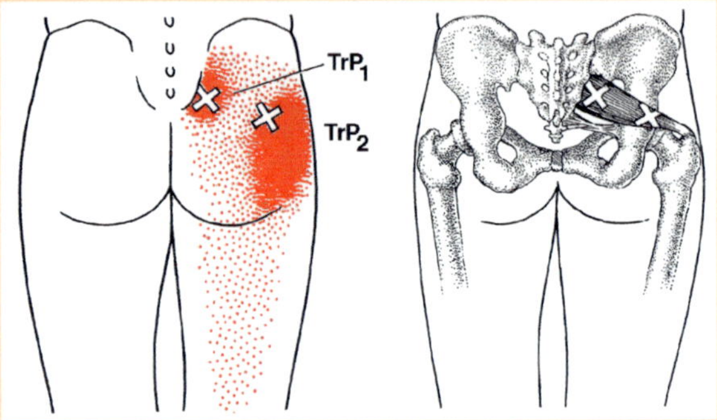

Piriformis
L5 à S2

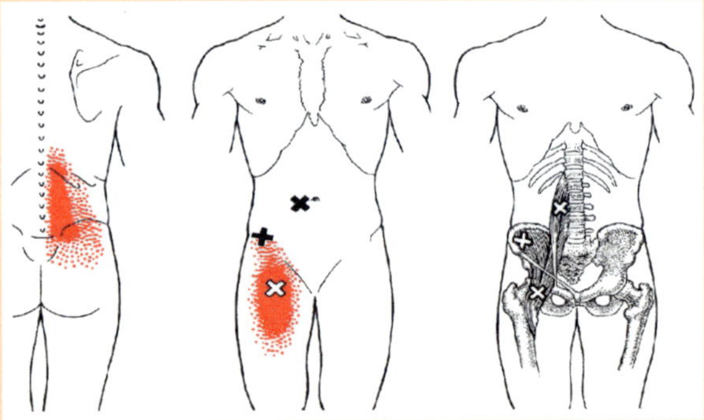

Ilio-psoas
L1 à L3

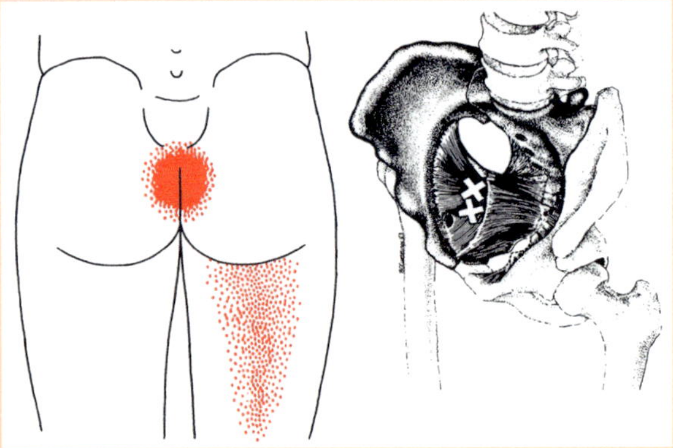

Obturator internus
L4 à S1

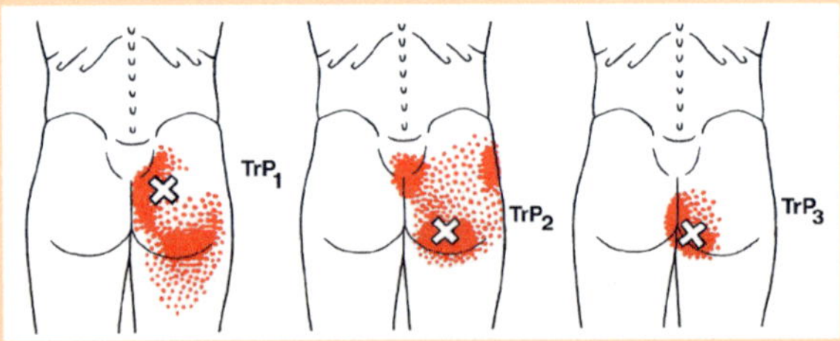

Gluteus maximus
L4 à S2

13 MYOTOMES LOMBAIRES
MUSCLES DE LA HANCHE

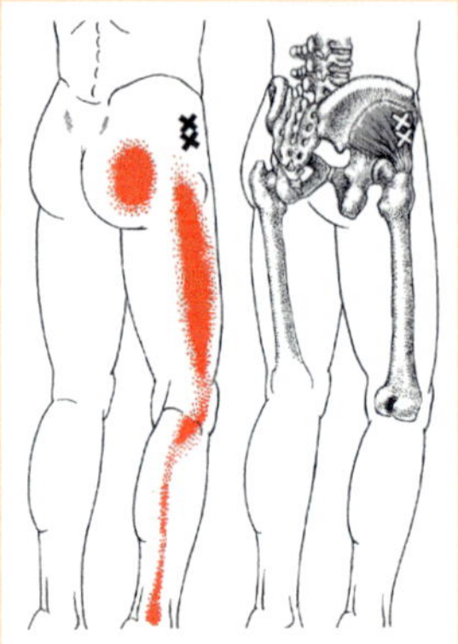

Gluteus minimus
L4 à S2

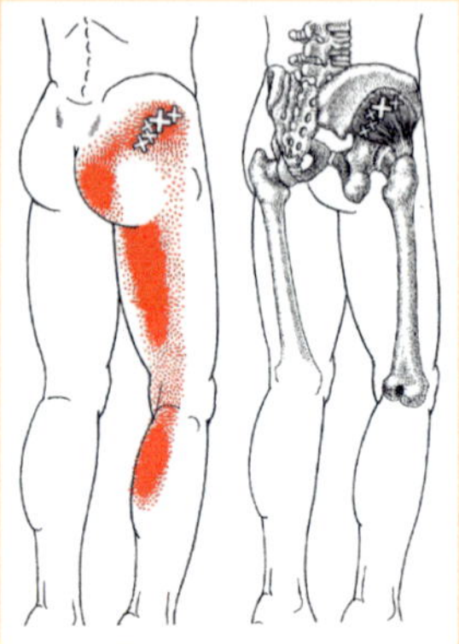

Gluteus medius
L4 à S2

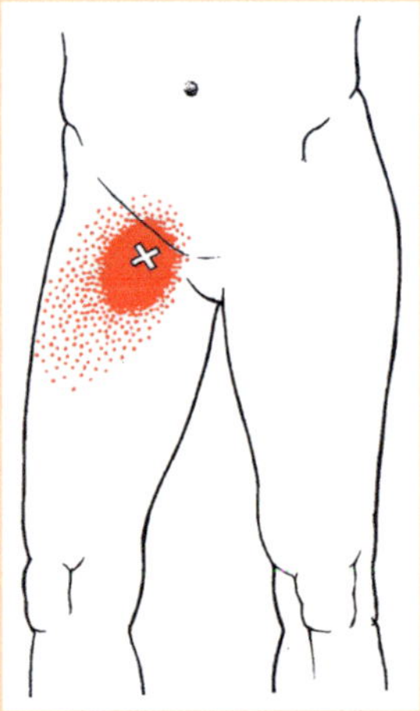

Pectineus
L2 à L4

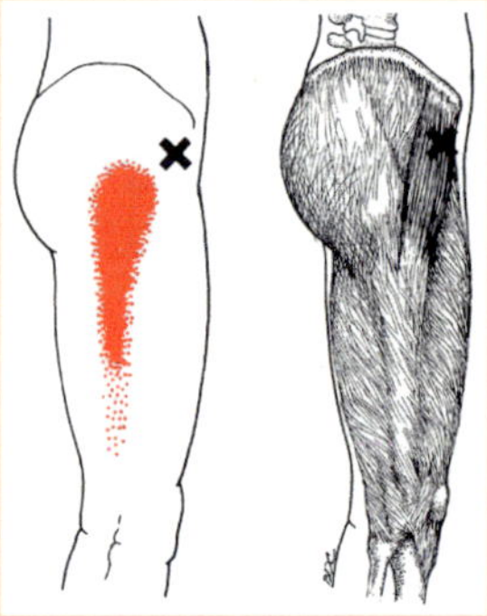

Tensor fascia latae
L4 à S1

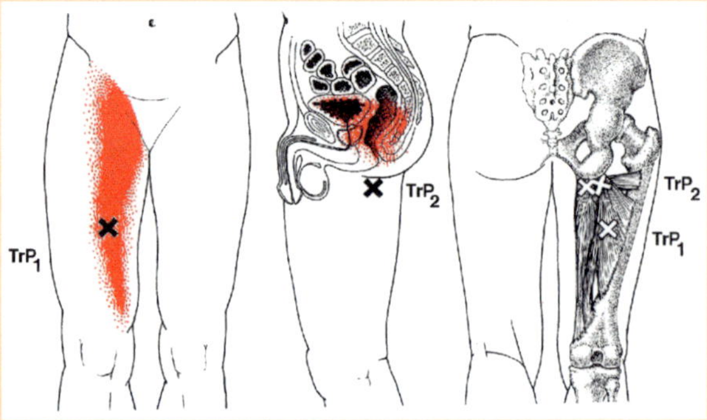

Adductor magnus
L2 à S1

14 MYOTOMES LOMBAIRES
MUSCLES DE LA CUISSE

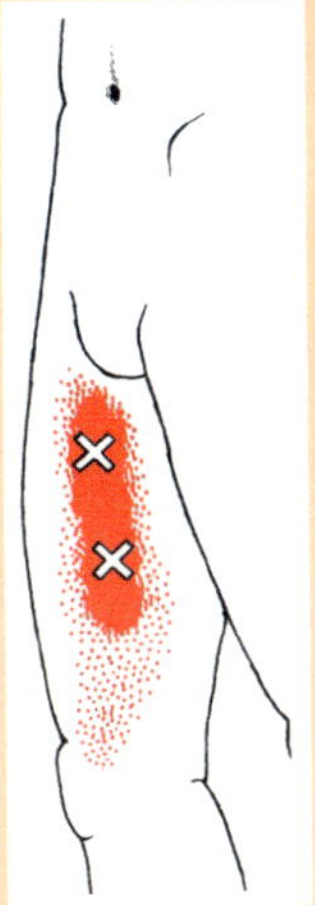

Gracilis
L2 à L3

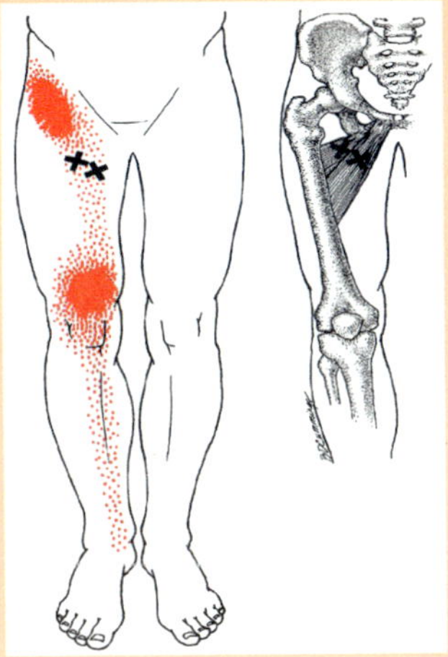

Adductor longus
L2 à L4

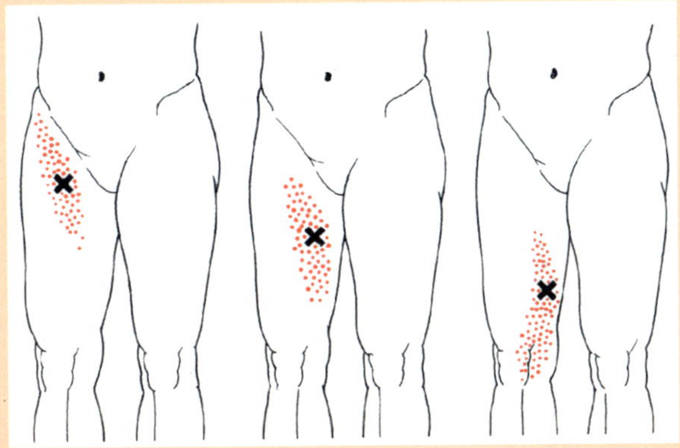

Sartorius
L2 à L3

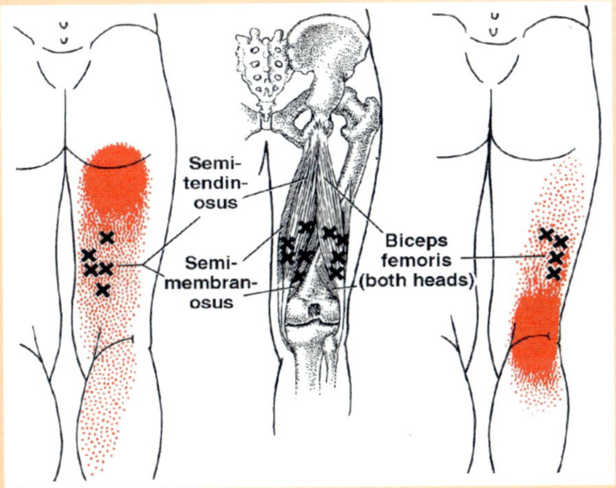

Semitendinosus - Semimembranosus
- Biceps femoris -
L4 à S2

15 MYOTOMES LOMBAIRES
MUSCLE DE LA CUISSE

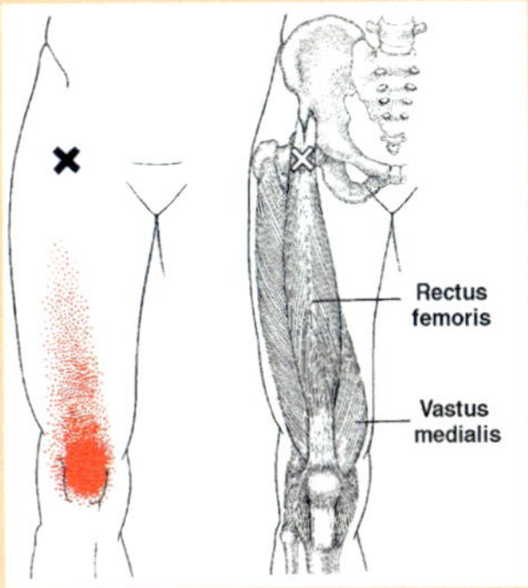

Rectus femoris
L2 à L4

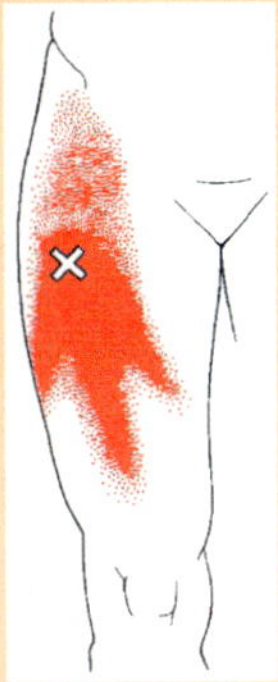

Vastus intermedius
L2 à L4

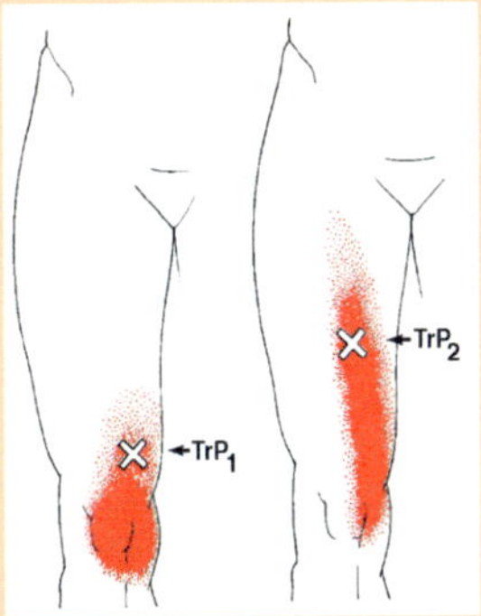

Vastus medialis
L2 à L4

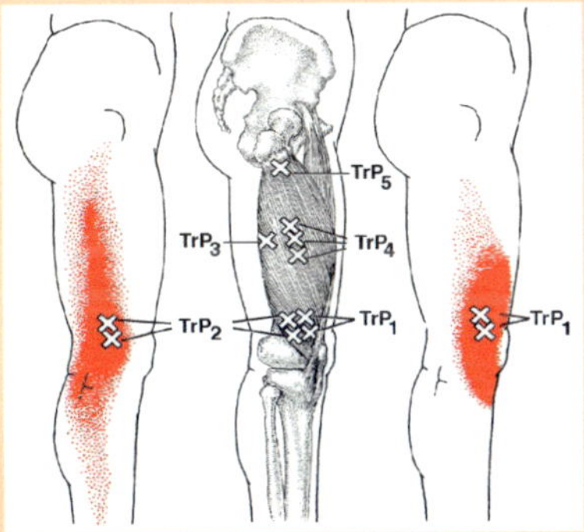

Vastus lateralis
L2 à L4

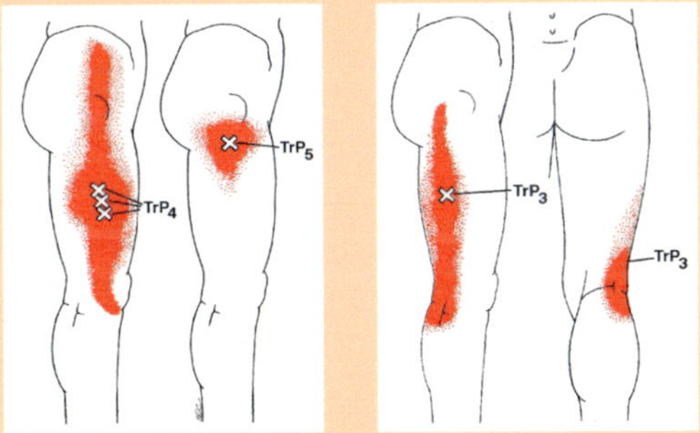

Vastus lateralis
L2 à L4

16 MYOTOMES LOMBAIRES
MUSCLES DU GENOU ET DE LA JAMBE

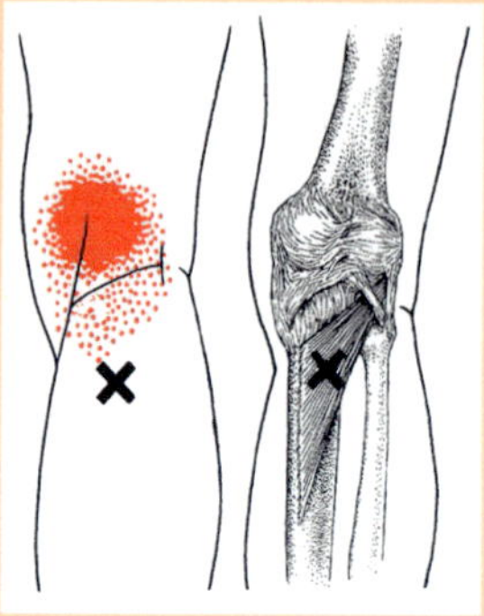

Popliteus
L4 à L5

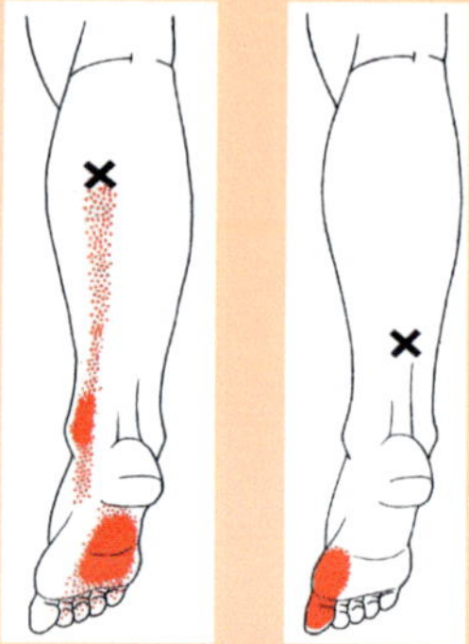

Flexor longus et hallucis
L5 à S2

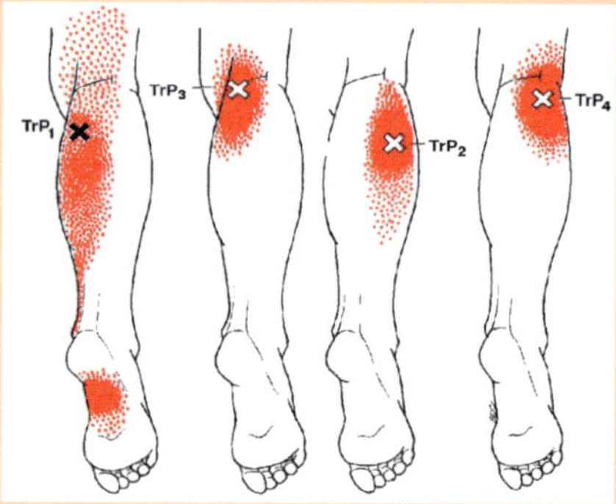

Gastrocnemius
S1 à S2

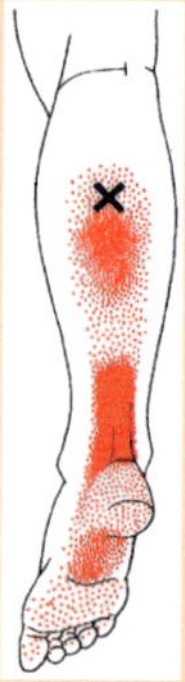

Tibialis posterior
L5 à S1

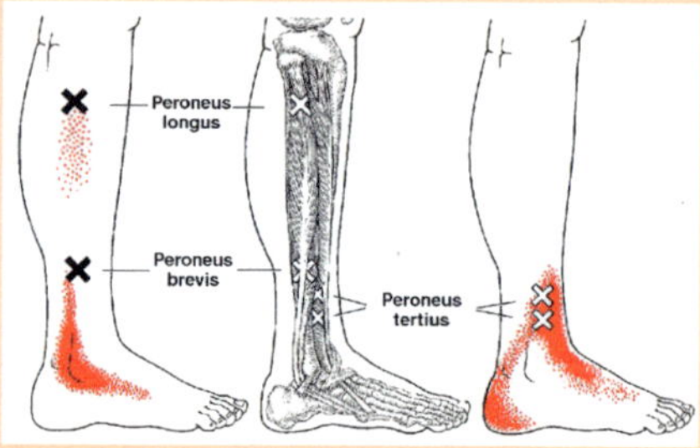

Fibularis
L4 à S1

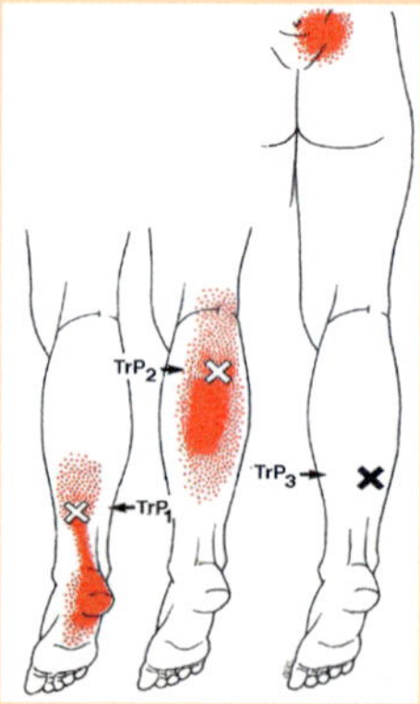

Soleus
L5à S2

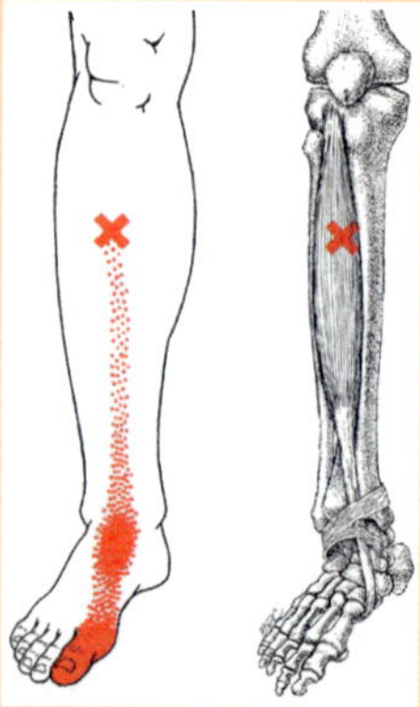

Tibialis anterior
L4 à S1

17 MYOTOMES LOMBAIRES
MUSCLES DU PIED

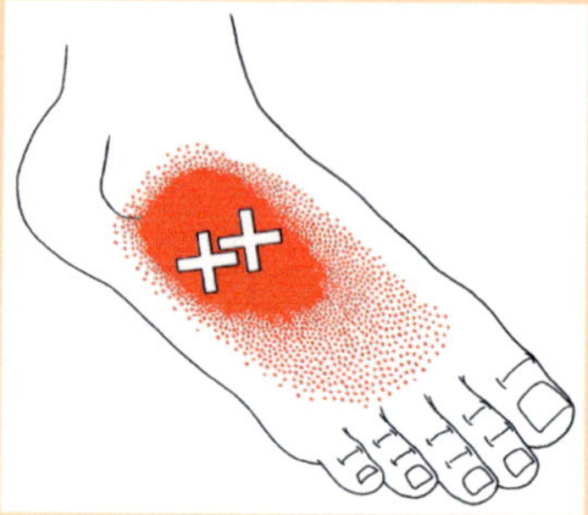

Extensor digitorum et
hallucis brevis L5 à S1

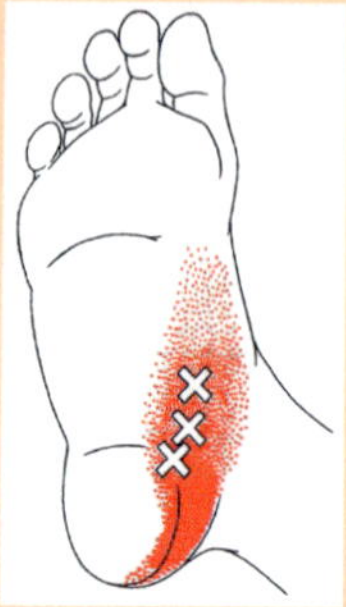

Abductor hallucis
L5 à S1

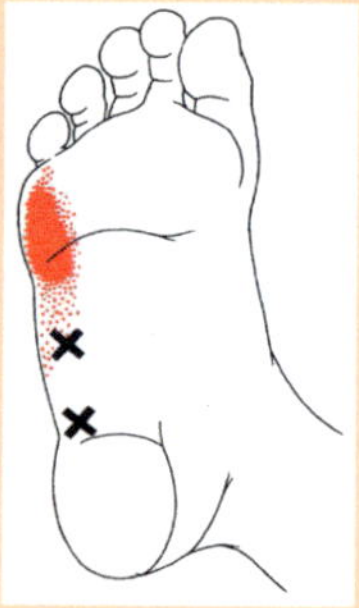

Abductor digiti minimi
S2 à S3

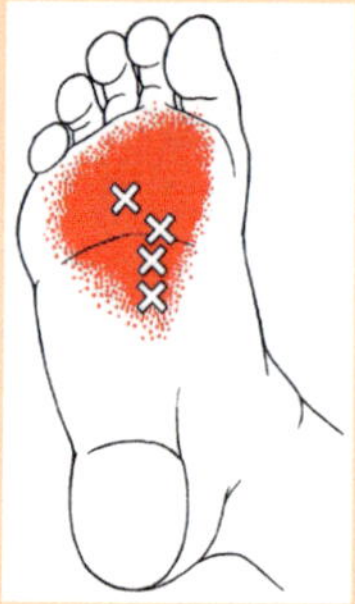

Adductor hallucis
S2 à S3

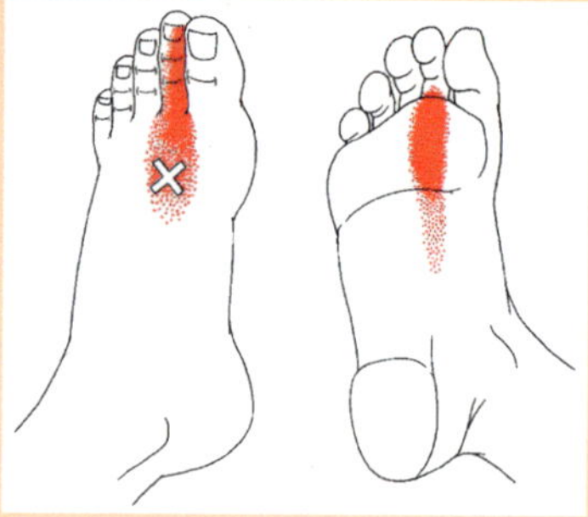

Interosseous
S2 à S3

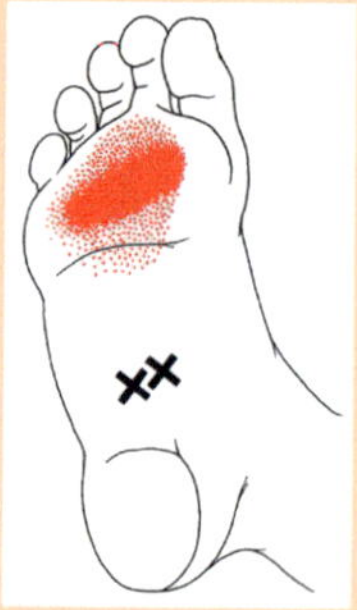

Flexor digitorum
brevis L5 à S1

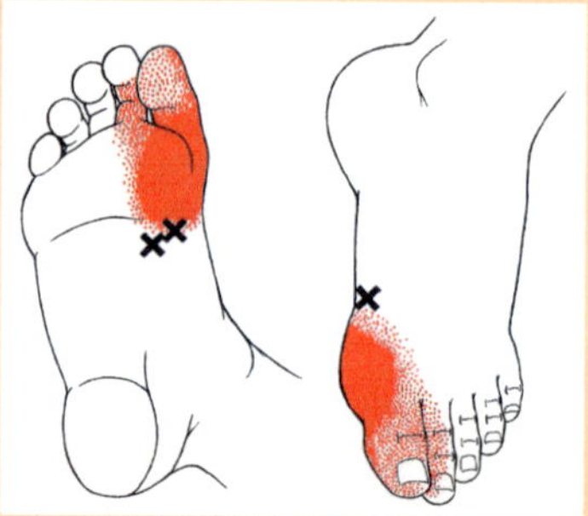

Flexor hallucis brevis
L5 à S1

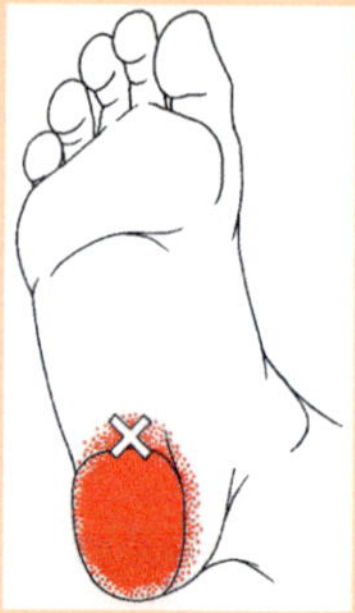

Quadratus plantae
S2 à S3

18 MYOTOMES THORACIQUES
MUSCLES DE L'ABDOMEN

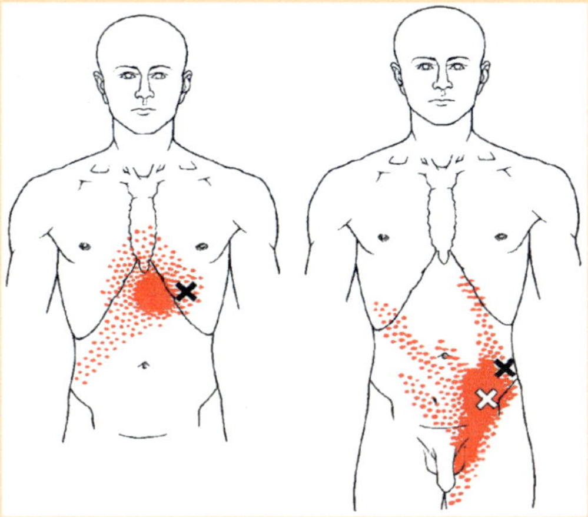

Obliquus externus
T8 à T12

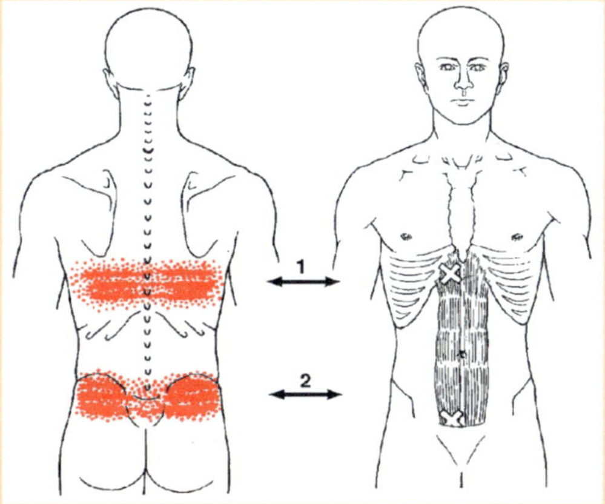

Rectus abdominis
T7 à T12

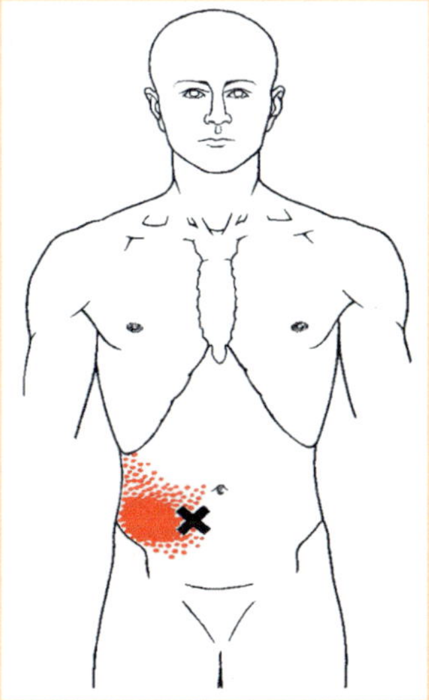

Rectus abdominis
T7 à T12

3/ SCLÉROTOMES

Un sclérotome correspond au territoire anatomique d'influence du nerf spinal sur les appareils capsuloligamentaires, le périoste, les tendons, les fascias.
Certains auteurs comme HACKETT au milieu du XXème siècle et JONES un plus tard ont répertorié certains points-détente du sclérotome non seulement au niveau rachidien mais aussi au niveau des articulations périphériques.
L'innervation segmentaire des sclérotomes est représentée dans le *tableau 5.3 page 136*.
Ces points-détente retrouvés à l'examen clinique sont piqués de façon très précise (IHD) en Mésothérapie Métamérique.
Ci-dessous nous vous proposons des cartographies répertoriant ces points-détente et les zones de douleur référée.

3.1/ POINTS-DÉTENTE RACHIDIENS LOCAUX *[D'APRÈS HACKETT 1956]*

- points des processus épineux ;
- points des facettes articulaires (capsule) ;
- points des articulations costo-tranversaires.

Fig. 3.21 - Points-détente des sclérotomes rachidiens

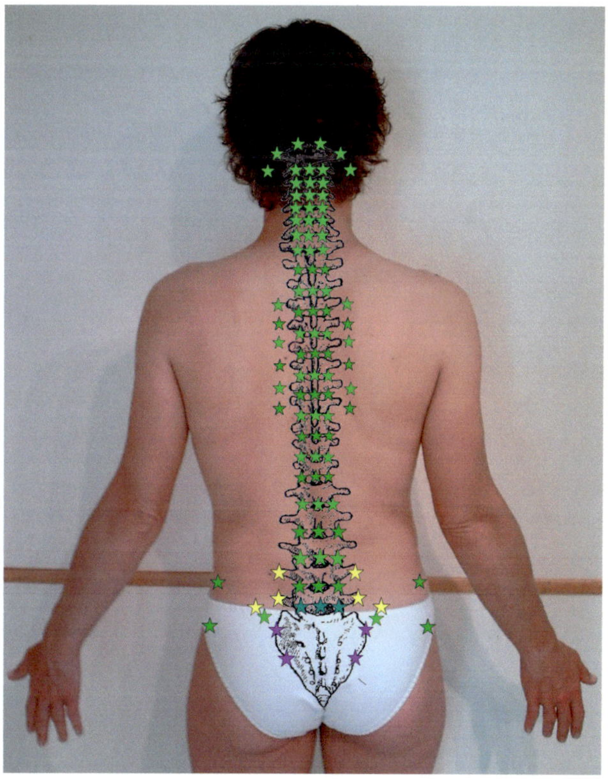

Fig. 3.22 - Points-détente des sclérotomes cervicaux

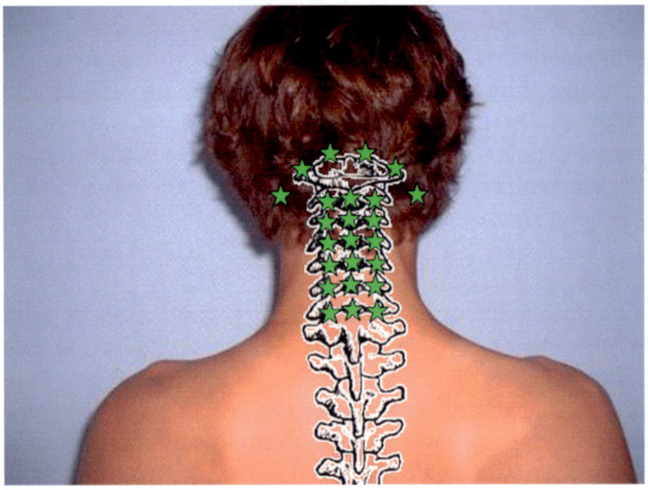

Fig. 3.23 - Points-détente des sclérotomes lombo-sacrés

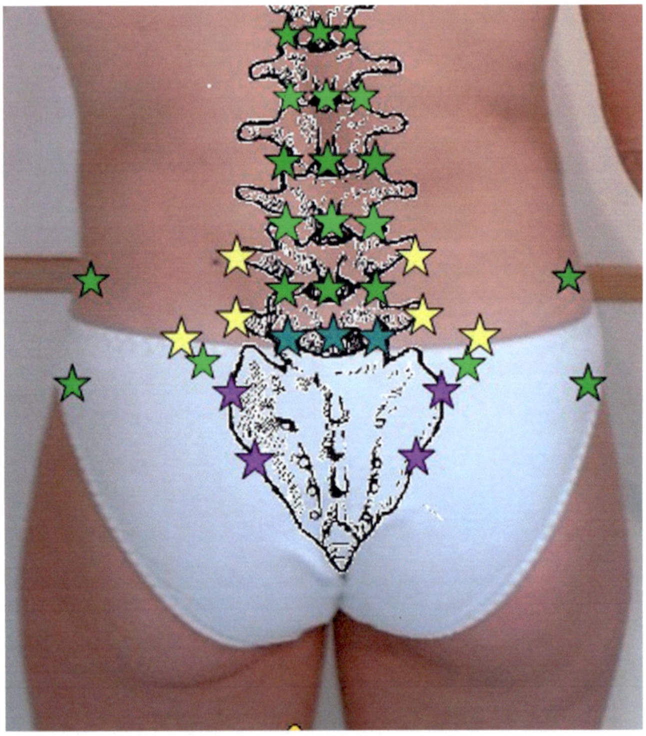

3.2/ POINTS-DÉTENTE RACHIDIENS *[D'APRÈS JONES 1995]*

On distingue les points locaux et les points à distance (distants)

3.2.1/ Rachis cervical

Fig. 3.24 - Points postérieurs para-épineux et distants

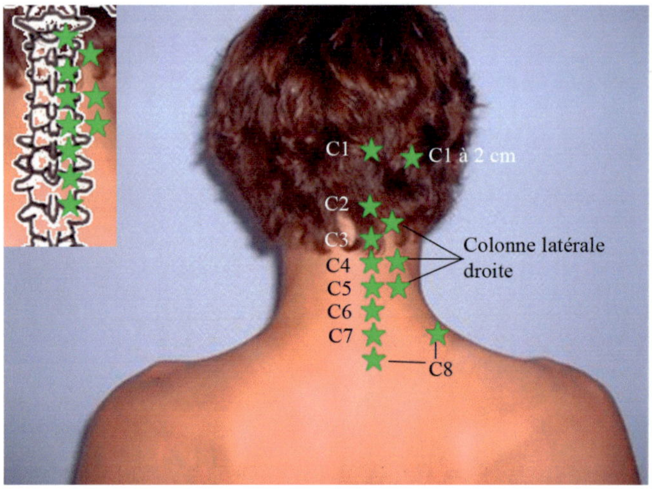

Fig. 3.25 - Points antéricurs distants (projection transverse)

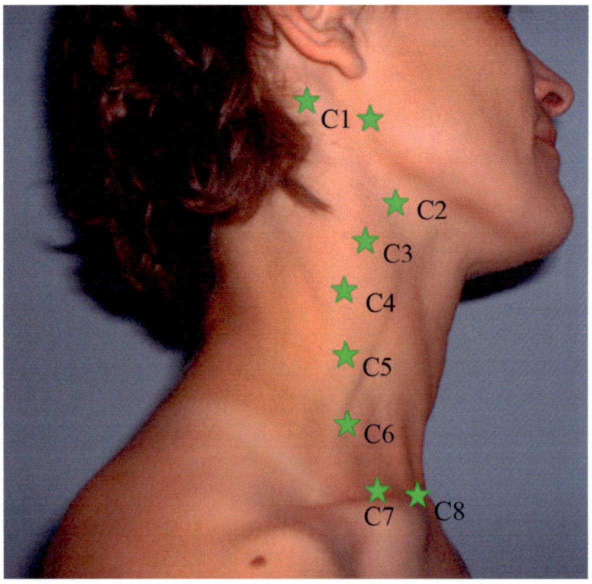

3.2.2/ Rachis dorsal

Fig. 3.26 - Points postérieurs épineux, para-épineux et distants

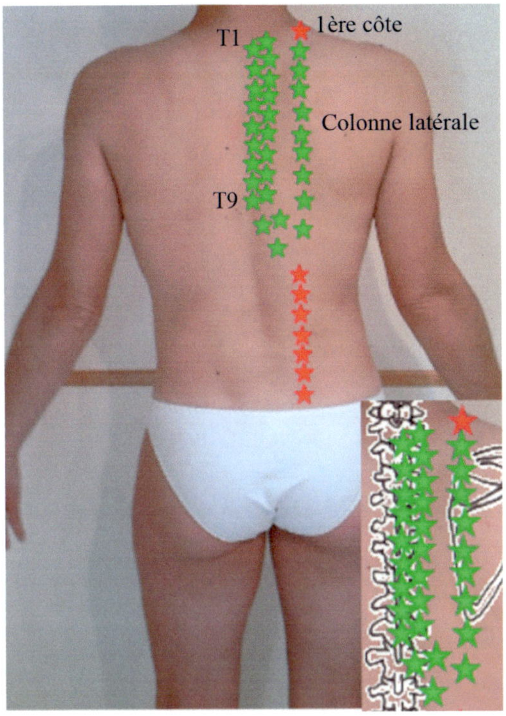

Fig. 3.27 - Points antérieurs distants et points costaux

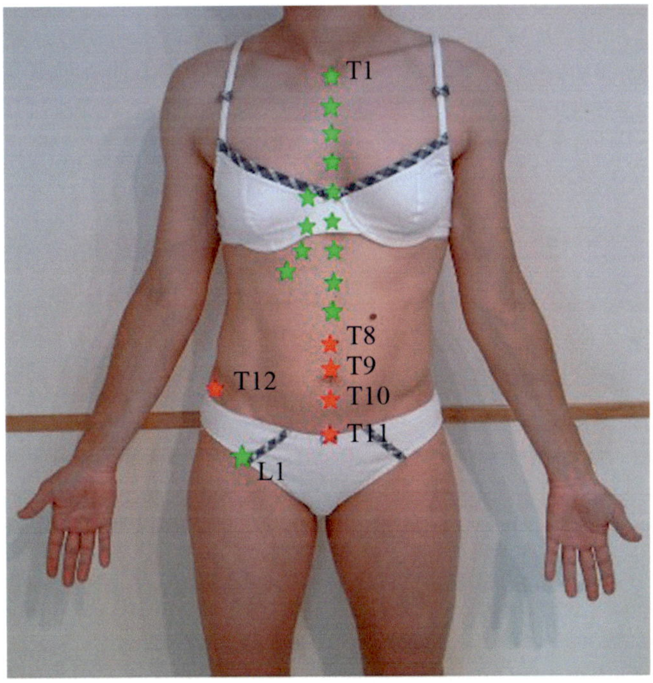

Fig. 3.28 - Points costaux antérieurs

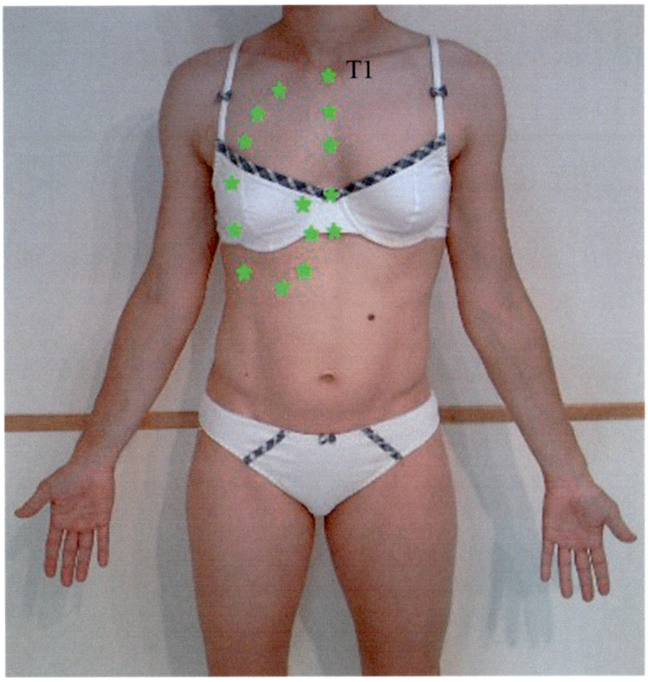

3.2.3/ Rachis lombaire

Fig. 3.29 - Points postérieurs épineux, para-épineux et distants

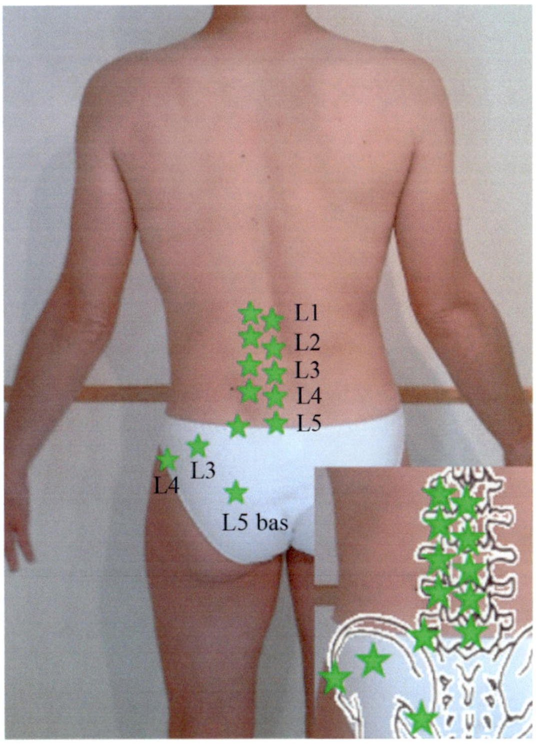

Fig. 3.30 - Points distants antérieurs

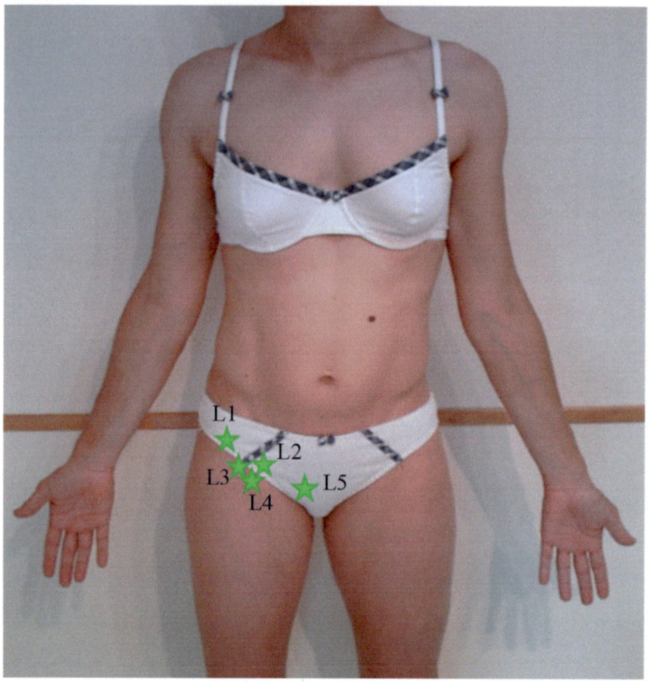

3.3/ TOPOGRAPHIE DES DOULEURS RÉFÉRÉES DES ARTICULATIONS ZYGAPOPHYSAIRES (KELLGREN) *[CLELAND 2005]*

3.3.1/ Fig. 3.31 - Rachis cervical

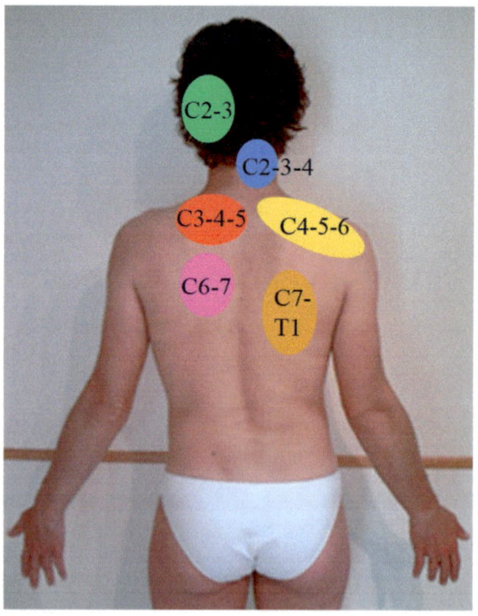

3.3.2/ Fig. 3.32 - Rachis dorsal

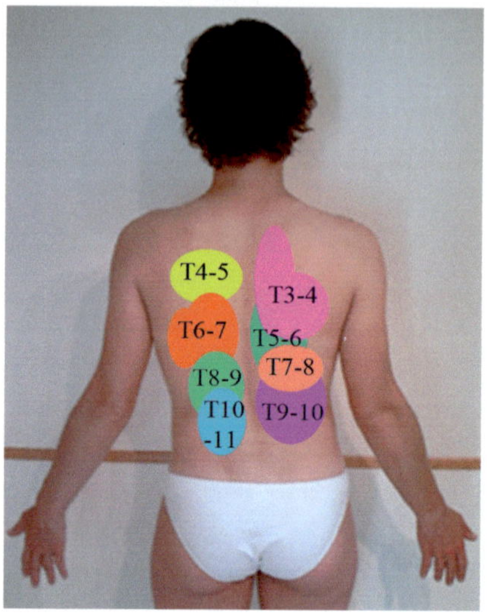

3.3.3/ Fig. 3.33 et 3.34 - Rachis lombaire

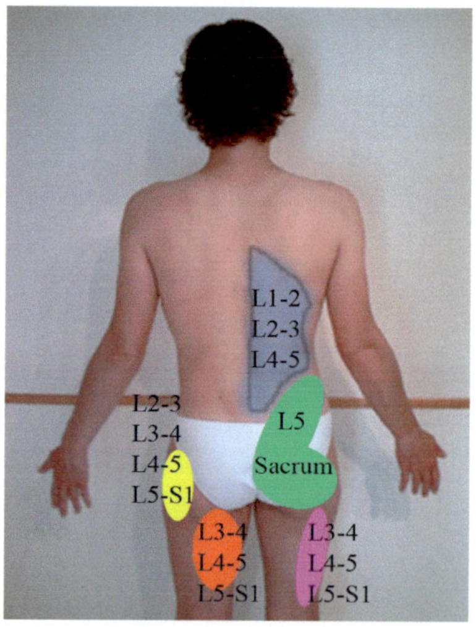

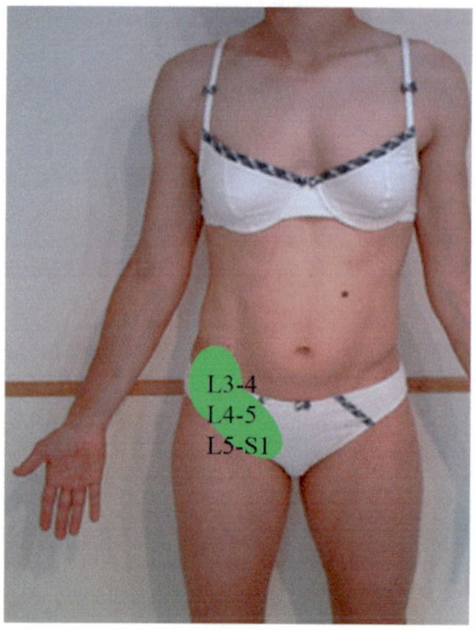

3.4/ Fig. 3.35 - Topographie des douleurs référées des LIGAMENTS INTERÉPINEUX après injection d'une solution saline *[LEWIS - KELLGREN 1938-39]*

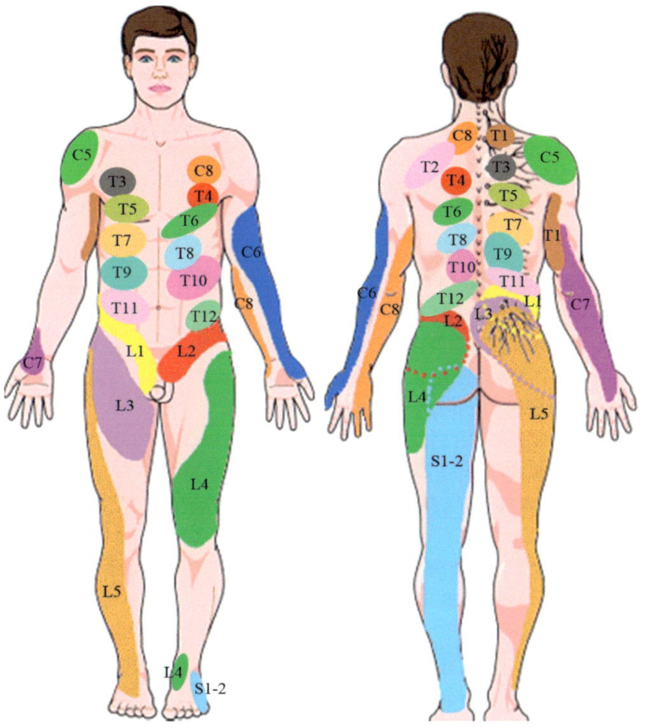

3.5/ Fig. 3.36 – Points-détente et douleurs référées des LIGAMENTS DU BASSIN *[HACKETT 1956]*

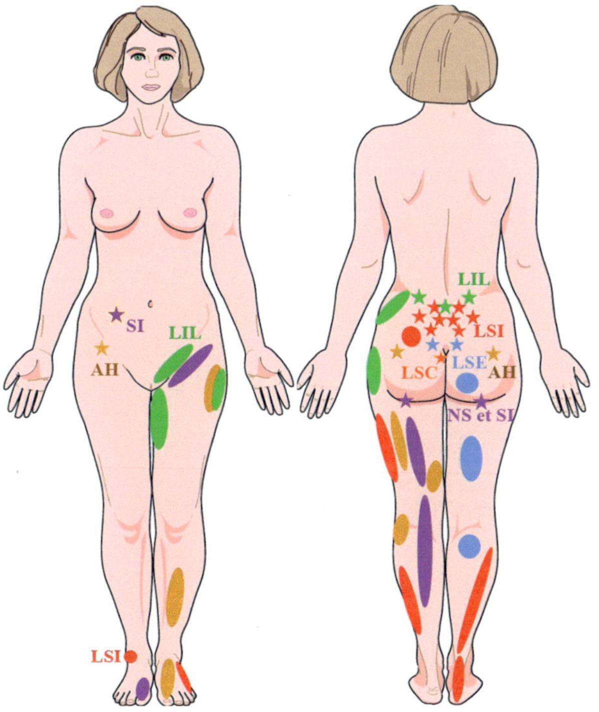

LIL : ligaments ilio-lombaires
LSI : ligaments sacro-iliaques
LSE : ligaments sacro-épineux
LSC : ligaments sacro-coccygiens
AH : articulation de la hanche
NS et SI : nerf sciatique et art. sacro-iliaque

3.6/ Fig. 3.37 - DOULEURS RÉFÉRÉES DES STRUCTURES SQUELETTIQUES *[SAUNDERS et INMAN 1944]*

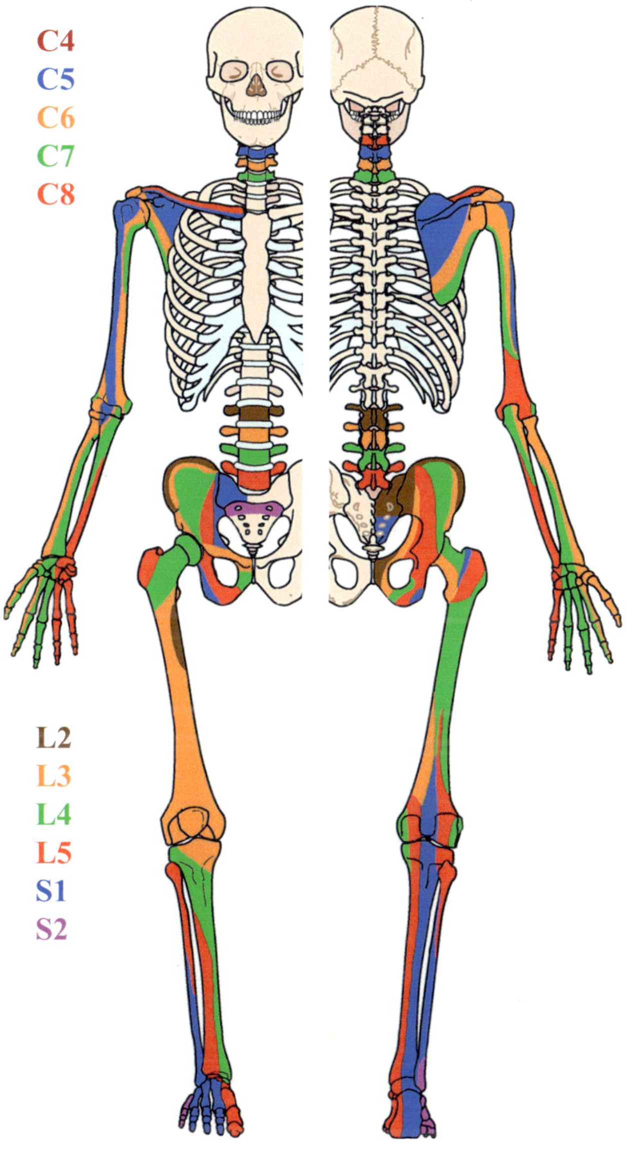

Vue antérieure Vue postérieure

4/ VISCÉROTOMES

Un viscérotome correspond au territoire anatomique d'influence du nerf spinal sur le viscère.
Comme nous l'avons vu précédemment les viscères sont innervés par les systèmes sympathique et parasympatique, chaque viscère recevant des fibres de plusieurs nerfs spinaux.
L'innervation segmentaire des viscères est représentée dans le *tableau 5.9 page 140*.

4.1/ ZONES DE HEAD ET POINTS MAXIMA

La projection cutanée des douleurs viscérales correspond au « dermatome sympathique » (travaux de **Henri HEAD**, neurologue anglais de la fin du XIXème siècle [1861-1940] dont la première communication de ses observations cliniques des zones d'hypersensibilité cutanée fût en 1893) ***(Fig. 3.40)***.
Henri HEAD a donc décrit des **zones de projection viscérale douloureuses** ainsi que des points cutanés hyperalgiques à l'intérieur de ces mêmes zones qu'il a appelé « points maxima » ***(Fig. 3.38, 3.39, 3.40 et 3.41)***.
Il en décrit deux par « dermatome » : un dorsal et un ventral.

Fig. 3.38 - Points maxima *[d'après Jean BOSSY 1990]*

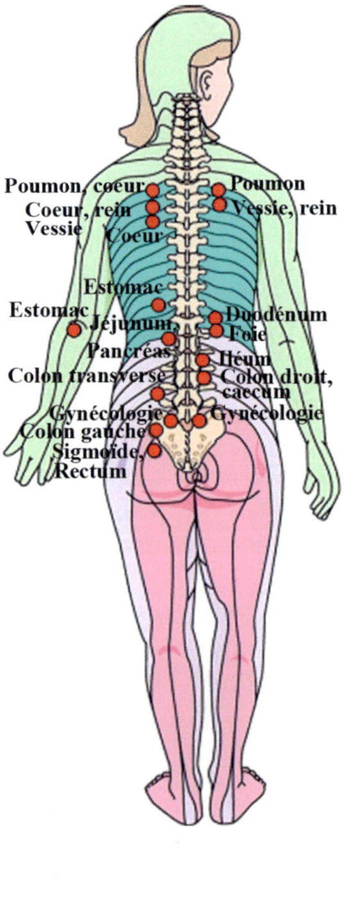

Ces zones et ces points sont d'une aide précieuse dans notre démarche diagnostique et thérapeutique.
Certains troubles fonctionnels avec une « expression rachidienne » douloureuse peuvent ainsi être traités par mésothérapie métamérique une fois le ou les métamères douloureux repérés à l'examen clinique.

Le traitement se fait par nappage ID des zones de HEAD et par IHD des points maxima et du sclérotome vertébral douloureux retrouvé à l'examen.
La localisation de ces points a été reprise et précisée par certains auteurs **BOSSY, HANSEN et SCHLIACK**.
Comme nous l'avons vu dans le chapitre précédent, ceci s'explique par les réflexes viscéro-cutanés et viscéro-somatiques avec le phénomène de convergence responsable de la douleur référée retrouvée au niveau de la peau qui est très bien représentée dans le cortex cérébral.
La douleur est retrouvée dans le territoire de plusieurs métamères responsables de l'innervation du viscère.
On dira donc qu'elle est transmétamérique.
Ainsi, en traitant ces zones et points douloureux, nous avons une action antalgique directe sur le viscère pathologique situé dans le ou les mêmes métamères.

Fig. 3.39 - Répartition des points maxima des zones de HEAD revues par HANSEN et SCHLIACK *[ÖZKAYA 2007]*

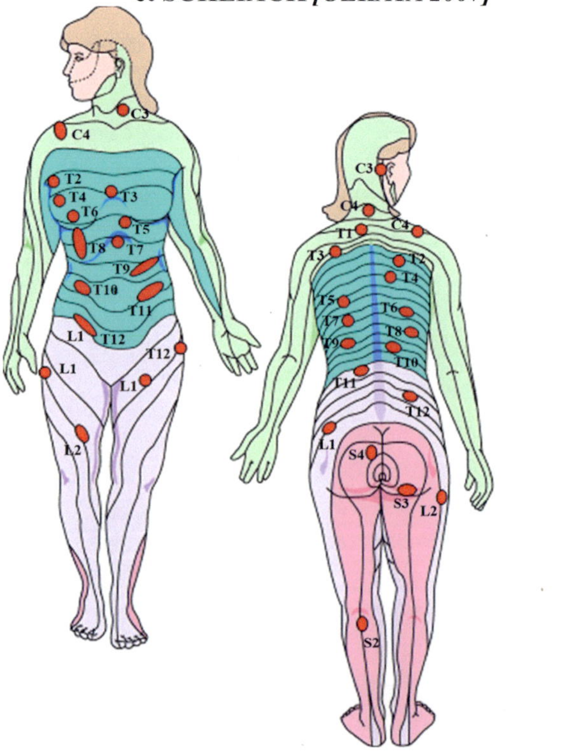

Points et zones de projection viscérale douloureuse au niveau des différents métamères.

Fig. 3.40 - Zones de HEAD 1893 : arc réflexe viscéro-cutané

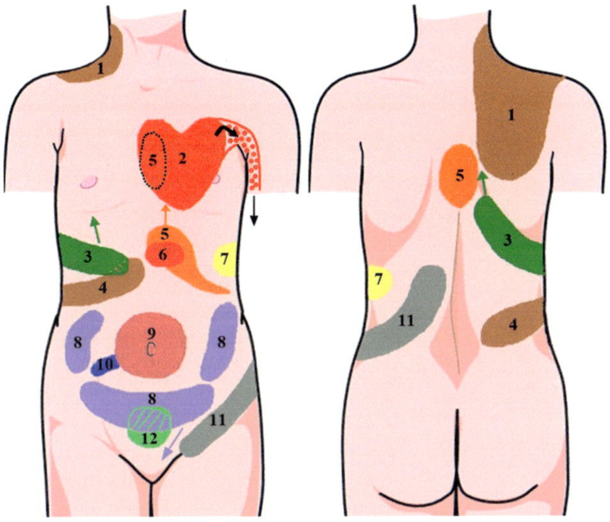

1. Diaphragme: foie, voies biliaires et duodénum
2. Coeur
3. Vésicule biliaire
4. Foie
5. Œsophage et estomac
6. Duodénum et tête du pancréas
7. Rate
8. Colons
9. Intestin grêle
10. Appendice
11. Reins et uretères
12. Vessie

Fig. 3.41 - Zones de HEAD céphaliques et points maxima *[RUDERMANN 19982]*

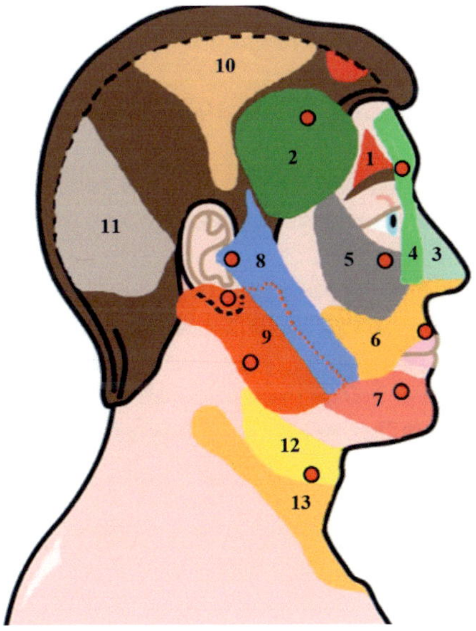

1. **Orbitaire moyenne**
2. **Fronto-temporale**
    a. Chambre vitrée de l'oeil
    b. Dents maxillaires (2ème prémolaire supérieure)
3. **Nasale**
4. **Fronto-nasale**
    a. Cornée
    b. Chambre antérieure de l'œil
    c. Partie supérieure du nez
    d. Incisives supérieures
5. **Maxillaire**
    a. Oeil (iritis, pression chambre du vitrée)
    b. Première et deuxième prémolaires supérieures
    c. Première molaire supérieure
    d. Palais osseux
6. **Nasolabiale**
    a. Canines
    b. Premières prémolaires
7. **Mentonnière**
    a. Partie antérieure de la langue
    b. Incisives et canines inférieures
    c. Deuxième prémolaire inférieure
8. **Mandibulaire**
    a. Deuxième molaire supérieure
    b. Dent de sagesse supérieure
9. **Hyoïde**
    a. Oreille moyenne
    b. Amygdale
    c. Partie latérale de la langue
    d. Première et deuxième molaires inférieures
10. **Vertex**
11. **Occipitale**
12. **Laryngée supérieure**
    a. Dent de sagesse inférieure
    b. Partie postérieure du dos de la langue
13. **Laryngée inférieure**

4.2/ DERMALGIES RÉFLEXES DE JARRICOT

En 1929, le Docteur **JARRICOT** réalise ses premiers travaux en médecine humaine sur ces véritables entités anatomo-cliniques qu'il appelle « **dermalgies réflexes** », et définit également, en 1932, les relations existant entre les viscères et la peau. Selon cet auteur, les zones dermalgiques réflexes sont définies par la **« cellulie réflexe »** qui en est le siège, et par un symptôme, la **« sympathalgie »**. C'est le sympathique autonome du viscère qui s'exprime par une sympathalgie cutanée. On appellera plus tard ces zones, **les cellulalgies**. Elles sont liées à la richesse cutanée de l'innervation autonome.

Elles n'existent qu'à l'état pathologique et sont caractérisées par une augmentation de tension dans le tissu sous cutané. Jean BOSSY a aussi décrit des points douloureux du tronc de projection viscérale utilisable en séméiologie clinique.

La souffrance constitue un signal d'appel très fréquent en médecine, et ces dermalgies réflexes ainsi que les projections viscérales et les points maxima de HEAD vont orienter le diagnostic. Après avoir éliminé une urgence médico-chirurgicale, ils contribuent au choix des points de mésothérapie pour le traitement fonctionnel de la souffrance viscérale.

Le traitement par Mésothérapie Métamérique consiste à faire un nappage ID en regard des cellulalgies et du point par point sur les points maxima.

Il faudra bien-sûr les différencier des cellulagies non segmentaires d'origine traumatique, inflammatoire ou hormonale.

Fig. 3.42 - Points douloureux postérieurs *[BOSSY]*

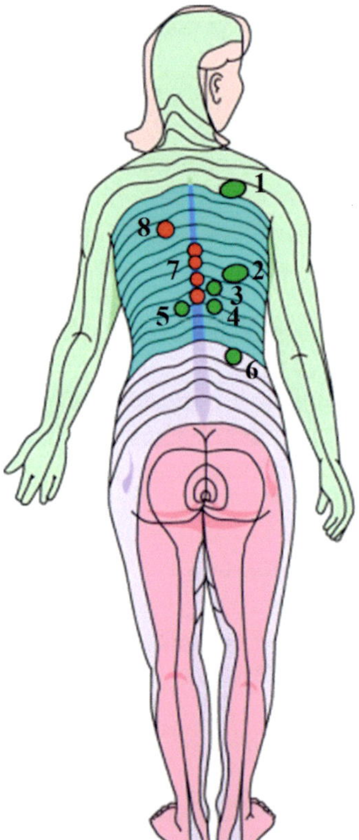

1. Point vésiculaire supra-épineux
2. Point vésiculaire scapulaire
3. Point rénal postérieur
4. Point dorsal du cholédoque
5. Point gastrique
6. Point costo-lombaire
7. Points vésiculaires de Mac Kenzie et Widal
8. Point de Vaquez

Fig. 3.43 - Dermalgies réflexes de *JARRICOT 1971*

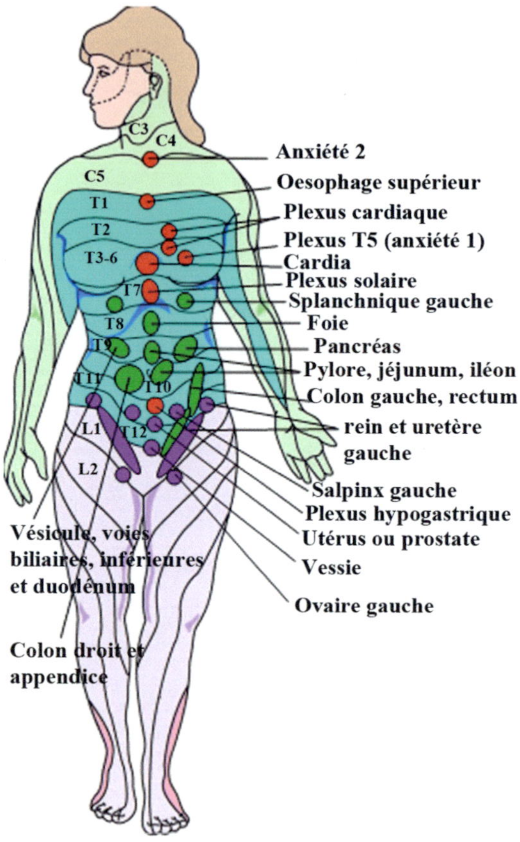

5/ ANGIOTOMES

Un angiotome correspond au territoire anatomique d'influence du nerf spinal sur les vaisseaux.
On parle plutôt de groupes d'angiotomes.
Ils représentent l'innervation autonome sympathique des vaisseaux sanguins de l'organisme dont ceux du système musculo-squelettique.
On distingue quatre groupes d'angiotomes.

L'innervation autonome de la tête, du cou et des épaules provient des centres névraxiaux des segments T1 à T4.

Celle à destinée somatique des membres supérieurs provient des segments T5 à T9 pour la plus grande partie et de T1 à T4 pour la partie antéro-médiale du bras.

Celle des parois thoraciques et abdominales provient des segments T1 à L2.

Celle à destinée somatique des membres inférieurs provient des segments T10 à L2.

5.1/ Fig. 3.44 - REPRÉSENTATION DES GROUPES D'ANGIOTOMES (OU THERMATOMES) ANTÉRIEURS ET POSTÉRIEURS *[HOOSHMAND et PHILLIPS 2009]*

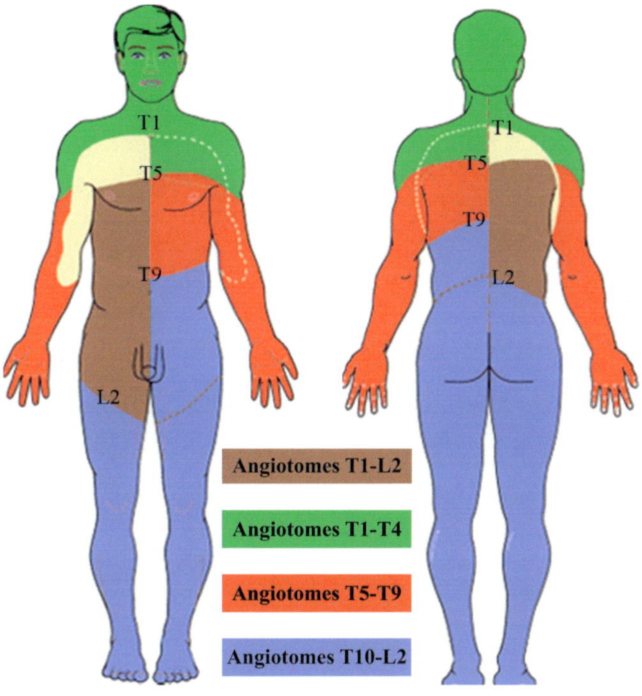

Cette notion d'angiotomes est fondamentale pour nous mésothérapeutes qui traitons ces zones de souffrances tissulaires (cellulalgies) par un **nappage ID** vasodilatateur afin de lutter contre la vasoconstriction d'origine sympathique responsable de l'hypoxie tissulaire.

On réalise aussi un nappage ID en regard des segments spinaux de commande sympathique de l'organe pathologique afin de stimuler et ré-équilibrer l'arc réflexe cutanéo-viscéral.

C'est une partie essentielle du traitement en Mésothérapie Métamérique.

5.2/ LA LÉSION CIRCULATOIRE

C'est la « LOI DE L'ARTÈRE » DE *STILL 1902 (traduction française 2003).*

L'artère ou l'artériole transporte le sang chargé d'énergie pour les tissus.

Le système nerveux périphérique module le débit de l'artère ou de l'artériole.

Les dysfonctions métamériques du rachis **troublent la fonction sympathique** et favorisent la dominance parasympathique donc la vasoconstriction par activation prépondérante des alpha-récepteurs par rapport aux bêta-récepteurs.

Cette prédominance rétrécit le calibre de l'artère, réduit l'apport de sang, donc d'énergie.

L'ischémie, l'anoxie, l'œdème, l'inflammation entraînent une fragilité des tissus :

- fatigabilité musculaire ;
- douleur ischémique musculaire ;
- fibrose musculaire ;
- tendinopathie ;
- congestion viscérale, troubles métaboliques et physiologiques.

La mésothérapie métamérique peut lever le barrage inflammatoire, issu des dérangements segmentaires, qui irrite la fibre sympathique issue du rachis.

La mésothérapie peut donc libérer l'action sympathique (dilatation) en rééquilibrant la stimulation des récepteurs alpha et bêta ce qui va permettre la régulation du débit dans l'artère ou l'artériole, et de ce fait la régulation physiologique de l'organe concerné.

La mésothérapie métamérique peut donc agir sur la régulation du débit artériel viscéral du segment traité :
- par la stimulation de l'arc réflexe cutanéo-viscéral perturbé par des compressions ou des informations projetées ;
- par vasodilatation du ou des territoires segmentaires traités, rétablissant l'équilibre circulatoire.

Nous avons vu séparément le traitement par Mésothérapie Métamérique des dermatomes, myotomes, sclérotomes et angiotomes mais ceux-ci sont souvent associés car le traitement sera d'autant plus efficace qu'il s'adressera à toutes les composantes du ou des métamères pathologiques.

LA MÉSOTHÉRAPIE MÉTAMÉRIQUE

PARTIE 4

APPLICATIONS À LA MÉSOTHÉRAPIE

CHAPITRE VI

PEAU, FASCIAS ET THÉORIES

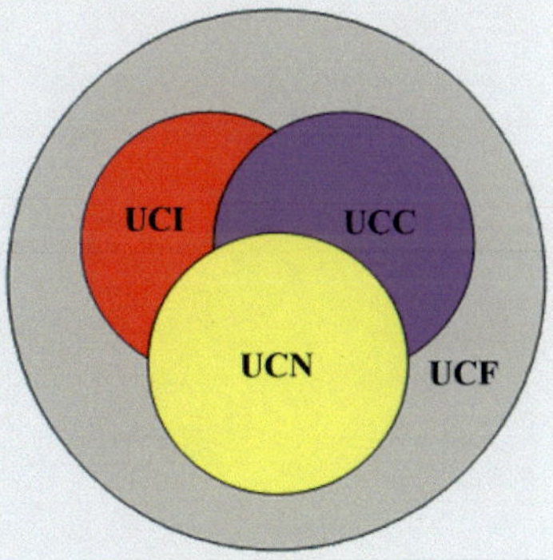

CHAPITRE VI
PEAU, FASCIAS ET THÉORIES

PEAU, FASCIAS ET THÉORIES

LA PEAU

Les neurofibres sensitives assurent la perception de la sensibilité nociceptive fine épicritique et plus grossière protopathique.

Les neurofibres sympathiques contrôlent la vasomotricité, la sudation et l'horripilation.
Il existe plusieurs modalités fonctionnelles de sensibilités. Chacune d'elle possède à son origine, des corpuscules spécifiques.
Pour des raisons de terminologie fonctionnelle et clinique, il est commode de classer ces différentes sensibilités, en fonction de leur trajet dans le névraxe.

Les unes montent dans les cordons dorsaux de la moelle, puis atteignent le tronc cérébral, et se groupent pour former un **tractus sensitif appelé LEMNISCUS** (ex ruban de REIL). Ainsi, on différencie la sensibilité tactile épicritique, la sensibilité proprioceptive consciente, la baresthésie et la pallesthésie.
Le point de départ dans le derme se fait à partir des terminaisons nerveuses annexées aux poils et des corpuscules tactiles de MERKEL situés dans l'épiderme pour la sensibilité tactile épicritique, et à partir des corpuscules lamelleux de PACINI et bulboïdes de GOLGI-MAZZONI pour la sensibilité à la pression et vibration sur la peau, c'est la baresthésie.

Les autres montent dans le cordon latéral de la moelle : les sensibilités tactile protopathique, thermique et algésique.
Le point de départ dans le derme se fait à partir des terminaisons libres de la douleur, des corpuscules tactiles ovoïdes de MEISSNER responsables du tact protopathique et des corpuscules tactiles aplatis et bulboïde de KRAUSE pour la sensibilité thermique.

Enfin, un dernier groupe de sensibilité se rapporte à la sensibilité proprioceptive inconsciente. Leur trajet va de la moelle épinière au cervelet. Elles sont appelées ***sensibilités spino-cérébelleuses.***

THÉORIE DE LA 3ÈME CIRCULATION

Théorie de ***MULTEDO (1985)***. L'espace extracellulaire constitue le terrain de prédilection de la Mésothérapie. Il est composé de l'espace intercellulaire, des fibres collagènes, élastiques et de la réticuline qui sont à l'origine de la résistance et de l'élasticité du milieu.

THÉORIE DES 4 UNITÉS

1/ INTRODUCTION

Depuis 1980, la nouvelle génération de « Mésothérapeutes » tente de comprendre et de définir en termes de sciences fondamentales, le pourquoi et le comment de l'action de la Mésothérapie.
Les généralistes de terrain rejoignent ici les universitaires autour d'un constat de résultat clinique empirique, pour une recherche originale, qui ne fait que commencer
[Y. HUTEAU 1999].

C'est ***André DALLOZ-BOURGUIGNON*** qui imagina dans les années 1975, un concept de structures fonctionnelles de la peau, afin de créer un support logique et organisé de pensée. Un peu plus tard, des auteurs comme ***Y. HUTEAU, G. RAVILY (1988)*** reprendront ce concept en y introduisant la notion de structure fondamentale dans laquelle s'organisent les trois autres, à savoir circulatoire, immunitaire et nerveuse.

2/ LA THÉORIE DES QUATRE UNITÉS DE COMPÉTENCE DU DERME

Classiquement, la peau est segmentée en trois couches, qui représentent les structures fonctionnelles et anatomiques variées, avec des propriétés différentes, des textures différentes.
L'épiderme, le derme et l'hypoderme. Leurs épaisseurs sont connues et étudiées depuis longtemps, leurs caractéristiques propres aussi.

C'est en s'appuyant sur ces études, que les auteurs ont cherché à modéliser la technique de la Mésothérapie.
Plutôt que de réfléchir seulement sur les qualités intrinsèques propres de chaque couche de la peau, ils ont l'idée de proposer une réflexion globale et fonctionnelle des propriétés de la peau.

Ainsi ils proposent **trois unités de compétence** :
- Unité de Compétence Neurologique : **UCN** ;
- Unité de Compétence Circulatoire : **UCC** ;
- Unité de Compétence Immunologique : **UCI**.

Ces trois unités dépendent en permanence de la matrice extra-cellulaire, l'Unité de Compétence Fondamentale : **UCF**.

Fig. 4.1 – Les unités de compétence du derme

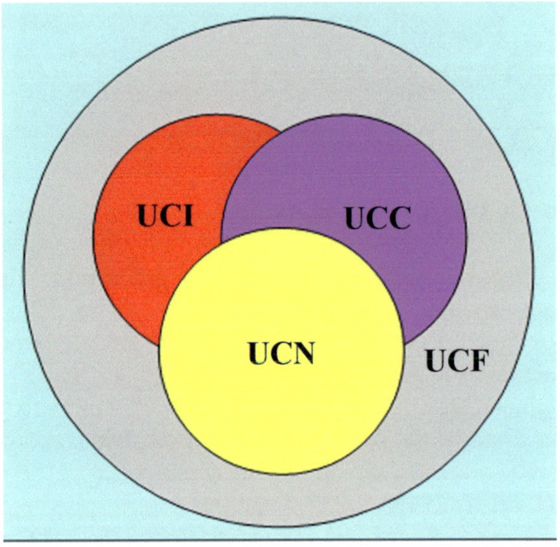

Ces quatre unités sont maintenant bien connues et le diagramme de VENN qui les schématise, est devenu, quant à lui un classique de la Mésothérapie.
Les propriétés originales des unités de compétences se trouvent concentrées près de la basale :
capillaires vrais, capteurs lymphatiques, fibres démyélinisées, cellules immuno-compétentes, sol/gel d'échange et fibres lâches.

Utilisation du concept des quatre unités :
Il permet dans la *réflexion fondamentale*, de comprendre les intrications fonctionnelles et anatomiques de ces structures, leurs collaborations, leurs originalités, et la prévalence absolue de l'UCF dans quelque situation que ce soit :
- dans l'*application clinique*, de situer, à tort ou à raison, la physio-pathogénie dans un secteur précis du diagramme, et de repenser ce choix en cas d'échec thérapeutique,
- (exemple : gonarthrose aggravée par une insuffisance veino-lymphatique) ;
- dans les *choix de profondeur* d'injection, de discriminer les produits en fonction de leur propriétés communes (exemple: alpha-bloquant rhéologique ou vasodilatateur) ;
- dans les *choix pharmacologiques,* d'orienter le choix du produit préférentiel le plus important et des produits de mélange (ex. anesthésique local : Lidocaïne ou Procaïne)

3/ DESCRIPTION DES QUATRE UNITÉS

3.1/ Unité de Compétence Fondamentale (UCF)

C'est la matrice extracellulaire, « l'Eau du poisson » !! ; C'est le milieu, le vecteur, la place publique, le théâtre des échanges. Son rôle physiologique est primordial.
C'est le milieu intérieur dans lequel :
- baignent les structures nerveuses, circulatoires et immunitaires ;
- sont dissous les messages chimiques intercellulaires (hormones, cytokines…), les nutriments de toute nature (protéines, ions...).

Ses caractéristiques sont les suivantes :

- Le sol/gel : tantôt sol, tantôt gel, selon la température, la pression oncotique des molécules, la vitesse circulatoire; il est composé d'eau, d'ions, de protéines, cytokines, neuromédiateurs, messagers cellulaires, etc. ;
- Les fibres : collagènes (90 %) et élastiques ;
- Les cellules : fibroblastes, cellules immunocompétentes ;
- Les produits solubles : hormones, neuromédiateurs...

C'est grâce à la coexistence en réseau serré et intriqué des différentes structures de cette matrice extracellulaire, que ce font les échanges par proximité.
La matrice extracellulaire a un rôle nutritionnel et trophique fondamental pour toutes les cellules, libres ou organisées en son sein: protides, glucides, sels minéraux, oligo-éléments, vitamines…
D'où l'importance de l'homéostasie du milieu extracellulaire. Il est fondamental dans la permanence du renouvellement et le drainage des liquides interstitiels, et ce par extravasation capillaire et drainage veino-lymphatique.
L'hydratation et les pressions hydrostatique et oncotique, ont donc un rôle primordial dans le bon fonctionnement du tissu conjonctif. Le système lymphatique par exemple, est esclave du sol/gel et donc du milieu extracellulaire.

3.2/ Unité de Compétence Circulatoire (UCC)

Selon les profondeurs, de la basale au cœur de l'hypoderme, la circulation cutanée possède des structures anatomiquement et fonctionnellement différentes, adaptées au rôle d'interface de la peau vis à vis de l'extérieur. Seuls le derme et l'hypoderme sont richement vascularisés.

Pour rappel, le derme conjonctif papillaire renferme :

- *le réseau planiforme superficiel (capillaires vrais) : drainage, zone d'échanges ;*
- *les capteurs lymphatiques et les capillaires veineux, indissociables.*

Le derme conjonctif réticulaire renferme :

- *le réseau planiforme profond : régulation thermique.*

L'originalité du derme provient de l'interrelation entre ces différents réseau, et ce selon la profondeur : intérêt majeur en Mésothérapie.

C'est au niveau de l'hypoderme que se trouvent artérioles et veinules.

3.3/ Unité de Compétence Neurologique (UCN)

La peau est un organe de relation (perception/ réaction) dont les structures anatomiques sont accessibles aux produits (notamment de Mésothérapie) et réparties de façon zonale.

L'Unité de Compétence Neurologique comprend :

- les fibres nerveuses et leurs terminaisons ;
- les récepteurs ou capteurs (points de départ et de collecte d'informations).

Les informations vont emprunter les voies médullaires et extra-médullaires vers le cortex.

La perception se fait par le système nerveux nociceptif et sensitif, la réponse quant à elle, par le système nerveux autonome.

LA PERCEPTION : voies sensitives et nociceptives.

LA STIMULATION CUTANÉE produit grâce la transduction, un signal électrique véhiculé par les voies nerveuses, à substrat chimique. La transduction est la transformation par le capteur cutané, d'un stimulus en signal électrique.

LES VOIES NERVEUSES, complexes, convergent vers la moelle épinière, et intègrent le signal au cerveau après modulation des influx.

LA RÉPONSE : voies du système nerveux autonome.

Elles forment une résille qui accompagne les paquets vasculo-nerveux, avec des relais ganglionnaires fonctionnant en réseau, dont l'intégration médullaire et cérébrale est mal connue.

Le système nerveux cutané est mal connu, mais on en connaît beaucoup de particularités anatomo-physiologiques, tels que :

- les terminaisons démyélinisées libres qui permettent la pénétration de l'axone par des substances pharmacologiques non liposolubles ;
- les terminaisons et récepteurs myélinisés, concentrés dans le derme, perméables elles aux substances liposolubles ;
- la circulation axonale antéro- et rétrograde des substances de la peau vers le ganglion relais (sensitif ou sympathique) expliquant peut-être certaines constatations thérapeutiques ;
- l'absence de parasympathique au niveau de la peau (implication pharmacologique) ;
- le « gate control » probablement utilisé par la Mésothérapie, tout comme la réflexothérapie ;
- les récepteurs opioïdes de la peau, de découverte plus récente ;
- le rôle des cellules de la microglie (chargées de la nutrition et de la défense immunitaire du neurone) dans le fonctionnement du système phagocytaire mononucléé ;
- le réflexe d'axone, antidromique et purement local, qui s'observe lors de l'emploi des Alphabloquants et du magnésium en nappage ID ;
- le tractus de LISSAUER, constitué de neurones associatifs, caractéristique d'un individu (ceci encourage à piquer les zones sensibles ressenties par l'individu, métamériques ou non).

Ce sont les mêmes neurones (zones de REXED) de la corne postérieure de la moelle qui reçoivent les stimuli cutanés et viscéraux.

Au total, ces propriétés particulières de l'UCN, lui confère une importance particulière dans le traitement de la douleur en Mésothérapie.

3.4/ Unité de compétence immunitaire (UCI)

Elle répond au même schéma que les autres unités de compétence : perception → réponse

La peau est en premier lieu un organe de défense, qui outre sa résistance physique, thermique, chimique, possède de nombreuses fonctions :

- bloquer localement une agression ;
- identifier l'agresseur ;
- moduler sa réponse immune locale soit par une réaction non spécifique (inflammation locale) soit spécifique (médiations cellulaire et humorale) ;
- mémoriser les données de l'agression.

La peau est un système immunitaire adapté et complexe, Skin Associated Lymphoid Tissue (SALT) et représente 40% du potentiel immunitaire de l'organisme (pour mémoire : G(ut)ALT, digestif 40 % et B(ronchial)ALT, respiratoire 20%) représentant les M(ucosal)ALT.

Le kératinocyte, épiderme, et la cellule de Langerhans, couche basale, forment l'essentiel de la première ligne de défense de la peau. Leur rôle est capital dans le fonctionnement immunitaire de la peau.

La deuxième ligne de défense se trouve au niveau du derme papillaire superficiel, riche en cellules immunocompétentes (macrophages, lymphocytes…).

Enfin, au niveau des fascias se trouvent les ganglions lymphatiques qui forment la troisième ligne de défense,

notamment grâce aux cellules interdigitées.
Sans rentrer dans le détail, il est primordial de noter que la structure de la peau est d'autant plus compétente sur le plan immun, qu'elle est superficielle.

4/ CONCLUSION

Après avoir survolé les caractéristiques des quatre unités de compétence, il reste à tout regrouper et à tenter de simplifier la démarche du mésothérapeute dans sa pratique quotidienne.

THÉORIE DE LA M.P.S. (D. MREJEN)

Le concept de la **Mésothérapie Ponctuelle Systématisée (M.P.S.)** a été proposé par le Docteur D. MREJEN à partir de 1982. Il repose sur un travail personnel de restructuration neuro-anatomique portant essentiellement sur le système nerveux autonome. Ses travaux ont abouti à la mise en place de techniques diagnostiques spécifiques réunies sous le terme de : **Séméiologie Objective Systématisée.**

La Séméiologie Objective Systématisée repose essentiellement sur la reconnaissance à l'examen clinique :

- d'un segment mobile neurophysiologique en souffrance **Souffrance Intervertébrale Dégénérative (S.I.D.)** caractérisée par des points décrits par l'auteur ;
- en la recherche des points plexiques qui l'accompagnent et des dermoneurodystrophies (D.N.D.) à distance.

La recherche **des points de S.I.D.** se fait essentiellement à hauteur des **grandes charnières transitionnelles** C0-C1, C7-T1, T12-L1 et L5-S1.
Les distances des points (0-1,5-5-8 cm) sont issues d'un consensus statistique, et peuvent donc différer d'un sujet à l'autre.

Les Points ou Centres Plexiques sont au nombre de trois : cervicaux supérieur et inférieur et lombo-sacré.

Les « DermoNeuroDystrophies » (D.N.D.) sont des cellulalgies qui doivent être recherchées par la pression ou/et par le palpé-roulé.
La technique est devenue mixte, associant des ponctures en IHD et un nappage ID ou IED des zones à distance.

THÉORIE DE LA M.S.M. (B. LAVIGNOLLE)

La M.S.M. est un concept décrit en 1980 par le Pr Benoit LAVIGNOLLE (Anatomie, orthopédie) du CHU et Université de Bordeaux avec des publications régulières ensuite et cours annuels de DU, DIU et internationaux depuis 1997 jusqu'en 2013.
La M.S.M. est plus adaptée au traitement des douleurs rapportées qui sont liées à une lésion sur le trajet des voies nerveuses sensitives périphériques ou centrales.
Par exemple, la compression d'un nerf rachidien cervical ou lombaire d'un segment médullaire par une hernie discale, un canal étroit, les tumeurs, les infections et traumatismes...
Il convient de reconnaître d'abord ces étiologies symptomatiques d'une affection grave où la mésothérapie n'est pas indiquée.
La topographie est **radiculaire ou segmentaire métamérique** dans le dermatome correspondant, associée ou non aux troubles moteurs dans le myotome et aux troubles réflexes [KEEGAN et GARETT 1948 - KENDALL].
Il convient d'abord de faire le diagnostic topographique du niveau radiculaire ou médullaire et de faire le diagnostic différentiel avec une compression périphérique tronculaire (syndrome canalaire; nerf médian au canal carpien, nerf ulnaire au coude, nerf fibulaire commun au col de la fibula, nerf tibial au canal tarsien ...).
La topographie est alors **tronculaire** dans un territoire différent du territoire métamérique.
L'examen rigoureux sur le plan neurologique assure le diagnostic et l'imagerie assure le plus souvent le diagnostic étiologique avec la cause de la compression.
La mésothérapie dans le cas des douleurs rapportées doit être logiquement **segmentaire métamérique** d'où le terme proposé en 2000 de **Mésothérapie Segmentaire Métamérique (M.S.M.)** avec des points segmentaires rachidiens en IHD au niveau cervical et lombaire et des zones métamériques correspondantes des membres à traiter en nappage, en ID et PPP dans les points moteurs.
Dans les cas des douleurs liées à une compression nerveuse périphérique canalaire, la mésothérapie suit alors la topographie tronculaire.
Cette conception neuroanatomique est différente de la **M.P.S.** qui n'est pas fondée dans les douleurs rapportées neurogènes.
Au niveau cervical, les repères de la **M.S.M.** sont différents de ceux de **la M.P.S.** car les mesures proposées sont trop importantes et non applicables au cou.
D'autre part il existe un décalage vers le bas en interépineux et le niveau métamérique est mal ciblé.

Les topographies des « Dermoneurodystrophies » périphériques ne sont pas métamériques dans les membres supérieurs.

Les localisations des projections cutanées des ganglions sympathiques sont différentes.

En pratique, au niveau cervical, le niveau segmentaire est traité en Intradermique profond ciblé IHD au niveau de l'épineuse de la vertèbre située au dessus de la racine concernée (la vertèbre C5 pour la racine C6 car la racine C6 sort au dessous du pédicule de C5) et ensuite sur une horizontale à 1 cm, 3 cm et 6 cm.
Il faut ensuite traiter le métamère correspondant dorsal qui descend souvent au niveau du rachis thoracique supérieur et scapulaire et le métamère au niveau du membre supérieur en nappage en intradermique ID avec les points métamériques périphériques en PPP.
Il faut aussi traiter les points ganglionnaires sympathiques selon le niveau vertébral (ganglion sympathique cervical supérieur pour C1-C2-C3 (rétromandibulaire) et le ganglion stellaire pour C4 à C7(en sus claviculaire en regard du muscle sternocleidomastoideus). La situation des points ganglionnaires en M.S.M. sont différents de ceux de la M.P.S.

Au niveau lombaire pour le traitement segmentaire, la M.S.M. recouvre exactement les points de la M.P.S. à 0 interépineux, 1,5cm, 5 cm, 8 cm à condition de bien localiser le niveau radiculaire car la racine sort au dessous de la vertèbre du même nom (la racine L5 sort sous le pédicule de L5). Les ganglions sympathiques lombaires sont localisés entre L1 et L2 et les points plexiques ganglionnaires sympathiques sont situés autour de T12 - L1 et L2 en latérocorporéal pour l'ensemble du rachis lombaire (ceci explique la projection sur la crête iliaque).
Le point en regard du 1er trou sacré correspond au centre parasympathique de Budge et à la racine S1. Les points plexiques lombo-sacrés décrit en M.P.S. ne correspondent pas à la description récente du ganglion sympathique lombaire localisé à la partie haute du rachis lombaire. La différence entre M.S.M. et M.P.S. réside aussi dans le traitement de la douleur métamérique dans les membres inférieurs en nappage ID et P.P.P. pour les points métamériques moteurs.

THÉORIE UNIFIÉE DE KAPLAN

Issue d'une étude sur la mésoscintigraphie (1992).

Méthode :
- injections intradermiques superficielle (1,5 à 2 mm), à la main, de traceurs radioactifs, à distance de la zone étudiée ;
- les activités injectées représentent entre 10 et 20% des activités habituelles par voie intradermique.

Résultats :
- l'activité in situ persiste longtemps et dessine les points d'injection ;
- la diffusion locale est variable d'un site à l'autre et d'un produit à l'autre mais elle est lente le plus souvent ;
- pour les molécules usuellement utilisées en scintigraphie, le drainage se fait par voie sanguine et aboutit aux cibles habituelles du produit.

La peau agirait comme un réservoir persistant avec une diffusion locale faible.
Les médicaments agissent sur les récepteurs cutanés et déclenchent un influx nerveux en libérant des médiateurs chimiques ayant une action à distance.
Corollaires : tout produit injecté en mésothérapie :
- persiste au point d'injection ;
- puis passe progressivement dans la grande circulation ;
- atteint les sites ciblés spécifiques du produit lorsqu'ils existent ;
- selon sa pharmacocinétique propre, tout produit peut provoquer des effets :
  - de courte portée, in situ ;
  - de longue portée, sur les sites cibles ;
  - plus l'injection est effectuée superficiellement, plus la diffusion par voie sanguine sera retardée.

Apparaît ainsi le concept de l'interface « Méso » : l'action locale des médicaments de courte portée dépend du nombre de récepteurs activés, soit circulatoires, neurologiques ou immunitaires.
La surface de contact entre le produit injecté et le site d'application est définie comme interface « Méso ».

LES FASCIAS

1/ LES MULTIPLES FONCTIONS DES FASCIAS

Soutien

Ils sont les garants de l'intégrité anatomique et physiologique du corps humain par le maintien de la posture et la contention des organes. En tant qu'amortisseurs, ils absorbent les chocs en prenant en charge une partie de l'intensité des forces évitant ainsi une surcharge des tensions sur les muscles et les organes et réduisent leur endommagement.

Protection

Ils ont un rôle de protection des différentes structures du corps contre les tensions, les agressions, le stress que subit en permanence l'individu.

Communication

Ils sont aussi les courroies de transmission des forces coordonnant et mettant le corps en mouvement (capillaires des vaisseaux sanguins et lymphatique avec ramifications nerveuses).

Nutrition

Les fascias contiennent des cellules conjonctives (fibroblastes) qui peuvent se spécialiser selon les besoins pour augmenter l'épaisseur du tissu conjonctif, pour aider à réparer tendons et ligaments et former du tissu cicatriciel.

Défense

Il a enfin un rôle capital dans la défense de l'organisme contre les agents pathogènes et infections.
De plus, ces fines membranes fibreuses et malléables enveloppent toutes les structures du corps, sont innervés et, grâce aux fibres tubulaires qui les composent, ils servent aussi de voie de circulation au liquide lymphatique qu'ils acheminent aux vaisseaux lymphatiques, puis aux ganglions.

Ce « deuxième squelette » ou « structure subtile » forme un réseau reliant tous les organes du corps entre eux, muscles, tendons, viscères…
Ces notions simples orienteront inévitablement notre action pharmacologique en Mésothérapie, le tissu conjonctif étant une des structures fondamentales dans la théorie des quatre unités de compétence du derme. ***(Cf. page 97)***.

2/ LES FASCIAS : DES TISSUS QUI PEUVENT SOUFFRIR

Les fascias sont affectés le plus souvent de troubles chroniques. Il s'agit de crispations et de durcissements ou, quand les fascias perdent leur viscosité, « d'adhérences » ; dans ce cas, les différents muscles ou parties de muscles n'arrivent plus à glisser aisément les uns sur les autres (une adhérence ressemble à une cicatrice, elle aussi faite de tissu conjonctif). Ces problèmes surgissent à la suite de stress, de mauvaises habitudes posturales ou de traumatismes (physiques ou psychologiques), ou encore du vieillissement.

Des fascias qui ont perdu leurs propriétés peuvent engendrer divers problèmes comme de la douleur, des spasmes ou des tensions musculaires chroniques, une perturbation du métabolisme du muscle, une gêne articulaire, une mauvaise circulation de la lymphe, ou encore un déséquilibre dans les alignements corporels, problèmes qui entraînent eux-mêmes certaines conséquences comme des troubles digestifs, des névralgies, des difficultés respiratoires ou une fatigue générale.

Ils peuvent également être le siège de points gâchettes.

CHAPITRE VII

MÉCANISMES D'ACTION DES PONCTURES

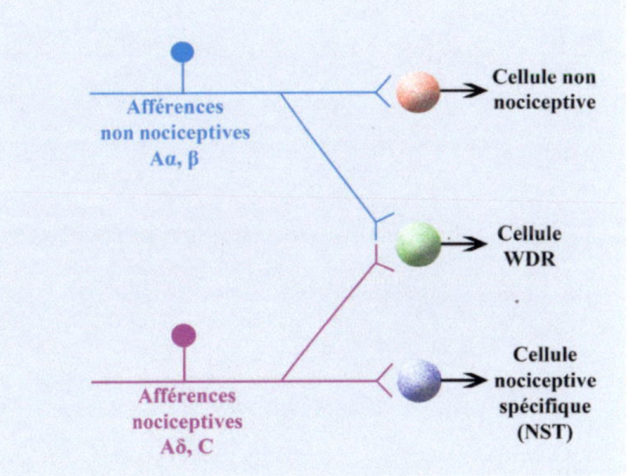

CHAPITRE VII
MÉCANISME D'ACTION DES PONCTURES

MÉCANISME D'ACTION DES PONCTURES

Ce chapitre axé sur la neurophysiologie montre les mécanismes d'inhibition de la douleur aussi bien au niveau segmentaire par le « gate control » qu'au niveau supraspinal par l'intermédiaire des neuromédiateurs.

LES POINTS DE PONCTURE

Il apparaît clairement que la stimulation par la poncture de certains points précis, met en jeu un ensemble de facteurs aujourd'hui mieux connus au sein des mécanismes segmentaires spinaux.
Il est établi que les unités sensorielles Aδ doivent être stimulées afin de produire l'effet de la poncture. Mais il faut également considérer les nocicepteurs polymodaux C comme étant un substrat physiologique important.
La stimulation de points précis provoque des réactions sympathiques, dues aux réflexe d'axone entre les fibres C et Aδ. Et ceci semble être pour de nombreux auteurs (cf. Références), le point fondamental dans la compréhension des effets d'une poncture, quelle qu'elle soit.
La poncture peut donc produire un effet au niveau de n'importe quel point où siègent des fibres Aδ, grâce notamment aux effets centraux provenant des C.I.D.N. (Contrôles Inhibiteurs de la Nociception).
L'interaction entre système nerveux autonome et somatique tend à expliquer qu' il y ait une corrélation entre l'effet de la poncture locale et les effets à distance (par exemple une hypersudation , une baisse de la pression artérielle...).

LE FAISCEAU SPINOTHALAMIQUE

Le faisceau spinothalamique décrit précédemment est un faisceau très important pour les perceptions thermiques et douloureuses.

La plupart de ses cellules localisées dans la couche I et V de la corne dorsale de la substance grise de la moelle spinale reçoivent des influx excitateurs de nocicepteurs situés dans la peau, les muscles ou les viscères.

Certains neurones spinothalamiques sont excités par des thermorécepteurs et des mécanorécepteurs et une sous-population reçoit des informations convergentes de plusieurs catégories de récepteurs, ainsi un même neurone sera activé par des stimulations tactiles et de manière plus forte par des stimulations nociceptives.

Ces neurones sont appelés wide dynamic range (WDR) car stimulables dans une large gamme d'intensité. Ils participent surtout à la perception de la douleur.

D'autre neurones spinothalamiques (NST) sont uniquement activés par des stimuli nociceptifs : ce sont les NST nociceptifs spécifiques ou à haut seuil.

Fig. 4.2 - Relations entre les afférences non nociceptives et les afférences nociceptives au niveau de la corne dorsale de la moelle où les neurones y sont classés en 3 grandes catégories

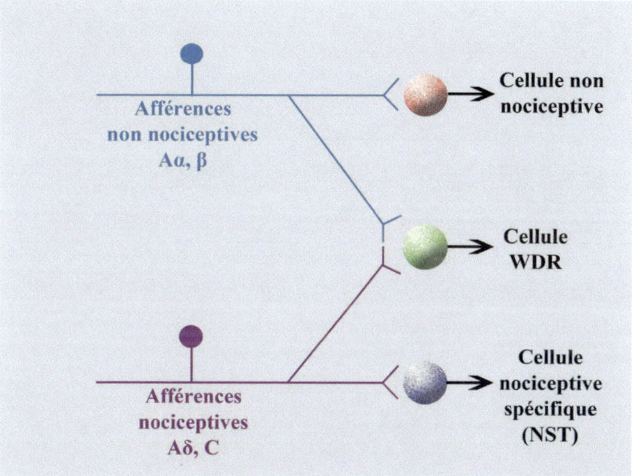

Le faisceau spinothalamique projette principalement vers le thalamus controlatéral.

Certains NST jouent un rôle dans la localisation du stimulus douloureux et d'autres plutôt dans la composante affective de la perception douloureuse.

Les NST possèdent des champs récepteurs de grande taille (parfois toute la surface corporelle) inhibiteurs qui sont mis en jeu par des stimulations nociceptives.

L'existence de ces champs explique la possibilité d'inhiber la douleur par certaines stimulations d'où la théorie du « gate control » de ***WALL et MELZACK*** : la transmission du message douloureux est prévenue par les messages non douloureux véhiculés par les fibres afférentes myélinisées de gros calibre (fibres Aα, β) à conduction rapide et inversement, la transmission de la douleur est facilitée par les messages véhiculés par les fibres afférentes de petit calibre (fibres C à substance P). L'interneurone inhibiteur est un neurone enképhalinergique de la couche II.

Fig. 4.3 - Théorie du « gate control » de MELZACK et WALL - Ouverture et fermeture du portillon

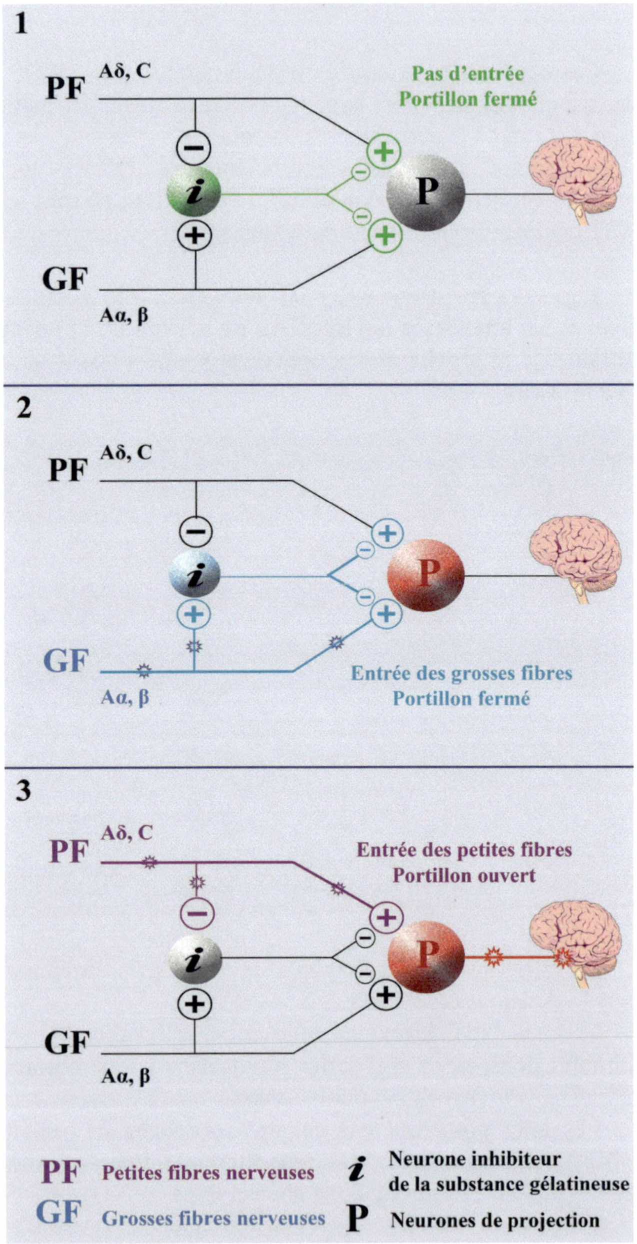

1. *Quand il n'y a pas d'entrée, le neurone inhibiteur empêche le neurone de projection d'envoyer des signaux au cerveau (le portillon est fermé).*
2. *L'entrée somato-sensorielle normale se produit quand les grosses fibres sont stimulées majoritairement. Le neurone inhibiteur et le neurone de projection sont alors stimulés, mais le neurone inhibiteur empêche le neurone de projection d'envoyer des signaux au cerveau (le portillon est fermé).*
3. *La nociception (réception de douleur) se produit quand les fibres de petite taille Aδ ou C sont activées majoritairement. Cette stimulation inactive le neurone inhibiteur, et le neurone de projection peut alors envoyer des signaux au cerveau l'informant de la douleur (le portillon est ouvert).*

Les voies descendantes du cerveau ferment le portillon en inhibant les neurones de projection et en diminuant la perception de douleur.
Exemple : Si on se frotte les main après s'être cogné un doigt, on stimule l'entrée somato-sensorielle et le neurone de projection. Ceci ouvre la porte et réduit la perception de la douleur.

Fig. 4.4 - « Gate control » au niveau médullaire

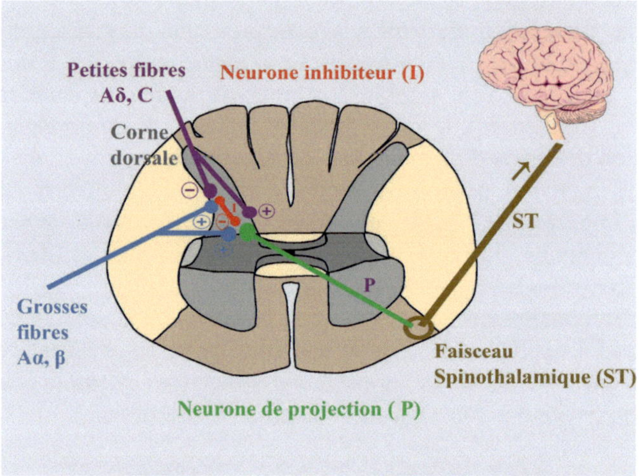

Le 1er neurone subit le premier grand contrôle, celui de la porte médullaire, ou « gate-control ». Là, un petit interneurone inhibiteur (activé par l'intermédiaire des fibres A alpha et bêta et libérant des endorphines) bloque le message nociceptif avant que ne soit excité le 2ème neurone.

LES AUTRES FAISCEAUX

LE FAISCEAU SPINORÉTICULAIRE véhicule aussi des informations nociceptives vers la substance réticulée du tronc cérébral, elle même projetant vers les noyaux intra laminaires du thalamus.

LE FAISCEAU SPINOMÉSENCÉPHALIQUE véhicule des informations nociceptives et se termine dans différentes structures dont la substance grise périaqueducale qui est un composant important du système analgésique endogène. Les informations sont transmises au thalamus et aux structures limbiques.

MÉCANISMES SEGMENTAIRES SPINAUX DES PONCTURES - Fig. 4.5

La Naloxone inhibe l'effet antalgique d'une injection par Bupivicaïne d'un point de TRAVELL, ce qui montre un mécanisme d'action opioïdergique central. Des connexions intra-spinales des terminaux afférents primaires Aδ existent avec les cellules marginales (grandes cellules de Waldeyer M, cellules WDR et cellules limitrophes enképhalinergiques CE). L'activation des premières, inhibe les secondes et par conséquent bloque la voie de la douleur allant des fibres C aux neurones convergents. Cet effet est appelé « **analgésie segmentaire** ».

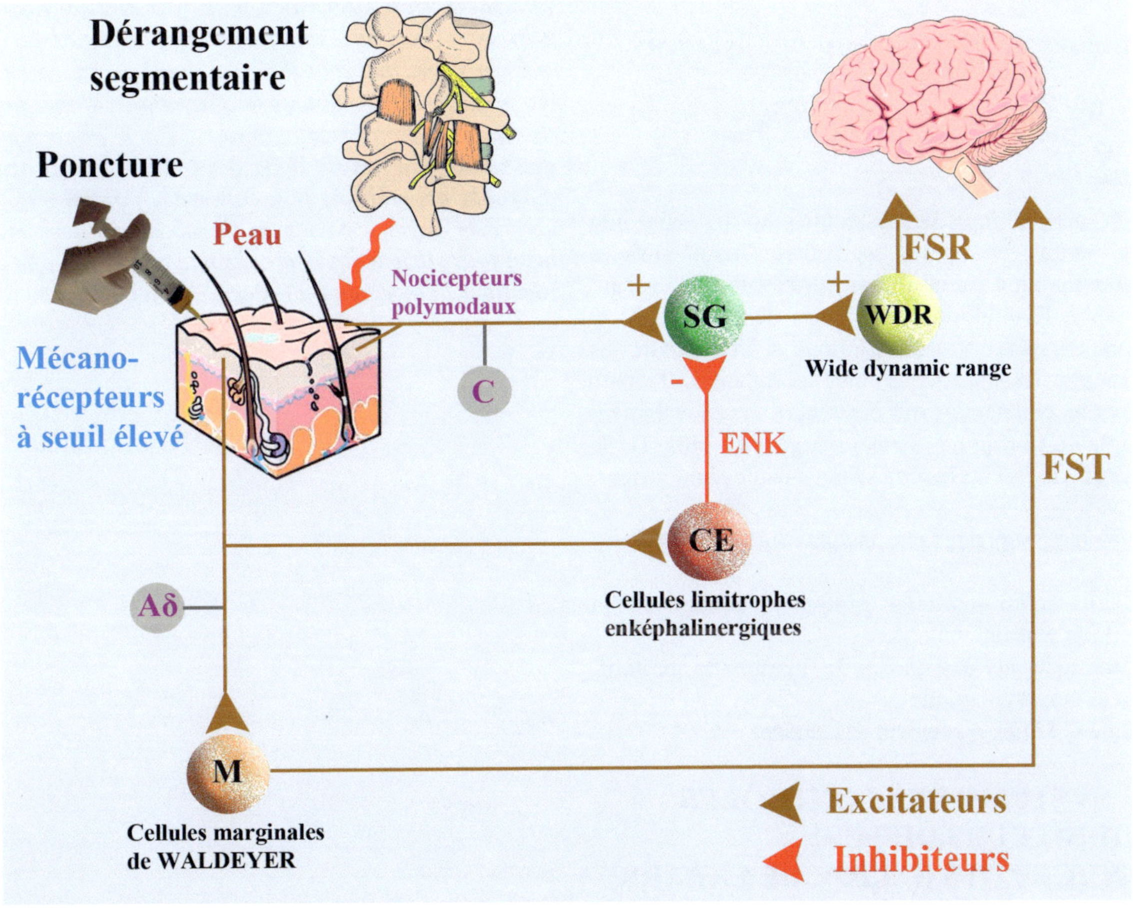

Le nocicepteur polymodal afférent primaire C stimulé par exemple par un dérangement articulaire ou une cicatrice pathologique projette l'information aux cellules de la substance gélatineuse de Rolando (SG) de la corne dorsale de la moelle ; celles-ci génèrent des impulsions qui désinhibent les cellules convergentes dites « à large gamme de réponse » ou « wide dynamic range » (WDR) dont les axones rejoignent le cerveau par le faisceau spinoréticulaire (FSR), où elles sont finalement interprétées comme étant douloureuses.
Les mécanorécepteurs à seuil élevé connectés aux récepteurs afférents primaires de la sensation de piqûre Aδ et stimulés par la poncture projettent les informations d'une part aux cellules marginales (M), qui les projettent à leur tour par le faisceau spinothalamique au cerveau, au niveau duquel les informations associées à la sensation de piqûre deviendront conscientes, et ils projettent d'autre part aux cellules limitrophes enképhalinergiques (CE), qui peuvent libérer des enképhalines (ENK) inhibant les cellules SG, empêchant ainsi d'autres transmissions nociceptives responsables de la douleur.

EN PRATIQUE :

L'analgésie segmentaire, c'est donc l'inhibition dans la corne dorsale de la moelle spinale, de la voie nociceptive à peu près au même niveau médullaire.

Elle se développe rapidement en quelques minutes pour se dissiper en quelques jours. Elle peut être renforcée en répétant les séances de poncture et les bénéfices seront obtenus après une série de traitements.

Il en résulte que pour supprimer une douleur par exemple articulaire, on sera d'autant plus efficace qu'on traitera toutes les composantes du métamère.

MÉCANISMES SUPRASPINAUX

L'action périphérique des ponctures a un effet non seulement central, de nature segmentaire mais aussi à distance aboutissant à l'« **analgésie supraspinale** » venant s'additionner à l'inhibition segmentaire déjà active. Ceci reste encore complexe, mais s'explique si l'on étudie les mécanismes physiologiques des voies ascendantes. Il existe des connexions collatérales qui peuvent activer localement (par exemple au niveau de la zone marginale - lame I), de façon directe ou indirecte, les voies descendantes inhibitrices.

Les mécanismes supraspinaux mettent en jeu **plusieurs systèmes** :
- un système neuro-hormonal généralisé concernant la libérations de neuromodulateurs ;
- un système neuronal descendant de mécanisme sérotoninergique et noradrénergique ;
- un système C.I.D.N. également descendant.

1/ LE SYSTÈME DES CONTRÔLES INHIBITEURS DIFFUS NOCICEPTIFS (C.I.D.N. DE LEBARS, DICKENSON ET BESSON 1979).

C'est un puissant mécanisme opioïdergique, qui agit sur les neurones convergents de la moelle spinale. De récentes études (notamment ***MARCHAND et LI 1993***) corroborent la participation du C.I.D.N. dans cette analgésie, montrant qu'une diminution de la douleur est obtenue à tous les endroits de la peau stimulés notamment par électro-acupuncture.

1.1/ Mécanisme du CIDN (Fig. 4.6)

L'application d'un stimulus nociceptif sur une zone du corps éloignée d'un champ récepteur d'un neurone convergent déclenche un mécanisme d'inhibition sur ce même neurone convergent. L'importance du CIDN est proportionnelle à l'intensité du stimulus et à sa durée. L'intégrité de la boucle de rétroaction est indispensable. La structure bulbaire impliquée dans cette boucle est la réticulée bulbaire. Les neuromédiateurs des CIDN seraient sérotoninergiques et endomorphiniques.
Les CIDN pourraient jouer le rôle d'un filtre facilitant la détection des messages nociceptifs. Les neurones convergents véhiculent des informations nociceptives et non nociceptives, provenant d'origines différentes. Ces neurones ont donc une activité somesthésique de base quasi permanente. En cas de stimulation douloureuse provenant d'une population de neurones convergents donnés, il y a alors mise en jeu des CIDN. On assiste donc à une réduction d'activité des neurones convergents non concernés par cette douleur. Le contraste augmente entre le champ du neurone activé et la mise sous silence des neurones non concernés afin de mieux identifier la localisation précise de cette douleur.

1.2/ Mécanisme et support anatomique du CIDN - Fig. 4.6

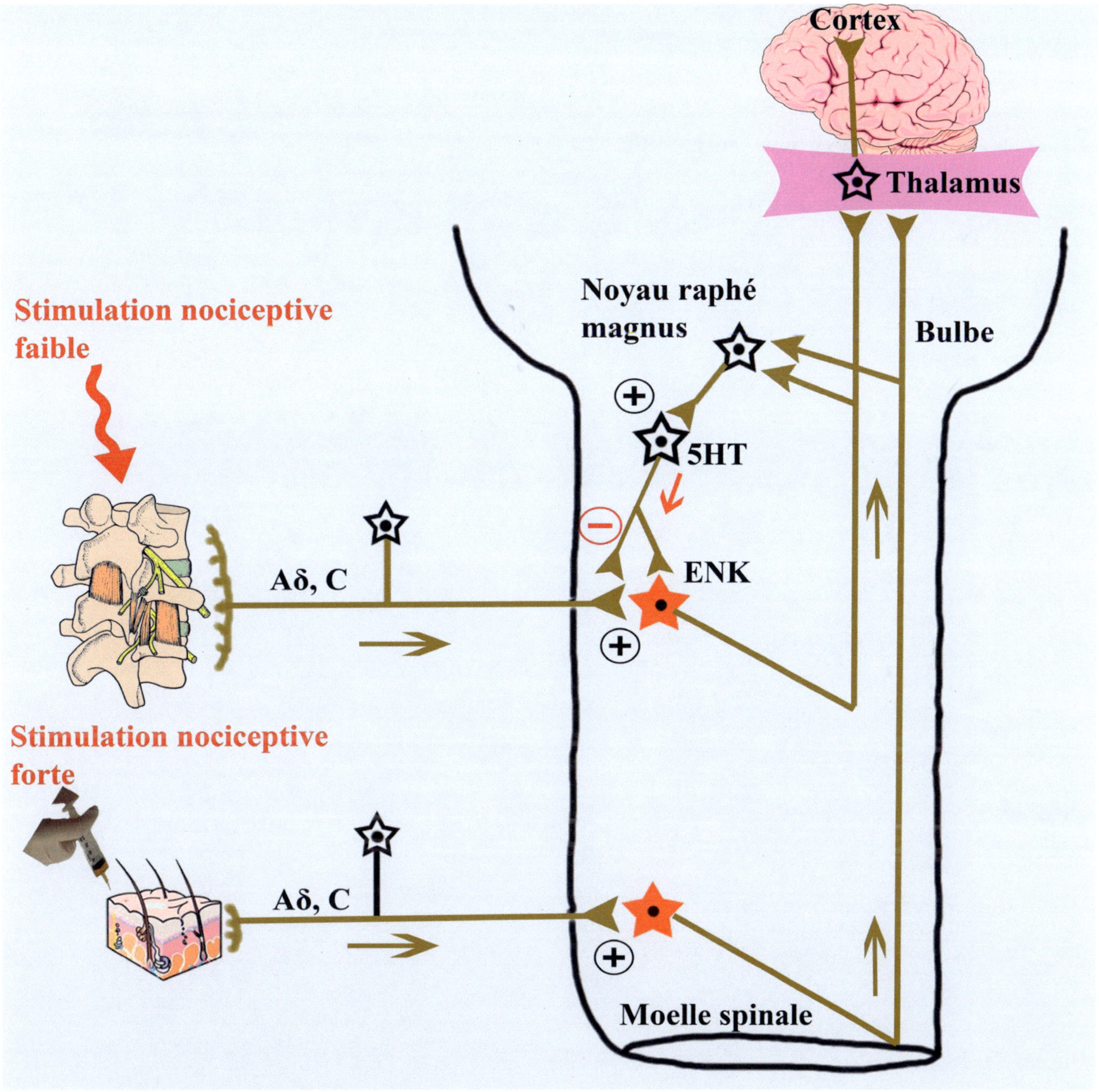

1. 5 HT : 5 Hydroxytryptophane ou Sérotonine
2. ENK : Enképhalines
3. Aδ, C : Fibres Aδ et C

Lorsque deux stimulations nociceptives sont appliquées sur deux régions distinctes et distantes du corps, le foyer de neurones spinothalamiques convergents activés par le stimulus le plus faible est inhibé.

2/ MÉCANISMES SUPRASPINAUX SÉROTONINERGIQUES ET ADRÉNERGIQUES DES PONCTURES - Fig. 4.7

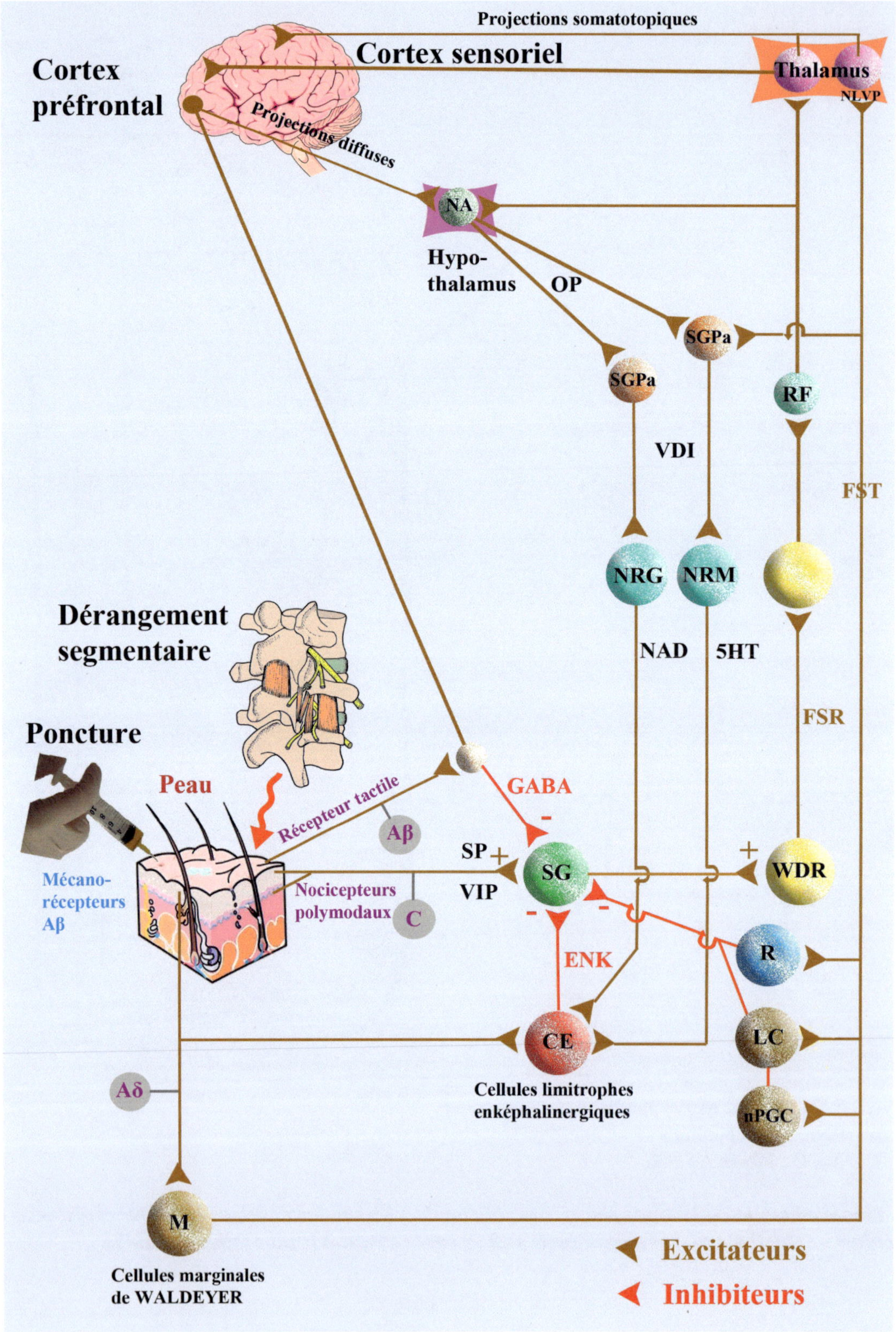

Légende des schémas 4.5 et 4.7 :

1. Aδ : fibres Aδ
2. Aβ : fibres Aβ
3. C : fibres C
4. CE : cellules limitrophes
5. ENK : Enképhalines
6. FSR : faisceau spinoréticulaire
7. FST : faisceau spinothalamique
8. GABA : acide γ-aminobutyrique
9. 5 HT : 5 Hydroxytryptophane ou Sérotonine
10. LC : locus cœruleus
11. M : cellules marginales de Waldeyer
12. NA : noyau arqué
13. NAD : Noradrénaline
14. NLVP : noyau latéral ventro-postérieur
15. nPGC : noyau para-giganto-cellularis lateralis
16. NRG : noyau raphé gigantocellulaire
17. NRM : noyau raphé magnus
18. OP : peptides opioïdes
19. R : subnucleus reticularis dorsalis
20. SG: substane gélatineuse de Rolando
21. SGPa : substance grise péri-aqueductale
22. SP : substance P
23. VDI : voie descendante inhibitrice
24. VIP : vasoactive intestinale polypeptide
25. WDR : neurone «wide dynamic range»

2.1/ Mécanisme sérotoninergique des ponctures *(Fig. 4.7)*

Les informations associées à la sensation de piqûre sont transmises vers les cellules marginales (M) au noyau latéral ventro-postérieur du thalamus (NLVP), d'où elles sont projetées vers le cortex et deviennent conscientes ; toutefois, dans le mésencéphale, ces axones émettent une branche collatérale à la substance grise péri-aqueductale (SGPa). La SGPa projette vers le bas en direction du noyau raphé magnus (NRM) dans la ligne médiane du bulbe rachidien, et ce dernier envoie à son tour des fibres sérotonergiques (5-HT) aux cellules limitrophes (CE). Celles-ci inhibent les cellules de la substance gélatineuse de Rolando (SG) par un mécanisme enképhalinergique (ENK) et empêchent ainsi les informations nocives arrivant dans les nocicepteurs afférents primaires C d'être transmises aux neurones convergents « wide dynamic range » (WDR) de la substance grise de la moelle spinale, qui envoient leurs axones vers le cerveau (formation réticulaire). La SGPa est également influencée par les fibres endorphinergiques opioïdes descendant du noyau arqué (NA) dans l'hypothalamus qui reçoit à son tour des projections du cortex préfrontal.

2.2/ Mécanisme adrénergique des ponctures *(Fig. 4.7)*

Les cellules marginales (M), activées par des récepteurs Aδ de la sensation de piqûre, en plus de leurs projections au noyau latéral postérieur ventral du thalamus et à la SGPa, envoient aussi des branches d'axones aux parties suivantes : le subnucleus reticularis dorsalis (R) dans le bulbe rachidien caudal. Des projections descendantes de cette structure entraînent une inhibition d'informations nocives arrivant à la moelle spinale (SG) jusqu'aux nocicepteurs C. Le noyau para-giganto-cellularis lateralis (nPGC), entraîne indirectement par le locus cœruleus (LC) une inhibition à médiation noradrénergique au niveau de la moelle spinale. Le locus cœruleus est à la jonction du bulbe rachidien et du pont de Varole. Ses axones noradrénergiques (NAD) ont une action inhibitrice directe sur les neurones spinaux avec lesquels ils entrent en contact synaptique. C'est la voie descendante inhibitrice (VDI) projetant vers le noyau raphé gigantocellulaire (NRG).
La figure inclut aussi le récepteur tactile afférent primaire Aβ qui projette à la colonne dorsale et aux cellules SG par un interneurone. Ainsi, son activation conduit à une inhibition des cellules SG, par la libération d'acide γ-aminobutyrique (GABA). Cette dernière action empêchera d'autres transmissions d'informations générées par la stimulation nocive (c'est mécanisme principal des TENS).

CONCLUSION

Lorsqu'on approfondit ces différents mécanismes d'action, que ce soit pour l'acupuncture, ou pour la mésothérapie, on comprend plus clairement que l'effet d'une poncture sur des points bien précis, ou d'une façon plus diffuse (technique du nappage) obéit à un cadre plus logique qu'on ne le pensait auparavant.
L'analgésie ainsi obtenue que ce soit par les mécanismes segmentaires ou supraspinaux est plus ou moins durable dans le temps et se renforce au fil des séances de ponctures.
Et même si certains aspects de la neurophysiologie restent encore mystérieux, les déductions qui en résultent seront mieux systématisées et organisées.

CHAPITRE VIII

ACTION RÉFLEXE DE LA MÉSOTHÉRAPIE

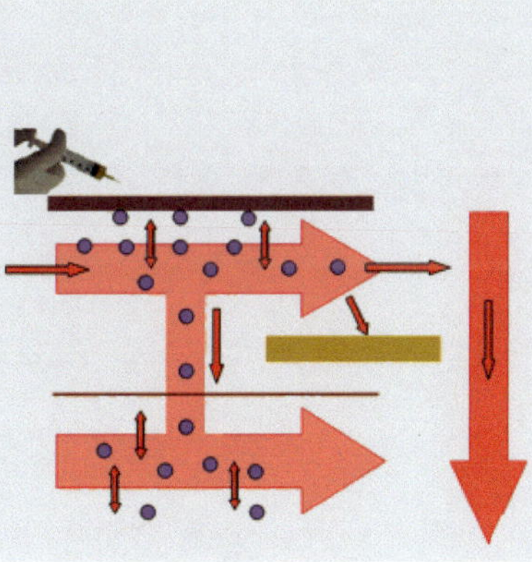

CHAPITRE VIII ACTION RÉFLEXE DE LA MÉSOTHÉRAPIE

ACTION RÉFLEXE DE LA MÉSOTHÉRAPIE

Après avoir détaillé les mécanismes d'action des ponctures en général, nous allons apporter des précisions sur l'acte de Mésothérapie lui-même.

Par quels mécanismes la mésothérapie interrompt-elles les voies de conduction afférente, en stimulant le derme ?

On peut décrire quatre sortes de stimulation :

- stimulation mécanique de la poncture ;
- stimulation physique de la micro-dose ;
- stimulation chimique de la composition ;
- stimulation pharmacologique du mélange injecté.

Nous allons les détailler

L'INJECTION INTRADERMIQUE

1/ DÉFINITION ET PRINCIPES

La technique intradermique associe en général le point par point (PPP) qui concerne un point d'injection et l'injection continue (IC) plus appuyée (4 à 6 mm) et plus dosée.

Le nappage lui concerne une zone stimulée par des multi ponctures intradermiques généralement superficielles de 0,2 à 1,5 mm et « arrosée » par le mélange en rapport avec l'effet recherché, antalgique, décontracturant, antispasmodique...

Ces deux techniques peuvent être assimilées à de l'acupuncture pour peu qu'elle soit en rapport métamérique ou juxta-métamérique avec la zone à traiter.

Les injections hypodermiques (dans la toile sous-cutanée) s'apparentent à des injections d'anesthésiques aux blocs sous-cutanés du système sympathique ***[LAZORTHES 1946-1956]***.

Nous savons grâce aux études réalisées en acupuncture que l'action du point peut varier selon le nombre et le type d'éléments intéressés par la poncture ***[BOSSY 1978]***.

En Mésothérapie, les éléments intéressés seront toujours nombreux en largeur et profondeur en raison de la diffusion de produit dont les travaux des Docteurs ***DALLOZ-BOURGUIGNON, KAPLAN (1992), MULTEDO (1985)***... ont montré qu'ils progressent en tache d'huile avant de gagner la circulation de retour.

Les travaux également concernant gels et pommades percutanés ont montré la diffusion locale des produits et leur action au niveau de l'organe cible.

De plus il a été décrit un effet réservoir de la couche cornée de l'épiderme (stratum cornéum) ainsi que du derme :

Les mécanismes de transport impliqués dans le transport de médicaments et solutions à travers la peau par pénétration et perméation impliquent un accès transcellullaire, intercellulaire et direct à travers les strates de la couche cornée de l'épiderme et du derme de la peau ***(Fig. 4.8)***.

Fig. 4.8 – Diffusion moléculaire intradermique du médicament

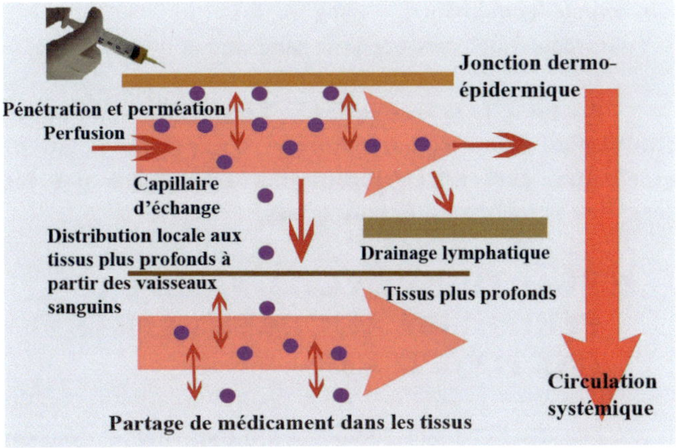

On peut en conclure qu'il y aura une stimulation d'une part punctiforme par l'aiguille intradermique et d'autre part de toute une zone par le produit injecté qui sera durable dans le temps.

AU TOTAL : la Mésothérapie associe 2 actions thérapeutiques complémentaires :

- **physique par l'aiguille par stimulation des mécanorécepteurs ;**
- **physico-chimique par les médicaments par stimulation des chémo- et métaborécepteurs.**

Les deux actions se transforment en une seule au niveau local par « Transduction » au contact des extérocepteurs.

La **Transduction** est un stimulus mécanique ou physico-chimique qui devient un phénomène bioélectrique soit par exacerbation directe de certains extérocepteurs (terminaisons libres) soit par l'intermédiaire de substances biochimiques secrétées.

Il y a production d'un micro courant déclenchant des potentiels d'action. Ceux-ci vont cheminer de la périphérie au cortex et transporter le message codé.

Quant à l'action pharmacologique du médicament, celle-ci est bien connue.
Son action dans le temps sera fonction de sa demi-vie et de son pouvoir à se lier ou non aux protéines plasmatiques.
D'autre part son efficacité pour un problème donné dépendra du choix du produit, de sa concentration au niveau local, de la dose injectée et de la profondeur d'injection (effet réservoir).
Compte tenu, d'une part, de l'action pharmacologique du médicament limitée et relativement courte dans le temps et d'autre part de l'espacement des séances (toutes les semaines, tous les mois, trois mois...) en fonction de la réponse thérapeutique, il ne fait aucun doute qu'il existe d'autres phénomènes qui coexistent pour expliquer l'action de la Mésothérapie.
Le médicament aurait donc en fait deux actions :
- une action pharmacologique propre ;
- une action de stimulation des récepteurs :
  • directe localement ;
  • indirecte à distance par voie sanguine et lymphatique.

Au total, la transduction se fera, d'une part après stimulation primaire par l'aiguille et par le médicament et d'autre part après stimulation secondaire par les sécrétions biochimiques endogènes.

2/ RÉACTIONS EN CHAÎNE DE LA PÉRIPHÉRIE AU CORTEX APRÈS UNE PONCTURE

Les réactions sont facilitées par hyperhémie dont on sait qu'elle augmente l'effet des ponctures. Ces réactions s'enchaînent selon quatre phases (Physiologie de la nociception chapitre IV sur la douleur) :
- transduction ;
- transmission ;
- modulation ;
- perception.

3/ QU'EN DÉDUIRE SUR LE MODE D'ACTION DE LA MÉSOTHÉRAPIE ?

Les études neurophysiologiques (modèle acupuncture : Pr. BOSSY) admettent que les injections intradermiques agissent de deux façons comme l'Acupuncture, les TENS, la Chaleur et le Froid :
- elles stimulent les fibres sensitives de gros calibres Aβ qui augmentent au niveau de la corne postérieure de la moelle leur *EFFET INHIBITEUR* sur les fibres de petit calibre *Aδ et C*;
- elles mettent en jeu les systèmes supraspinaux vus précédemment des ENDORPHINES en libérant ENDORPHINES, ENKÉPHALINES...

Les différentes techniques de mésothérapie utilisées seront fonction de :

- **L'effet recherché :**
  • « Gate control » de ***Ronald MELZACK et Patrick WALL en 1962*** (épidermique, intradermique : séance la moins douloureuse possible) : stimulation des fibres de gros diamètre Aβ ;
  • contre-irritation (épidermique, intradermique, séance désagréable) : stimulation des fibres Aδ ;
  • saturation des voies de la douleur (épidermique, intradermique : séance douloureuse) : C.I.D.N ;
  • anesthésie des points sensibles (hypodermique, sous-cutanée : équivalent au bloc anesthésique du système sympathique).

- **Selon le stade de l'affection :**
  • aiguë (les trois techniques : épidermique, intradermique, hypodermique, cette dernière se faisant avec un anesthésique) ;
  • chronique (épidermique, intradermique).

RÉFLEXOTHÉRAPIE

La Mésothérapie, par sa définition et son action thérapeutique est tout à fait assimilable à une réflexothérapie *[RIAUD 1999 ; 2008]*.

1/ DÉFINITION

En effet, si l'on considère :
- **le réflexe** comme la réponse rapide de structures biologiques variées à une stimulation déterminée, spécifique et localisée avec précision en dehors du contrôle de la volonté ;
- **la réflexothérapie** comme une méthode de traitement consistant en l'excitation, l'anesthésie ou la cautérisation d'une région autre que celle qui est atteinte dans le but d'engendrer des actions réflexes favorables.

On peut tout à fait reconnaître la Mésothérapie dans ces définitions.
L'idée de la Mésothérapie qui est partie du traitement loco dolenti et que le Docteur ***PISTOR (1979)*** a mis en avant n'est pas incompatible avec ces notions rappelées ci-dessus.
En effet, les deux aspects fondamentaux communs aux

réflexothérapies sont bien présents dans notre approche mésothérapique :

- le premier aspect diagnostique cherchera le ou les
- « organes » atteints par une sémiologie réflexe :
  - douleur ;
  - contracture ;
  - modification vasomotrice pigmentaire (palpé-roulé, rolfing, pincer-rouler, friction) ;

- l'autre aspect thérapeutique modifiera :
  - la vascularisation ;
  - la tonicité ;
  - la sensibilité à partir d'un ou plusieurs territoires parfois sans rapport métamérique direct.

2/ UN FACTEUR ESSENTIEL

Le réflexe a une origine périphérique.

3/ UNE CONDITION ESSENTIELLE

L'intégrité du système nerveux central, périphérique et autonome.

4/ ORGANISATION DU RÉFLEXE ÉLÉMENTAIRE

L'organisation réflexe élémentaire est basée dans notre système médical sur celle du ***métamère embryonnaire*** ou plus exactement sur l'innervation de ces différents composants (cf. Chapitre IV sur l'organisation fonctionnelle de la moelle).
Ceci suppose pour poser le bon diagnostic et obtenir une action thérapeutique efficace que le système nerveux cérébrospinal et le système nerveux autonome soient intègres. Sinon notre action thérapeutique réflexe en ce qui concerne la stimulation des extérocepteurs, ne sera qu'une réaction histaminique.

Le métamère comprend *deux moitiés symétriques* possédant chacun un nerf spinal relié au névraxe.
Ce nerf se divise en un certain nombre de fibres (motrices, sensitives et autonomes). ***Au système nerveux autonome de ce métamère sera annexé schématiquement un ganglion latéro-vertébral à destinée somatique et un ganglion pré viscéral à destinée viscérale.***

4.1/ Le réflexe élémentaire

Toute incitation périphérique empruntera pour gagner la substance grise de la moelle le support d'un neurone unique médullopète appelé neurone sensitif ou mieux protoneurone sensitif.
Cette incitation captée à la périphérie est transportée jusqu'au centre médullaire et provoque une réponse.
Le protoneurone sensitif s'articule donc avec un autre neurone chargé de rapporter à la périphérie sous forme de réaction soit motrice, soit sécrétoire, l'excitation qu'il a reçue du protoneurone sensitif.
Il peut exister entre les deux, un neurone connecteur ou ajusteur capable de garder le souvenir des influx qu'ils l'ont traversé [LHERMITTE 1913]. C'est la mémorisation du traitement (Fig. 4.9).

Fig. 4.9 - Mémoire zonale d'un stimulus

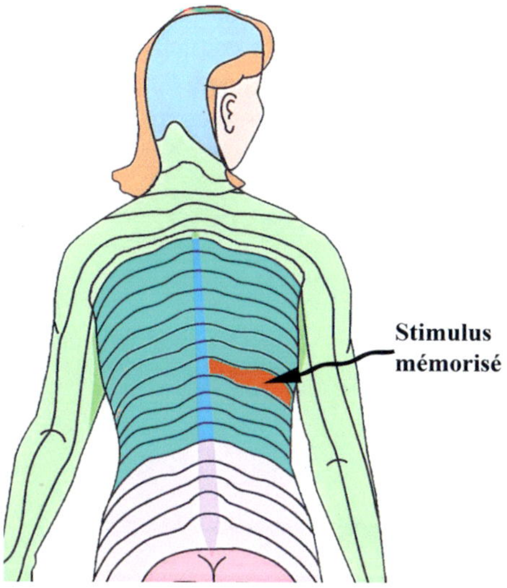

Un premier stimulus crée un processus de mémorisation métamérique.

Ce nouveau neurone peut modifier l'intensité des influx, ralentir leur vitesse comme une ébauche de cerveau élémentaire.
Il joue véritablement le rôle de centre puisque sans contact avec la périphérie, à l'inverse des neurones moteurs et sensitifs, il représente la première réalisation d'un appareil de contrôle et de réserve capable éventuellement de fonctionnement autonome, fonction qui se réalise dans sa perfection au niveau des structures du névraxe.

Ce schéma simple du réflexe élémentaire montre les éléments essentiels de tout le système nerveux central qui ne renferme jamais quelle que soit sa complexité que 2 sortes d'éléments :

- les neurones récepteurs ou effecteurs ;
- les neurones connecteurs qui par leur multiplicité, la richesse de leur agencement réciproque, réalisent les structures proprement intra-axiales.

4.2/ La notion de convergence

Dans le névraxe circulent sur la même voie, des messages venant de différents endroits du même métamère (peau, muscles, articulations et viscères).
La peau est la structure la mieux représentée au niveau du cortex cérébral. Ainsi, la réponse donnée par les structures corticales à une stimulation viscérale ou autre sera le plus souvent transmise au niveau de la peau, expliquant en partie l'action de la réflexothérapie.

4.3/ Le tractus de LISSAUER

Lorsque le protoneurone sensitif arrive à la corne postérieure de la moelle, il envoie une branche ascendante et descendante constituant la zone marginale **(Fig. 4.10)**.
Une dizaine de segments pourraient être atteints par une seule fibre concernant les renflements lombaire et cervico-brachial ***[BOSSY 1983]***.

Fig. 4.10 - Tractus de LISSAUER

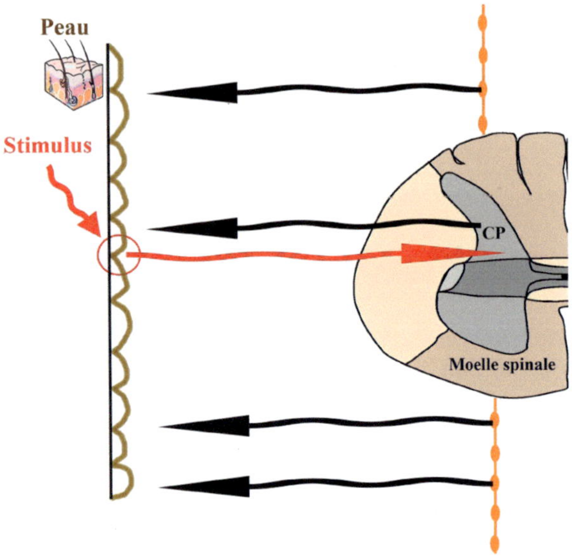

Le tractus de Lissauer est constitué d'interneurones associatifs, modulateurs, capables de mettre en relation différents étages médullaires (métamériques).
Il est variable d'un sujet à l'autre mais constant et typique.

4.4/ Les 2 types de métamérisation

On considère que la métamérisation sensitive

cérébrospinale est bien déterminée, précise, bien ***qu'il existe un chevauchement entre 3 métamères*** et que le faisceau de LISSAUER peut sensibiliser différents niveaux.

Par contre la métamérisation du système nerveux autonome est diffuse, imprécise, élargie à plusieurs métamères, on dira donc qu'elle est multi-métamérique ou trans-métamérique.

De plus la double organisation métamérique et plexique en complique encore la cartographie cutanée de projection.

PARTIE 5

DIAGNOSTIC ET CLINIQUE

CHAPITRE IX

INTERROGATOIRE

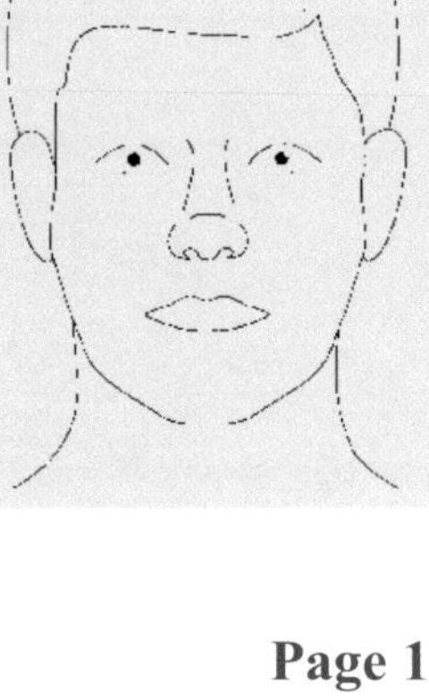

CHAPITRE IX
INTERROGATOIRE

INTERROGATOIRE

CONNAISSANCE GÉNÉRALE DU PATIENT

Âge, situation de famille, profession, niveau d'éducation, habitudes de vie, consommation de tabac et d'alcool, habitudes alimentaires et sportives.

ANTÉCÉDENTS PERSONNELS

- médicaux, chirurgicaux, traumatiques, obstétricaux et gynécologiques ;
- facteurs de risque ;
- antécédents familiaux ;
- les traitements suivis et les médicaments utilisés.

SIGNES FONCTIONNELS

Ce sont la douleur et l'impotence.

1/ LES CARACTÈRES DE LA DOULEUR

Il faut connaître :

- le mode de début : progressif, rapide ou brutal ;
- le siège et les irradiations notamment pour les douleurs radiculaires ;
- l'intensité ;
- les circonstances de survenue et déclenchement ;
- l'horaire dans la journée (caractère mécanique ou inflammatoire) :
  - douleurs inflammatoires (incomplètement soulagées par le repos, maximales durant la deuxième moitié de la nuit, cédant plus ou moins complètement avec le dérouillage matinal) ;
  - douleurs mécaniques (déclenchées par un effort ou un traumatisme, exagérées par la fatigue, le port de charges ou certaines positions longtemps maintenues, calmées par le repos) ;
- le rythme de la douleur : permanente ou évoluant par poussée.

2/ LE TYPE DE LA DOULEUR

On en distingue trois.

2.1/ Douleur psychogène

Douleur par conversion, dépression...

2.2/ Douleur par stimulation des récepteurs nociceptifs

Maladie extra-neurologique : cancer, infection...

2.3/ Douleur neuropathique

Les douleurs neuropathiques sont dues à une lésion interrompant les voies inhibant la douleur (déafférentation ou désinhibition) ou à la genèse d'influx douloureux ectopiques à partir de voies nociceptives lésées.

Les douleurs neuropathiques sont reconnues par :

- **leur siège** (dans un territoire tronculaire, radiculaire, plexuel ou segmentaire) ;
- **leur qualité** : à type de fourmillements douloureux, de paroxysmes (décharges électriques, coups d'aiguilles) ou de brûlures ;
- **les circonstances de déclenchement ou d'exacerbation** (par exemple à la toux ou à la marche pour une douleur radiculaire sciatique) ;
- **les éléments qui calment** la douleur (position antalgique) ;
- **le mode évolutif** en distinguant les douleurs aiguës des douleurs persistantes et les douleurs continues des douleurs intermittentes survenant par crises.

3/ LA GÊNE FONCTIONNELLE

Elle est fonction de deux facteurs : la douleur et la limitation de la mobilité.

Il importe d'apprécier la gravité de cette gêne fonctionnelle et son retentissement sur les activités professionnelles. Il existe différentes échelles et scores pour évaluer la gêne fonctionnelle, ainsi que la douleur.

4/ LA TOPOGRAPHIE DE LA DOULEUR

Les différents segments de la colonne vertébrale peuvent être intéressés mais également de nombreuses zones cutanées cartographiées par de nombreux auteurs.
(Cf. Chapitre V : segmentarisation de la douleur)

CHAPITRE X

EXAMEN CLINIQUE

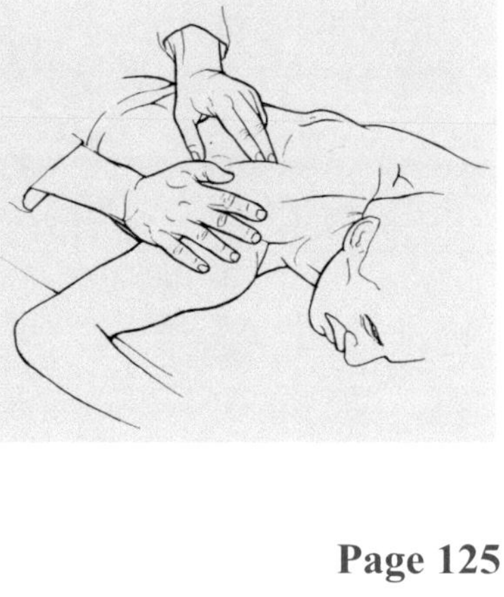

CHAPITRE X
EXAMEN CLINIQUE

EXAMEN CLINIQUE

EXAMEN PHYSIQUE GÉNÉRAL

Il porte sur un malade déshabillé.
Dans un premier temps, il faut apprécier la stature générale du sujet, son poids, sa taille. L'examen doit toujours être méthodique avec l'examen d'abord de la marche, du squelette axial, des articulations périphériques et des enthèses.
Il doit toujours être terminé par un examen somatique complet.
L'examen doit être comparatif.
Il comprend plusieurs temps.

1/ L'INSPECTION

Elle apprécie :
- la coloration des téguments, normale, rosée ou franchement rouge ;
- la morphologie globale : normale, déformée par des reliefs anormaux, trouble de l'axe du membre, attitude vicieuse, un œdème qui fait disparaître les reliefs anatomiques.

2/ LA PALPATION

Elle recherche :
- une modification de la chaleur locale ;
- la distension d'une articulation par un épanchement intra-articulaire (hydarthrose) ;
- des points douloureux en regard des repères anatomiques.

Préciser l'origine de la douleur : articulaire, péri-articulaire, cutanée, musculaire ou osseuse.

3/ LA MOBILISATION

Il s'agit d'un temps capital de l'examen. Elle doit se faire avec douceur, car elle est souvent douloureuse.
Seront recherchés :
- l'existence de douleurs à la mobilisation ;
- une limitation par la douleur ou par l'ankylose invincible.

La mobilité passive (l'examinateur qui exerce le mouvement) peut être complétée par la mobilisation active (le malade effectue le mouvement) et par celle de la mobilité contrariée, c'est-à-dire contre résistance.

4/ LE RESTE DE L'EXAMEN

L'examen local établit l'état des muscles, des artères et des veines.
L'examen régional, concerne les articulations sus et sous jacentes, les ganglions drainant l'articulation.
L'examen du rachis et des articulations périphériques pour savoir si l'atteinte est rachidienne pure, ou associée à une ou plusieurs articulations (spondylarthropathies...) ;
L'examen de tous les viscères, car la maladie articulaire n'est souvent qu'une expression locale d'une maladie générale (examen neurologique, examen cardio-vasculaire, pleuro-pulmonaire, cutané, touchers pelviens…).

EXAMEN SPÉCIFIQUE DU RACHIS

1/ LA RAIDEUR

Elle entraîne une gène fonctionnelle nette au niveau du rachis cervical, mais elle est souvent ignorée au niveau du rachis lombaire.

2/ L'INSPECTION

Le malade est examiné nu, debout, de face, de profil, en position couchée sur le ventre et assis.

3/ LA PALPATION

Elle repère et percute les épineuses de C7 (qui est saillante) à L5.
Elle recherche la **saillie anormale d'une épineuse et des points douloureux** qui peuvent siéger :
- au niveau d'une épineuse ;
- dans l'espace interépineux ;
- dans les gouttières paravertébrales : la pression peut augmenter une douleur radiculaire ressentie par le malade (signe de la sonnette) ;

La palpation recherche également **une contracture** des muscles paravertébraux.

4/ L'ÉTUDE DYNAMIQUE

Elle concerne le rachis cervical et lombaire.

4.1/ Le rachis cervical

Mouvement de flexion, le menton devant toucher le sternum (test de Hall), extension, rotation et inclinaison latérale. Il recherchera également un Signe de Spurling : c'est le Lasègue du membre supérieur. On le retrouve en tournant la tête du côté opposé à la douleur, avec le bras douloureux levé sur le côté.

4.2/ Le rachis lombaire

La flexion est étudiée en demandant au malade de toucher le sol avec les doigts. Une grande partie du mouvement s'effectue alors avec la coxofémorale.
On pourra mesurer la distance doigt-sol (DDS).
L'examen comprend également l'étude de **l'extension, des inclinaisons latérales** en notant le caractère harmonieux ou non de la courbure vertébrale, la cassure traduisant l'absence de mobilité du segment rachidien (Schéma en étoile de MAIGNE).
L'étude des rotations se fait en immobilisant le bassin.

Enfin, **la raideur du rachis lombaire** peut être étudiée par la manœuvre de Schöber qui consiste à mesurer en flexion l'écart entre deux points situés à 10 cm l'un de l'autre, sur la ligne des épineuses, tracés en position debout, le point inférieur étant situé au niveau de l'épineuse de L5. En flexion, la valeur normale est supérieure ou égale à 13 cm.

L'examen des sacro-iliaques
Il doit toujours compléter l'examen rachidien en recherchant :
- une douleur à la pression de l'interligne ;
- une douleur au sautillement en appui monopodal.

5/ EXAMEN NEUROLOGIQUE

Il s'attachera à rechercher les complications.

5.1/ Complications neurologiques de la pathologie rachidienne cervicale

Les manifestations sont consécutives à une hernie discale, apparue le plus souvent sans cause déclenchante ou aux lésions uncodiscarthrosiques des vertèbres cervicales rétrécissant le foramen vertébral. Plus rarement à un processus tumoral ou infectieux qui ne sera pas traité dans cet ouvrage.

5.1.1/ Symptômes cliniques

L'expression clinique peut être liée :
- ***à l'atteinte radiculaire (névralgie cervicobrachiale)***. La cervicalgie intéresse toute la nuque, la douleur concernant l'épaule puis le membre supérieur suivant une topographie qui n'est pas toujours aussi précise :
  - ***radiculalgie C5*** : face latérale du moignon de l'épaule et du bras ;
  - ***radiculalgie C6*** : antérieure à l'épaule, au bras, au coude, à l'avant-bras pour se terminer dans les deux premiers doigts de la main (pouce) ;
  - ***radiculalgie C7*** : postérieure au bras, au coude, à l'avant-bras et à la main et irradiante dans les trois doigts moyens (index-médius) ;
  - ***radiculalgie C8*** : bord médial du membre supérieur, se terminant dans les deux derniers doigts ;
  - ***radiculalgie T1*** : face médiale du bras ;

- ***à une douleur éventuellement exacerbée par les mouvements du rachis***, les efforts de toux et parfois le décubitus ; l'examen clinique peut retrouver une limitation douloureuse des mouvements du rachis cervical, une contracture des muscles cervicaux ; la mobilisation peut réveiller la douleur radiculaire ; l'examen clinique recherche un déficit moteur, sensitif, une modification (diminution ou abolition) d'un réflexe ostéotendineux ;
- ***à la myélopathie cervicale***. Il convient de dépister une souffrance médullaire éventuellement associée : atteinte pyramidale volontiers spastique, avec troubles sensitifs et sphinctériens.

5.1.2/ Examen clinique

Outre l'examen de la mobilité du rachis cervical, passive et active et l'appréciation d'une raideur musculaire spontanée douloureuse, peu significative d'une quelconque étiologie, l'examen clinique s'attachera surtout à rechercher d'éventuels signes de complication plus spécifique :
- ***des signes périphériques*** : hypo ou anesthésie en bande dans un territoire radiculaire, abolition des réflexes ostéotendineux, diminution de la force musculaire ;
- ***des signes médullaires***: essentiellement syndrome pyramidal, parfois associé à des troubles sensitifs, superficiels ou profonds et à des troubles sphinctériens.

5.2/ Complications neurologiques de la pathologie rachidienne lombaire

Elles sont dues à des lésions dégénératives osseuses acquises (arthrosiques) responsables d'une sténose progressive du canal vertébral, ou discales (conflit discoradiculaire) le plus souvent. Plus rarement il peut s'agir d'une cause tumorale (osseuse ou intrarachidienne, mais aussi extra rachidienne), infectieuse (spondylodiscites).

5.2.1/ Symptômes cliniques

La symptomatologie comporte :
- des ***douleurs rachidiennes lombaires*** pouvant être aiguës

ou chroniques ;
- une ***radiculalgie,*** le plus souvent unilatérale, partant de la région lombaire basse et adoptant un trajet précis correspondant à la racine concernée. Ce trajet peut toutefois être tronqué, ce qui rend le diagnostic difficile :
  - ***Radiculalgie S1*** : face postérieure de la fesse, de la cuisse, du mollet jusqu'au talon, plante du pied et 5e orteil ;
  - ***Radiculalgie L5*** : partie postéro-externe de cuisse, face externe de jambe jusqu'au dos du pied et aux premiers orteils ; quelque fois trajet inguinal associé ;
  - ***Radiculalgie L4*** : face antéro-externe de cuisse, bord antérieur de la jambe, malléole interne, rarement gros orteil ;
  - ***Radiculalgie L3*** : partie postéro-interne puis antéro-interne de la cuisse, sans dépasser le genou.

- une ***douleur*** typiquement ***mécanique***, accentuée par les efforts, la station debout, calmée par le décubitus ; elle peut être impulsive à la toux ou aux efforts de défécation ;
- une ***claudication*** sous la forme de paresthésies et de douleurs mono- ou pluriradiculaires des membres inférieurs apparaissant lors de la marche, le plus souvent calmées par le repos dans un contexte de lombalgies chroniques. Ces troubles peuvent réduire progressivement le périmètre de marche, le patient pouvant reprendre ses activités locomotrices après un certain temps de repos en position assise ou accroupie. Ces éléments évoquent une souffrance radiculaire par un canal lombaire étroit.

5.2.2/ Examen clinique

Il comporte un examen du rachis lombaire et un examen neurologique.
- ***Signes rachidiens*** :
  - soit spontanés (effacement de la lordose lombaire, inflexion latérale du côté opposé à la douleur) ;
  - soit responsables d'une limitation des mouvements (flexion antérieure du tronc : mesure de la distance doigts-sol ou de l'indice de Schober, inflexions latérales).
- ***Signes radiculaires*** :
  - l'examen recherche un signe de Lasègue ;
  - ou un signe de Léri.

Il recherche aussi l'existence de signes moteurs déficitaires, de troubles de la sensibilité, et d'anomalie des réflexes.
Une atteinte de la queue de cheval est une urgence qu'il faudra toujours écarter, comme la sciatique paralysante.

ÉVALUATIONS

Il existe différents types d'échelles :
- échelle Visuelle Analogique ;
- échelle Verbale ;
- échelle Numérique ;
- **Douleur Spécifique et Douleur globale** ;
  - évaluation globale qui prend en compte tous les types de douleurs ;
  - évaluation en prenant en compte la liaison par rapport au problème au dos ;
- **Oswestry Disability Index** : objectif : indiquer le degré auquel une personne est restreinte par la douleur ;
- **Neck Disability Index** : objectif : indiquer le degré auquel une personne est restreinte par la douleur due à son problème au cou ;
- **SF-36©** (Short-Form 36 Question) : objectif : score de qualité de vie, parmi les plus simples d'utilisation, sous forme d'un QCM. Le temps de remplissage est inférieur à 10 minutes.

Tableau 5.1 - Échelles d'évaluation

	Avantage	Inconvénient	Occurrences pubmed (R. Abstract)
EVA cervical	Simplicité	Métrologie	47
EVA Lombaire	Simplicité	Métrologie	98
JOA Lombaire	International	Pas validé en français	18
JOA Myélopathie	International	Pas validé en français	55
Beaujon-Lassale	Périmètre de marche	Français - Parisien	1
Neck Disability Index	International	Pas validé	46
Indice de Satisfaction	Simplicité	Valeur Subjective	26
Critère d'Odom		Valeur Subjective	23
Oswestry	Troubles sexuels	Pas validé en français	85
Dallas	16 items / Traduit en français		18
Rolland-Moris	Handicap faible	Handicap fort	58
Eifel (Echelle d'Incapacité Fonctionnelle pour l'Evaluation des Lombalgies)	Traduction du Roland-Morris	Handicap fort	2
SF36	Validé en français	Valeur individuelle faible	100

CHAPITRE XI

EXAMEN CLINIQUE SEGMENTAIRE

CHAPITRE XI
EXAMEN CLINIQUE SEGMENTAIRE

EXAMEN CLINIQUE SEGMENTAIRE

Au terme de l'examen qui aura éliminé une pathologie générale, une urgence chirurgicale, le diagnostic sera proposé selon deux critères distincts :
- la détermination de la douleur, sa topographie son type et son origine ;
- le mécanisme segmentaire auquel elle se rattache, déterminant ainsi le traitement en Mésothérapie Métamérique.

Le traitement sera donc défini par :
- le traitement du sclérotome, correspondant au niveau vertébral pathologique ainsi que les niveaux supérieur et inférieur (cf. Réflexothérapie) et ses douleurs référées ;
- le traitement à distance des points musculaires du myotome retrouvés à l'examen, ainsi que celui du dermatome et de l'angiotome ou thermatome ***(Fig. 3.44 page 89)*** correspondant au segment pathologique ;
- et dans les pathologies viscérales, le traitement des zones de projection cutanée douloureuses (HEAD, cellulagies…) et des points maxima.

D'autres notions de clinique segmentaire et notamment les interactions segmentaires sont à bien connaitre car elles vont conditionner notre traitement par mésothérapie.

Nous allons les détailler.

SYMPTÔMES SEGMENTAIRES

L'examen clinique classique va rechercher différents types de symptômes :
- ***symptômes structuraux*** : les changements dans les tissus sont visibles ou palpables (fracture, ulcère…) ;
- ***symptômes fonctionnels*** : les symptômes correspondent à des modifications des fonctions (trigger points, tachycardie, dyspnée, colopathie spasmodique…) ;
- ***symptômes segmentaires*** : les symptômes sont le résultat d'une pathologie dans l'une des parties d'un segment, dermatome, myotome, sclérotome, viscérotome ou angiotome (douleur référée, troubles vasomoteurs, cordons musculaires hypertoniques...).

En **Mésothérapie Métamérique**, les symptômes fonctionnels et segmentaires sont essentiels dans notre démarche diagnostique et thérapeutique.

On rappellera que le segment spinal du métamère comprend trois types de centres primaires :
- **le centre moteur somatique ;**
- **le centre sensitif ;**
- **le centre autonome.**

Ces trois centres sont connectés par des interneurones restant dans l'organisation segmentaire.

Toutes les parties périphériques du segment (sclérotome, dermatome, myotome, viscérotome et angiotome) sont interconnectées par une innervation commune, *et chaque partie d'un segment peut avoir une influence sur n'importe quelle autre partie du même segment.*

Ainsi, par exemple, une pathologie viscérale (viscérotome) peut se manifester dans la peau (dermatome), dans les muscles (myotome) et dans les articulations (sclérotome) par des réflexes viscéro-cutanés et viscéro-somatiques.

Inversement, la stimulation de la peau ou du muscle peut influencer les organes internes ayant la même innervation segmentaire par des réflexes cutanéo-viscéral et viscéro-musculaires, ce qui explique les effets homosegmentaires des thérapies segmentaires telles que la mésothérapie.

Il existe également des interneurones intersegmentaires ou commissuraux qui relient les deux moitiés du métamère d'où les effets possibles segmentaires controlatéraux des punctures.

1/ LA DOULEUR D'ORIGINE SEGMENTAIRE
(Corne postérieure sensitive)

1.1/ Douleur locale provoquée par un stimulus nociceptif dans la peau ou les muscles superficiels.

1.2/ Douleur référée provoquée par un stimulus nociceptif dans une certaine partie d'un segment, mais qui est projetée vers d'autres parties de ce même segment. Elle résulte du phénomène de convergence déjà vu plus haut (interprétation erronée subjective du cerveau). La douleur rayonne vers les parties du segment où l'innervation est plus dense vers la superficie (dermatome et myotome) et de proximal en distal.

1.3/ Hyperalgésie locale : hypersensibilité à des stimuli douloureux provoquée par la sensibilisation des petites fibres nerveuses afférentes. Sensibilisation des nocicepteurs périphériques.

1.4/ Hyperalgésie référée : hypersensibilité à des stimuli douloureux qui peuvent provenir d'une autre partie de ce même segment.
L'explication la plus probable pour cela est la facilitation et la sommation dans la corne postérieure sensorielle, et l'effet sensibilisant des fibres sympathiques sur les petites fibres afférentes.
C'est ainsi qu'on peut trouver à l'examen des points maxima et des zones de HEAD dans la peau et des trigger points dans les muscles.

2/ LES CORDONS MUSCULAIRES HYPERTONIQUES
(Corne motrice antérieure)

Un trouble segmentaire peut provoquer des cordons musculaires hypertoniques au sein desquels peuvent se trouver des trigger points.

3/ LES SYMPTÔMES DYSAUTONOMIQUES
(Corne latérale autonome)

Un trouble segmentaire peut entraîner des perturbations du système nerveux autonome et des symptômes dysautonomiques comme déjà décrits plus haut par sensibilisation des petites fibres afférentes qui va entraîner une hyperalgésie locale ou référée intensifiant le trouble segmentaire.
La vasoconstriction persistante dans l'angiotome finit par rendre **les tissus sous-cutanés** plus rigides engendrant des troubles trophiques (tissu brillant, œdémateux, de consistance épaisse et indurée et ne glissant plus sur les tissus sous-jacents).
La **peau** quant à elle devient plus froide et moite avec un aspect de chair de poule. **La cartographie a un aspect qu'on pourra appeler transmétamérique, décalé par rapport aux segments.**

Les troubles trophiques réduiront l'extensibilité des **muscles** avec apparition des trigger points actifs.

Les **articulations** peuvent avoir une restriction de mobilité (articulation bloquée), en raison de changements trophiques des ligaments, de la capsule articulaire et d'une production réduite de synovie, provoquant des altérations du cartilage (articulations endolories) et des contractures des muscles courts et moyens (multifidi) du plan profond postérieur.

Les **viscères** peuvent avoir une fonction restreinte en raison d'une vascularisation réduite, et un péristaltisme modifié pouvant provoquer des spasmes.

4/ LES SYMPTÔMES DANS LES SEGMENTS LIÉS SECONDAIREMENT

Il est important de faire ici un rappel **neurophysiologique et neuroanatomique**.

→ ***La corne postérieure sensitive*** transmet les informations sensorielles dans trois directions principales :
- par des fibres ascendantes vers le système nerveux central ;
- par des fibres intra-segmentaires vers les cornes antérieures de la moelle spinale ;
- par des fibres intra-segmentaires vers les cornes latérales de la moelle spinale.

Le traitement des informations afférentes dans la corne postérieure est constamment modulé par des réflexes inter-segmentaires et par des stimuli descendants provenant des centres de relais supérieurs.

→ ***La corne motrice antérieure*** est responsable de l'innervation motrice des muscles striés.

→ ***La corne latérale autonome (noyau intermédio-latéral)*** mérite une attention particulière parce qu'elle joue un rôle qui est extrêmement important, mais jusqu'à présent **peu reconnu**, dans de nombreuses réactions segmentaires.

La corne latérale autonome constitue l'origine de l'innervation sympathique. À partir de seulement une partie limitée des segments spinaux ***(C8-L2)***, le corps entier est innervé par le système nerveux sympathique.
D'un point de vue fonctionnel, on peut diviser la corne latérale en trois colonnes :
- ***la colonne médiale*** est composée des corps cellulaires des fibres préganglionnaires à destination des organes internes ;
- ***la colonne intermédiaire*** est composée des corps cellulaires des fibres préganglionnaires à destination du tronc ;
- ***la colonne latérale*** est composée des corps cellulaires des fibres préganglionnaires à destination de la tête et des extrémités.

Cette dernière colonne nécessite des explications plus approfondies.

En effet, l'innervation autonome de la tête provient de ***C8-T4***, celle des extrémités supérieures de ***T5-T9***, et celle des extrémités inférieures de ***T10-L2 [BOSSY 1990, CARPENTER 1991...]***.
Les fibres efférentes provenant de cette colonne latérale montent ou descendent à l'intérieur de la chaîne sympathique vers les segments destinataires de façon homolatérale.

Certains auteurs décrivent des relations neuro-anatomiques entre les différents segments par l'interconnexion des trois colonnes sensitive, motrice et autonome pouvant expliquer des lésions segmentaires dites secondaires.
Si on place côte à côte schématiquement les trois colonnes, on obtient le ***tableau 5.2*** suivant :

Tableau 5.2 - Relations neuroanatomiques entre les différents segments

		Colonne médiale	**Colonne intermédiaire**	**Colonne latérale**
---	C1	---	---	---
C2-C7	C2-C7	---	---	---
C8-T2	C8-T2	C8-T2	C8-T2	C1-C2
T2-T4	T2-T4	T2-T4	T2-T4	C3-C4
T5-T6	T5-T6	T5-T6	T5-T6	C5-C6
T7-T9	T7-T9	T7-T9	T7-T9	C7-C8
T10-T11	T10-T11	T10-T11	T10-T11	L3-L4
T12-L2	T12-L2	T12-L2	T12-L2	L5-S2
L2-L5	L2-L5	---	---	---
S1-S5	S1-S5	---	---	---

Des relations peuvent donc s'établir entre les dermatomes, myotomes, sclérotomes, viscérotomes et angiotomes de différents segments.
Un problème local peut devenir segmentaire et il peut finir par s'étendre à d'autres segments , en fonction de la gravité du problème.
Ces interactions segmentaires sont à bien connaître afin de les rechercher à l'examen clinique et de les traiter.

5/ LES SYMPTÔMES LIÉS À UNE PATHOLOGIE VISCÉRALE

Ces symptômes sont légèrement plus compliqués à comprendre parce que la pathologie viscérale peut se projeter sur la moelle épinière de plusieurs façons.
On parlera dans ce cas plutôt de groupes de symptômes segmentaires car les symptômes résultant d'une pathologie viscérale peuvent se manifester dans des segments distants les uns des autres ce qui peut faire errer le diagnostic.

Comme les informations afférentes viscérales sont transmises par les mêmes voies que l'innervation efférente, on peut reconnaître les quatre voies suivantes :
- via les fibres sympathiques des segments spinaux C8-L2 ;
- via le nerf phrénique de C3-C5 (nerf moteur du diaphragme, s'anastomosant avec le ganglion cervical inférieur) ;
- via les nerfs pelviens (plexus hypogastriques) de S2-S4 ;
- via le nerf vague (X) au tronc cérébral et de C1-C2.

Comme nous pouvons le voir, quelques uns des segments d'extrémité ne sont pas influencés segmentairement par les viscères; ce sont les « segments vides » des C6-C8 et des L3-S1. ***(Cf. Tableau 5.2)***.
Ceci explique pourquoi la pathologie viscérale provoque rarement une douleur référée aux extrémités.
Un diagnostic segmentaire peut donner lieu à un diagnostic d'organe, mais il peut aussi indiquer une association éventuelle entre un ou plusieurs segments dérangés et un ou plusieurs organes internes. À l'inverse, en cas de pathologie interne cliniquement nette, il est également possible de se servir des segments associés de manière thérapeutique, surtout s'ils présentent des symptômes segmentaires.

6/ EXEMPLE D'INTERACTIONS SEGMENTAIRES

6.1/ Symptômes au niveau de la tête et du cou

Afin de comprendre les symptômes segmentaires dans la tête et dans le cou, et les possibilités thérapeutiques, toutes les interactions neurologiques possibles doivent être prise en compte.
L'innervation sensorielle de la tête et du cou se fait essentiellement par le nerf trijumeau et les nerfs spinaux C2-C3. En effet, le noyau spinal du trijumeau descend jusqu'aux segments spinaux C2-C4.
Il existe des interactions importantes entre les nerfs spinaux C1-C4 et les nerfs trijumeau, phrénique et vague. Certains auteurs ont décrit la possibilité d'inhiber des informations trigéminales nociceptives en stimulant les grosses fibres des nerfs cervicaux supérieurs et vice versa.
L'innervation sympathique de la tête et du cou provient de la colonne latérale des cornes latérales autonomes des C8-T4.
Toute activité autonome (surtout viscérale) qui affecte ces segments peut influencer l'innervation sympathique de la tête.
Ceci peut provoquer, par exemple, des problèmes O.R.L. ainsi que d'autres problèmes en raison d'une vasoconstriction ou d'une sensibilisation des fibres afférentes.
Les symptômes segmentaires dans la tête et dans le cou peuvent vraiment être segmentaires, en raison d'une suractivité dans les nerfs spinaux cervicaux supérieurs, mais ils peuvent aussi être le résultat d'une suractivité dans le nerf trijumeau, phrénique ou vague. De plus, les interactions entre les trois colonnes de la corne latérale autonome peuvent expliquer en partie ces symptômes ***(cf. Tableau 5.2)***.

En pratique, les symptômes de la tête et du cou peuvent être le résultat :

- d'une pathologie trigéminale (innervation sensitive) ;
- de troubles dans les segments cervicaux C1-C4 (innervation sensitive) ;
- de pathologies viscérales irritant le nerf phrénique C3-C5 ;
- de pathologies somatiques et viscérales qui affectent les segments C8-T4 (innervation sympathique).
-

Fig. 5.1 – Interactions des fibres afférentes cervicales et trigéminales

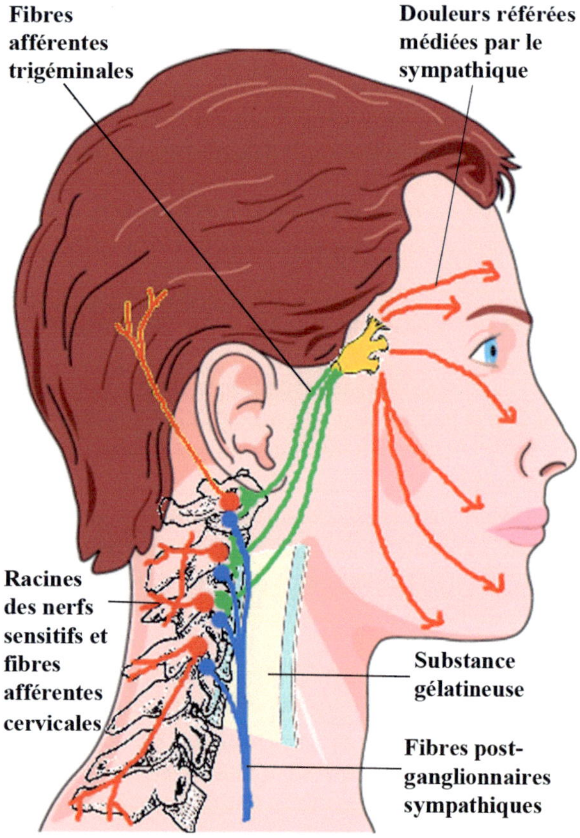

Du fait des connexions et des interactions entre les fibres afférentes cervicales, les fibres postganglionnaires sympathiques et les fibres afférentes trigéminales, des perturbations au niveau des segments cervicaux pourront entraîner des douleurs référées médiées par le sympathiques au niveau de la tête se traduisant pas des céphalées diverses.
Chez un patient migraineux par exemple, on pourra observer un renforcement et une recrudescence des crises de migraine. Un traitement segmentaire comme la Mésothérapie Métamérique pourra venir compléter le traitement classique de la migraine.

6.2/ Interactions entre les segments T5 et C5

Une irritation nociceptive, par exemple, quelque part dans le segment T5 peut provoquer des symptômes segmentaires dans différentes parties de ce segment, mais en plus ou à la place de ces symptômes, il est possible de trouver des symptômes segmentaires dans certaines parties d'un autre segment comme C5, lié secondairement à T5.

Les interactions segmentaires suivantes peuvent avoir lieu :

→ ***via la corne postérieure de T5*** : douleur dans certaines parties de T5 ;
→ ***via la corne antérieure de T5*** : cordons musculaires hypertoniques et trigger points activés dans certaines parties de T5 ;
→ ***via la corne latérale de T5*** :
  - via la colonne médiale : symptômes autonomes dans le viscérotome de T5 ;
  - via la colonne intermédiaire : symptômes autonomes dans le dermatome, dans le myotome et/ou dans le sclérotome de T5 ;
  - via la colonne latérale : symptômes autonomes dans les diverses parties de C5.

Et inversement, une irritation nociceptive quelque part dans le segment C5 peut provoquer des symptômes segmentaires dans le dermatome, le myotome, le sclérotome et/ou le viscérotome de C5, mais, comme les interactions segmentaires autonomes du segment C5 ont lieu dans la colonne latérale de la corne latérale de T5, on peut aussi trouver des symptômes segmentaires dans certaines parties du segment T5.

Comme décrit dans le tableau 5.2, on peut ainsi imaginer d'autres interactions comme par exemple entre T7-T8 et C7-C8, T10-T11 et L3-L4 ou entre T12-L1 et L5-S1.
Ce qui veut dire que quand on traite le rachis cervical, il faut penser à examiner le rachis dorsal ; de même que si on traite le rachis lombaire, il faut examiner le rachis dorsal bas et notamment la charnière thoraco-lombaire à la recherche de symptômes segmentaires secondaires.

LE DIAGNOSTIC SEGMENTAIRE

L'objectif d'un diagnostic segmentaire est de déterminer le ou les segment(s) pathologique(s).
Un diagnostic segmentaire correct permet de traiter la vraie cause et d'éviter les traitements symptomatiques.
Un diagnostic segmentaire peut donner lieu à un diagnostic d'organe, mais il peut aussi indiquer une association éventuelle entre un ou plusieurs segments pathologiques et un ou plusieurs organes internes. À l'inverse, en cas de pathologie interne cliniquement nette, il est également possible de se servir des segments associés de manière thérapeutique, surtout s'ils présentent des symptômes segmentaires.
Après avoir fait l'inventaire des segments pathologiques, il faudra déterminer quelle partie du segment (dermatome, myotome, sclérotome ou viscérotome) est la plus perturbée de façon à adapter le traitement.

Les **hyperalgésies locale et référée** sont des symptômes plus objectifs. Elles sont également plus souvent trouvées dans les couches superficielles. Pour une localisation exacte des zones hyperalgésiques, la coopération du patient est toujours nécessaire (palpé-roulé).

Chercher dans le **myotome** des **muscles endoloris** et des cordons hypertoniques qui ont souvent des trigger points.

Chercher dans le **sclérotome** les articulations, les ligaments douloureux et des zones douloureuses dans le périoste (par exemple douleur des processus épineux).

En traduisant ces symptômes en un diagnostic segmentaire, il existe plusieurs facteurs qui sont potentiellement déroutants :

- → des zones qui sont normalement douloureuses et hyperalgésiques couvriront plus d'un segment, elles sont transmétamériques;
- → une pathologie viscérale ne provoque pas de vrais symptômes segmentaires comme de la douleur ou de l'hyperalgésie dans les « segments vides » C6-C8 et L3-S1 aux extrémités, mais elle peut provoquer des symptômes segmentaires secondaires (principalement autonomes) dans ces segments.

En cas de pathologie viscérale, les segments sont plus susceptibles d'être dérangés sur le côté homolatéral du corps.
Attention, un trouble segmentaire peut entretenir d'autres symptômes segmentaires même quand la cause aura été traitée.

1/ INNERVATION SEGMENTAIRE

1.1/ Système squelettique

(Cf. Tableau 5.3)

1.2/ Système musculaire

(Cf. Tableaux 5.4 à 5.8)

1.3/ Système viscéral

(Cf. Tableau 5.9)

Tableau 5.3 - INNERVATION SEGMENTAIRE DU SYSTÈME SQUELETTIQUE (SCLÉROTOMES)

SQUELETTE	VERTÈBRES CERVICALES	CLAVICULE	ÉPAULE	ACROMION	HUMÉRUS	CUBITUS	RADIUS	MAIN	VERTÈBRES THORACIQUES	CÔTES	VERTÈBRES LOMBAIRES	CRÊTE ILIAQUE	SYMPHYSE	FÉMUR	TIBIA	FIBULA	PIED MÉDIAL	PIED LATÉRAL
C1	🟥																	
C2	🟥																	
C3	🟥																	
C4	🟥	🟩	🟥															
C5	🟥	🟩	🟥		🟥													
C6	🟥		🟥	🟩	🟥	🟩	🟥	🟩										
C7	🟥		🟥		🟥	🟩	🟥	🟩										
C8	🟥				🟥			🟩										
T1									🟥	🟩								
T2									🟥	🟩								
T3									🟥	🟩								
T4									🟥	🟩								
T5									🟥	🟩								
T6									🟥	🟩								
T7									🟥	🟩								
T8									🟥	🟩								
T9									🟥	🟩								
T10									🟥	🟩								
T11									🟥	🟩								
T12									🟥	🟩								
L1											🟥	🟩						
L2											🟥	🟩	🟥		🟥			
L3											🟥	🟩	🟥	🟩	🟥	🟩	🟥	
L4											🟥	🟩			🟥	🟩		🟩
L5											🟥	🟩			🟥	🟩	🟥	
S1															🟥	🟩	🟥	
S2																	🟥	
S3																		
S4																		

Tableau 5.4 - INNERVATION SEGMENTAIRE DES MUSCLES DU COU ET DE L'ÉPAULE (MYOTOMES)

MUSCLES DU COU	STERNOCLEIDOMASTOIDEUS	TRAPEZIUS	SPLENIUS	SEMISPINALIS CAPITIS	SUBOCCIPITAL	SEMISPINALIS CERVICIS	MULTIFIDI	LONGISSIMUS	ROTATORES	MUSCLES DE L'ÉPAULE	SCALENI	SUPRASPINATUS	INFRASPINATUS	TERES MINOR	TERES MAJOR	SUBSCAPULARIS	LATISSIMUS DORSI	ROMBOIDEI	DELTOIDEUS	LEVATOR SCAPULAE	SERRATUS POSTERIOR SUPERIOR
C1	X		X	X	X			X		C1											
C2	X	X	X	X				X	X	C2	X										
C3	X	X	X	X		X	X	X	X	C3	X									X	
C4		X	X	X		X	X	X	X	C4	X	X				X		X		X	
C5			X	X		X	X	X	X	C5	X	X	X	X	X	X		X	X	X	
C6			X	X		X	X	X	X	C6	X	X	X	X	X	X	X		X		
C7			X	X				X	X	C7	X				X	X	X				
C8								X	X	C8	X						X				
										T1											X
										T2											X
										T3											X
										T4											X

Tableau 5.5 - INNERVATION SEGMENTAIRE DES MUSCLES DU MEMBRE SUPÉRIEUR (MYOTOME)

MEMBRE SUP.	CORACO -BRACHIALIS	SUBCLAVIUS	BICEPS BRACHII	BRACHIALIS	TRICEPS BRACHII	ANCONEUS	SUPINATOR	BRACHIORADIALIS	EXTENSOR CARPI RADIALIS	EXTENSOR CARPI ULNARIS	EXTENSOR DIGITORUM	FLEXOR CARPI RADIALIS	FLEXOR CARPI ULNARIS	PRONATOR TERES	FLECHISSEURS DE MAIN	PALMARIS LONGUS	ADDUCTOR POLLICIS	OPPONENS POLLICIS	INTEROSSEI
C1																			
C2																			
C3																			
C4																			
C5	X	X	X	X			X	X	X										
C6	X	X	X	X	X		X	X	X	X	X	X		X		X		X	
C7	X				X	X	X		X	X	X	X		X	X	X		X	
C8					X	X			X	X	X		X		X	X	X	X	X
T1													X		X	X	X	X	X

Tableau 5.6 - INNERVATION SEGMENTAIRE DES MUSCLES DU PELVIS, DE LA HANCHE, DE LA CUISSE ET DU GENOU (MYOTOMES)

PELVIS, HANCHE, CUISSE ET GENOU	QUADRATUS LOMBORUM	GLUTEI	ILIOPSOAS	PIRIFORMIS	OBTURATOR INTERNUS	QUADRICEPS FEMORIS	PECTINEUS	ADDUCTOR LONGUS	ADDUCTOR MAGNUS	SEMITENDINOSUS	SEMIMEMBRANOSUS	BICEPS FEMORIS	TENSOR FASCIA LATAE	SARTORIUS	GRACILIS	POPLITEUS
T12	■															
L1	■		■													
L2	■		■			■	■	■	■					■	■	
L3	■		■			■	■	■	■					■	■	
L4	■	■			■	■	■	■	■	■	■		■			■
L5		■		■	■				■	■	■	■	■			■
S1		■		■	■				■	■	■	■	■			
S2		■		■						■	■	■				
S3																
S4																

Tableau 5.7 - INNERVATION SEGMENTAIRE DES MUSCLES DE LA JAMBE ET DU PIED (MYOTOME)

MUSCLES DE LA JAMBE ET DU PIED	PLANTARIS	ABDUCTOR HALLUCIS	ABDUCTOR DIGITI MINIMI	ADDUCTOR HALLUCIS	EXTENSOR DIGITORUM	EXTENSOR HALLUCIS	EXTENSOR DIGITORUM BREVIS	EXTENSOR HALLUCIS BREVIS	FLEXOR DIGITORUM BREVIS	FLEXOR HALLUCIS BREVIS	TIBIALIS ANTERIOR	TIBIALIS POSTERIOR	GASTROCNEMIUS	SOLEUS	FIBULARIS	QUADRATUS PLANTAE	INTEROSSEUS
T12																	
L1																	
L2																	
L3																	
L4	■				■	■					■				■		
L5	■	■			■	■	■	■	■	■	■	■		■	■		
S1	■	■			■	■	■	■	■	■	■	■	■	■	■		
S2			■	■									■	■		■	■
S3			■	■												■	■
S4																	

Tableau 5.8 - INNERVATION SEGMENTAIRE DES MUSCLES DU TRONC ET ABDOMEN (MYOTOMES)

MUSCLES DU TRONC	DIAPHRAGME	PECTORALIS MAJOR	PECTORALIS MINOR	STERNALIS	SERRATUS ANTERIOR	SERRATUS POSTERIOR INFERIOR	ILIOCOSTALIS	RECTUS ABDOMINIS	EXTERNAL OBLIQUE	INTERNAL OBLIQUE	TRANSVERSUS ABDOMINIS	PYRAMIDAL	ERECTOR SPINAE	SEMISPINALIS	MULTIFIDI	ROTATORES	LONGISSIMUS
C1																	■
C2	■												■	■	■	■	■
C3	■												■	■	■	■	■
C4	■						■						■	■	■	■	■
C5	■	■			■		■						■	■	■	■	■
C6		■			■		■						■	■	■	■	■
C7		■		■	■		■						■	■	■	■	■
C8		■	■	■	■		■						■	■	■	■	■
T1		■	■	■			■						■	■	■	■	■
T2							■						■	■	■	■	■
T3							■						■	■	■	■	■
T4							■						■	■	■	■	■
T5							■						■	■	■	■	■
T6							■						■	■	■	■	■
T7							■	■					■	■	■	■	■
T8							■	■	■	■	■		■	■	■	■	■
T9						■	■	■	■	■	■		■	■	■	■	■
T10						■	■	■	■	■	■		■	■	■	■	■
T11						■	■	■	■	■	■		■	■	■	■	■
T12						■	■	■	■	■	■	■	■	■	■	■	■
L1													■	■	■	■	■
L2													■	■	■	■	■
L3													■	■	■	■	■
L4													■	■	■	■	■
L5													■	■	■	■	■
S1													■	■	■	■	■
S2													■	■	■	■	■
S3																	

Tableau 5.9 : INNERVATION SEGMENTAIRE VISCÉRALE (VISCÉROTOMES)

Nerf vague	VISCÈRES	COEUR	POUMONS	SEINS	RATE	ŒSOPHAGE	ESTOMAC	DUODÉNUM	PANCRÉAS	FOIE/VÉSICULE BIL.	INTESTIN GRÊLE	COLON DROIT	REINS	COLON GAUCHE	VESSIE	UTÉRUS	TESTICULE/PROSTATE
		Nerf vague															
	C2																
	C3	Nerf phrénique															
	C4																
	C5																
	C6																
	C7																
	C8																
	T1																
	T2																
	T3																
	T4																
	T5																
	T6																
	T7																
	T8																
	T9																
	T10																
	T11																
	T12																
	L1																
	L2																
	L3																
	L4																
	L5																
	S1																
	S2													Parasympathique			
	S3																
	S4																

2/ MÉTHODES DE DIAGNOSTIC DES CORDONS HYPERTONIQUES MUSCULAIRES ET DES TRIGGER POINTS

- **Inspection :**
  - recherche d'une scoliose fonctionnelle convexe du côté sain ;
  - respiration asymétrique ;
  - asymétrie faciale.
- **Palpation :**
  - peau, tissu sous-cutané et muscles ;
  - étirement musculaire à la recherche du cordon ;
  - localisation des triggers points par une palpation à plat ou par pincement ;
  - résistance modifiée et extensibilité réduite voire douloureuse pendant les mouvements liés aux modifications trophiques ;
  - dysfonction vertébrale par contracture des muscles paraspinaux.

3/ SYMPTÔMES DYSAUTONOMIQUES

Bien que l'innervation sympathique provient uniquement des segments C8-L2, ceux-ci peuvent être la cause de symptômes segmentaires autonomes dans tous les segments. Pour un diagnostic segmentaire basé sur des symptômes autonomes, rappelons-nous de l'existence des relations segmentaires secondaires et que les symptômes autonomes provoqués par un trouble segmentaire peuvent s'étendre sur une zone plus grande que des effets somatiques comme la douleur/l'hyperalgésie et les muscles hypertoniques.
Au niveau des yeux, on peut trouver une anisocorie sympathique.
Dans le dermatome, on peut trouver des troubles de la sudation, des zones de chair de poule, des zones de vasoconstriction et des zones de changement dans la tonicité ou mobilité de la peau et du tissu sous-cutané (recherche par palpé-roulé).

MÉSOTHÉRAPIE MÉTAMÉRIQUE

Une fois le diagnostic segmentaire fait, il faut passer au traitement.
Nous allons présenter la technique de **Mésothérapie Métamérique** en nous appuyant sur des travaux et publications déjà réalisés notamment ceux de ***HACKETT 1938, KELLGREEN 1938, TRAVELL et SIMONS 1983***, ***BONICA 1984, DOSCH 1986*** qui ont pratiqué des injections d'anesthésiques locaux dans les différentes composantes du segment, dermatomes, myotomes, sclérotomes (ligaments et articulations), viscérotomes et même dans les ganglions somatiques et autonomes.
Leur utilisation peut être segmentaire ou à distance permettant de réduire :
- d'une part l'hyperactivité du système nerveux dans le dermatome, dans le myotome, dans le sclérotome, le viscérotome et l'angiotome du même segment pathologique et réduira le cercle vicieux ;
- d'autre part l'hyperactivité de segments autres que le segment dérangé, (exemple des cicatrices ou de certains trigger points d'autres segments).

Les effets sympatholytiques comme la vasodilatation auront une action sur les cordons musculaires hypertoniques.

CHOIX DES POINTS ET DE LA STIMULATION

On distingue les **points locaux** à proximité du problème : traitement du dermatome superficiel, du myotome et du sclérotome plus profonds et les **points distants** qui peuvent être non seulement dans le segment dérangé mais aussi dans les segments adjacents, les segments liés secondairement ou dans les segments liés à un organe pathologique.

La stimulation est plus ou moins forte suivant l'effet recherché :

- **nappage ID** pour traiter les cordons musculaires hypertoniques, un dermatome douloureux, une dermalgie réflexe ou une cellulalgie qui stimulera les fibres rapides $A\alpha$, $A\beta$ et $A\delta$ (II et IIIa); via les interactions segmentaires (**théorie du « gate control » de *MELZACK et WALL***), la formation réticulaire et le thalamus/hypothalamus ;

- **point par point IHD** plus profond et plus douloureux pour traiter précisément des points-détente musculaires (myotome), ligamentaires ou capsulaires (sclérotome) qui stimulera les fibres plus lentes $A\delta$ (IIIb) (théorie des CIDN de ***Le BARS***) et les fibres C.

PARTIE 6

LA MÉSOTHÉRAPIE MÉTAMÉRIQUE

CHAPITRE XII
DÉFINITION

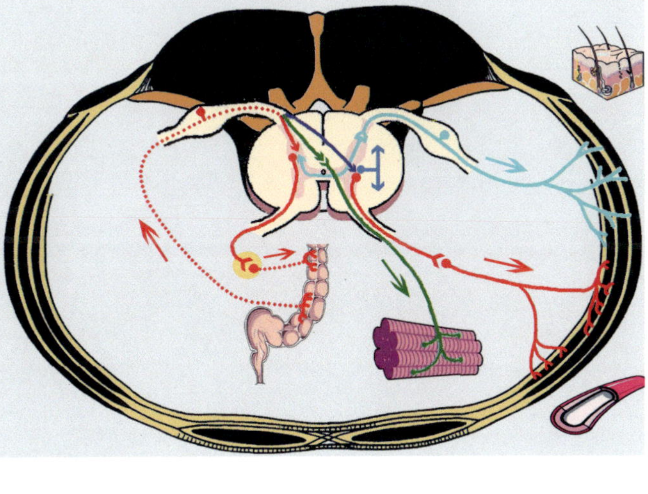

DÉFINITION

De nombreuses pathologies qu'elles soient rhumatologiques d'origine rachidienne ou périphérique, musculaires, dermatologiques (cicatrices) ou bien viscérales vont entrainer des désordres segmentaires par hyperactivité des voies nerveuses périphériques.

Ces dérangements segmentaires ne peuvent se traiter efficacement que par des thérapies applicables aux segments comme la mésothérapie.

Elle repose tout d'abord comme pour les autres techniques, sur un diagnostic segmentaire très précis.

Ce concept de mésothérapie métamérique est basé sur les réflexes segmentaires déjà décrits : cutanéo-viscéral, viscéro-cutané, viscéro-somatique et inter-segmentaires et repose sur une approche neuro-anatomique et neurophysiologique de la technique.

La neuro-modulation décrite dans le deuxième chapitre permet d'expliquer les effets des points non seulement locaux mais aussi à distance du segment pathologique.

L'action réflexe de la mésothérapie métamérique s'explique par la combinaison de la poncture au travers de la peau, le plus souvent intra-dermique et l'injection d'un produit pharmacologique déclenchant un phénomène appelé « transduction » qui crée la stimulation nécessaire et indispensable pour déclencher les processus neurophysiologiques de modulation de la douleur.

A cette poncture avec injection vient s'ajouter les propriétés pharmacologiques des produits injectés : antalgique, anti-inflammatoire, décontracturant, vasodilatateur sympatholytique…

La mésothérapie métamérique ne s'applique qu'au traitement des symptômes fonctionnels et segmentaires, et à la modulation de la douleur.

Les points et zones de ponctures sont très précis : au niveau des zones de projection cutanée des viscères, des dermatomes, des myotomes (cordons musculaires hypertoniques, trigger points), du sclérotome (tendons, ligaments, capsules articulaires, fascias et périoste) et des angiotomes du segment pathologique et des autres segments liés secondairement.

Les points et les zones répondent à une séméiologie précise et individualisée.

Fig. 6.1 - Les interactions et réflexes segmentaires

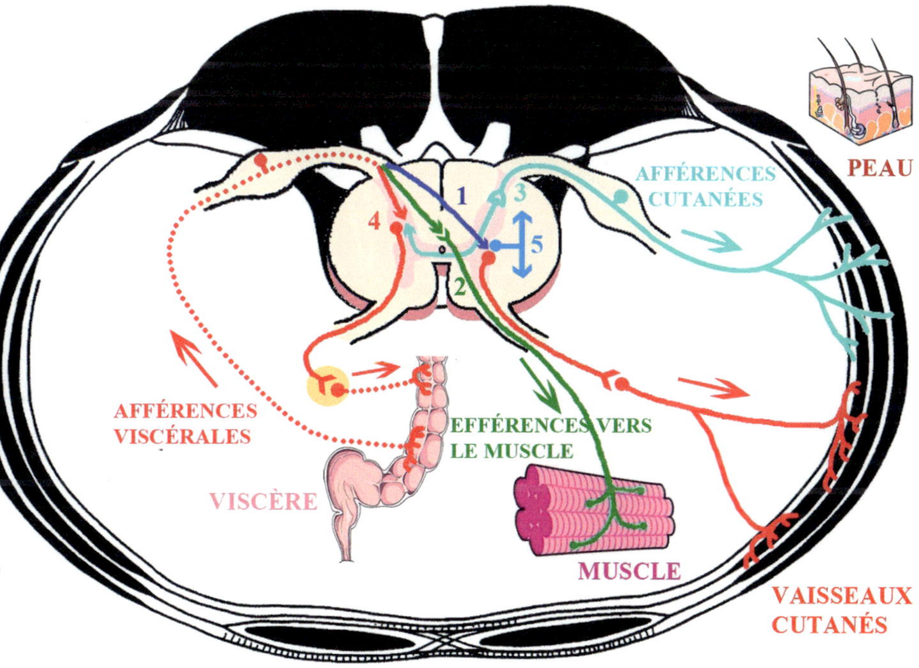

1. **Réflexe viscéro-cutané**
2. **Réflexe viscéro-somatique**
3. **Réflexe cutanéo-viscéral**
4. **Réflexe viscéro-viscéral**
5. **Fibres intersegmentaires**

 LA MÉSOTHÉRAPIE MÉTAMÉRIQUE

CHAPITRE XIII

TECHNIQUES, PROFONDEURS D'INJECTION, CHOIX DES POINTS ET DES PRODUITS

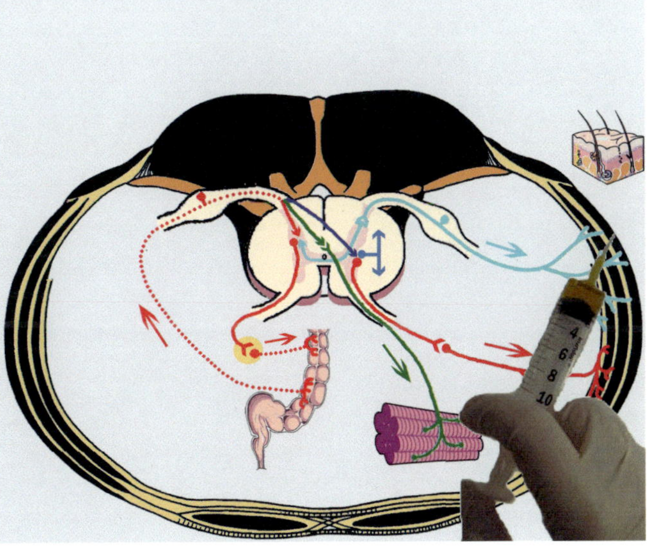

CHAPITRE XIII TECHNIQUES, PROFONDEURS D'INJECTIONS, CHOIX DES POINTS ET DES PRODUITS

TECHNIQUES, PROFONDEURS D'INJECTION, CHOIX DES POINTS ET DES PRODUITS

PHARMACOLOGIE

Le choix des produits est fait en fonction de plusieurs paramètres :

- les propriétés pharmacologiques des produits ;
- la composante du métamère à traiter ;
- la structure à piquer ;
- le type de douleur.

Les produits pharmacologiques sont détaillés par fiche dans la section suivante.

1/ PROPRIÉTÉS PHARMACOLOGIQUES DES PRODUITS

Compte tenu de tout ce qui a été dit auparavant, les principales propriétés pharmacologiques intéressantes en mésothérapie métamériques sont :

- alpha-bloquantes ;
- anesthésiques locales ;
- anti-inflammatoires non stéroïdiens (AINS) ;
- myorelaxantes ;
- vasodilatatrices ;
- à action neurologique.

2/ COMPOSANTE DU MÉTAMÈRE À TRAITER

Ce paragraphe est détaillé dans la section page 158.

3/ STRUCTURE À PIQUER

Ce paragraphe est détaillé dans la section page 158.

4/ TYPE DE DOULEUR

4.1/ DOULEUR DE NOCICEPTION

- Les produits suivants sont utilisés :
  - anesthésiques locaux ;
  - A.I.N.S. ;
  - myorelaxants.
- Cas des douleurs référées :
  - vasodilatateurs ;
  - Alpha-bloquants.

4.2/ DOULEURS NEUROPATHIQUES (douleurs rapportées)

- Les produits suivants sont utilisés :
  - anesthésiques locaux ;
  - vasodilatateurs ;
  - Alpha-bloquants ;
  - produits à action neurologique.

4.3/ DOULEUR AIGUË OU CHRONIQUE

- Douleur aiguë :
  - douleur de nociception ;
  - douleur neuropathique.

- Douleur chronique : traitement cicatrisant :
  - vitamines E ;
  - vitamine C ;
  - polyvitamines
  - silicium organique ;
  - magnésium.

5/ RYTHME DES SÉANCES

5.1/ DOULEUR AIGUË

L'espacement des séances est de 1 à 2 semaines.

5.2/ DOULEUR CHRONIQUE

L'espacement des séances est de 1 à 2 mois ou à la demande.

FICHES DE PHARMACOLOGIE

AMITRIPTYLINE

D.C.I : AMITRIPTYLINE
D.C : LAROXYL ®

Propriétés
-> SÉDATIF, DÉCONTRACTURANT, ANTIDÉPRESSEUR, VASODILATATEUR (ALPHA-BLOQUANT) ***[GERNER P. & all]***

Conditionnement
Boite de 12 Ampoules de 2 ml (Ph 3,5) à 50 mg.

Indications
A.M.M. injectable : épisode de dépression majeure, algies rebelles.
Mésothérapie : douleurs neuropathiques +++, douleur chronique, douleurs référées, antalgique, sédatif moyen, somatisations musculaires et viscérales, conséquences psychiques des douleurs chroniques.

Voie d'administration
A.M.M : I.M., perfusion I.V.
Mésothérapie : nappage I.D. ou I.E.D. exclusivement.
ATTENTION : DILUTION A RESPECTER+++
Mélange recommandé : 1/4 à 1/2 cc dilué dans de l'eau pour préparations injectables (eau ppi).

Contre-indications
A.M.M : glaucome, prostate, infarctus myocarde, grossesse, allaitement.
Mésothérapie : grossesse, allaitement. Attention au glaucome si injections faites sur visage, crâne ou cou.

Effets indésirables
Mésothérapie : ATTENTION sédation (si dose élevée = sensibilité), effet sédatif si tête, rachis cervical, crâne, front, tempes.
Si visage : glaucome.
Si abdomen : rétention prostatique.

Commentaires pratiques
A diluer car produit acide.

CALCITONINE

D.C.I : - CALCITONINE SYNTHETIQUE DE SAUMON
D.C : - CALCITONINE PHARMY II 100UI ®

Propriétés
-> TROPHIQUE OSSEUX, CARTILAGINEUX, À EFFET ANTALGIQUE

Conditionnement
Ampoules de 1 ml.

Indications
A.M.M : Paget, hypercalcémies, prévention des pertes osseuses.
Mésothérapie : antalgique, antiarthrosique, algoneuro-dystrophies, ostéoporose, pseudarthroses, retard consolidation fracture, tendinopathies d'insertion et ostéochondroses (Osgood-Schlatter, Scheuermann, Sever, etc...).

Voie d'administration
A.M.M : injection sous-cutanée, I.M. et perfusion I.V.
Mésothérapie : I.E.D, I.D. ou I.H.D.
Mélanges recommandés : 1 à 2 ampoules diluées dans de l'eau ppi (3 ou 4 cc).

Contre-indications
A.M.M : allergies à la Calcitonine.
Mésothérapie: Idem.

Effets indésirables
A.M.M : flush, nausées, vomissements, démangeaisons locales.
Mésothérapie : flush, démangeaisons locales si I.H.D.

Commentaires pratiques
Antalgique ++, prévenir de la survenue de flush avant d'injecter en I.H.D.
I.H.D. mêmes inconvénients que S.C. ou I.M : flush, nausées, etc ...

ETAMSYLATE

D.C.I : ETAMSYLATE
D.C : DICYNONE ®

Propriétés
-> VASCULOPROTECTEUR ET VEINOTONIQUE
-> ACTION ANTI-INFLAMMATOIRE
(anti Prostaglandines)

Conditionnement
Boite de 6 ampoules de 2 ml a 250 mg.

Indications
A.M.M. injectable :
- médicales : saignement par fragilité capillaire, ménorragies.
- chirurgicales : pertes sanguines opératoires.
- mésothérapie : Hydrolipodystrophie localisée (bassin, abdomen, hanches).
Insuffisances veineuses ou lymphatiques.
Œdème localisé : traumatologie sportive, post-opératoire, inflammation, arthrose.

Voie d'administration
A.M.M : IM, I.V. ou localement en tamponnement,
Mésothérapie : I.E.D, I.D. ou I.H.D.
Mélanges recommandés : pas de mélange, injecter seule 1 ou 2 ampoules.

Contre-indications
A.M.M : aucune.
Mésothérapie : aucune.

Effets indésirables
Allergies cutanées (contient du sulfite), théorique (estimé à 1 pour mille).
Précaution sur terrain allergique.

Commentaires pratiques
Décongestionnant et anti-oedémateux.
Aucune réaction désagréable ni inconvénient connus en mésothérapie à ce jour.
Compte tenu de ses modes d'action (augmentation de la résistance capillaire, et diminution de la perméabilité), il n'est pas exact de qualifier ce produit du terme de « veinotonique », bien qu'il se comporte en fait comme tel, en pratique clinique.

KÉTOPROFÈNE

D.C.I : KETOPROFENE
D.C : PROFENID ®

Propriétés
-> AINS et ANTI-PROSTAGLANDINE

Conditionnement
Boite de 6 ampoules de 2 ml à 100 mg.

Indications
A.M.M injectable : Rhumatismes inflammatoires en poussée, lombalgies aiguës, radiculalgies, algies néoplasiques, coliques néphrétiques.
Mésothérapie : Pathologie rhumatismale localisée, pathologie inflammatoire localisée: tissus osseux, cartilagineux, tendineux, fascias, et tissus mous : muscles, tendons, tissu conjonctif.

Voie d'administration
A.M.M : I.M.
Mésothérapie : I.H.D. seulement, (0,50 à 1 cc) dans mélange, par points séparés de 0,10 cc du mélange réalisé.
Mélanges recommandés : 1/4 ampoule + eau ppi (4 à 5 ml) +/- 1 cc de Lidocaïne.
Mélanges non recommandés : tout les autres.

Contre-indications
A.M.M : Ulcus gastro-duodénal, insuffisance rénale, hépatique ou cardiaque sévère non controlées, anticoagulants, hypersensibilité à un composant , etc. (Cf. VIDAL)
Mésothérapie : Si ulcère digestif, attention à la méso AINS sur le rachis dorsal ou cervical, épaule, ou ceinture scapulaire.

Effets indésirables
Mésothérapie : Pas de nappage et d'I.D. si possible (les avantages des injections superficielles n'ont pas été démontrés en méso et cette voie reste théoriquement plus risquée du point de vue tolérance tissulaire), préférer les I.H.D. en M.P.S, en P.P.P.
Douleurs aux injections, à type de brûlure ou de douleurs sourdes et profondes, atténuées par une forte dilution en anesthésique local.

Commentaires pratiques
Employé par certains en I.E.D. ou I.D, voies superficielles, PRUDENCE car les AINS sont réputés être

mal tolérés par le derme superficiel... Ce produit est moins risqué, toutefois, pour les allergiques que les «oxicam». C'est maintenant l'AINS recommandé en mésothérapie même s'il est moins maniable compte-tenu qu'il précipite avec dans de nombreux mélanges.

LIDOCAÏNE

D.C.I. : LIDOCAINE PURE SANS CONSERVATEUR
D.C : - MESOCAINE 0,5 ou 1% ®
- XYLOCAINE 0,5, 1 ou 2% ®

Propriétés
-> ANESTHÉSIQUE LOCAL

Conditionnement
Ampoules de 5 ml, 0,5 % ou 1 % (25 mg ou 50 mg).
Flacon (0,5 à 1 % et 2 %) - 20 ml :
0,5% = 100 mg/flacon
1 % = 200 mg/flacon
2 % = 400 mg/flacon

Indications
A.M.M : Anesthésie locale, régionale (caudale, péridurale, tronculaire, plexique).
Infiltration intra ou périarticulaire, infiltrations sympathiques.
Mésothérapie : Modificateur de membrane, atténuation de la douleur d'injection, douleur neuropathique.
Remplace la PROCAÏNE si elle est contre-indiquée.

Voie d'administration
A.M.M : Voie locale admise
Mésothérapie : I.E.D, I.D, I.H.D (de 1 à 5 cc), et mésoperfusion.
Mélanges recommandés : injecter seule toutes profondeurs.

Contre-indications
A.M.M : Traitement anti-coagulant, porphyrie.
Mésothérapie : Porphyrie.

Effets indésirables
Allergies exceptionnelles.

Commentaires pratiques
Pas de conservateur, allergies en mésothérapie : aucune signalée.

MAGNÉSIUM

D.C.I : PIDOLATE DE MAGNÉSIUM
SULFATE DE MAGNÉSIUM
D.C : MAGINJECTABLE ®
SPASMAG ®

Propriétés
-> SELS MINÉRAUX, VASODILATATEUR ***[GEORGE]***

Conditionnement
Ampoules de 10 ml à 1 g

Indications
A.M.M injectable : Apport en magnésium lors de la nutrition parentérale
Mésothérapie : Anti-allergique mineur, anti-atopique, stabilisant membranaire, antispasmodique, antispasmophilique, terrain neurodystonique.

Voie d'administration
A.M.M : I.M, I.V.
Mésothérapie : I.E.D, I.D. ou I.H.D. (1 à 10 cc) et mésoperfusion.
Mélanges recommandés : pas de mélange, à injecter seul.

Contre-indications
A.M.M : Aucune
Mésothérapie : Aucune

Commentaires pratiques
Apport pondéral local de magnésium.
Excellent diluant, rougeurs immédiates en bandes de topographie segmentaire neurovégétative, habituelles au nappage (réflexe d'axone). À employer en nutrition cellulaire, immunologie et allergologie, et en neurologie.

PIROXICAM

D.C.I : PIROXICAM
D.C : - FELDENE ®
- ZOFORA ®

Propriétés
-> AINS ET ANTI-PROSTAGLANDINE

Conditionnement
Ampoules de 2 ml à 20 mg.

Indications
A.M.M injectable : Elles sont limitées chez l'adulte et l'enfant à partir de 15 ans au traitement symptomatique de courte durée des :
- rhumatismes inflammatoires en poussée ;
- lombalgies aiguës ;
- radiculalgies.

Mésothérapie : Idem.

Voie d'administration
A.M.M : I.M.
Mésothérapie : 1/4 à 1 cc dilué dans de l'eau ppi (4 cc)
Pas de voie superficielle, mais en P.P.P. en I.H.D.

Contre-indications
A.M.M : Idem que pour les autres A.I.N.S.
Mésothérapie : Idem.

Effets indésirables
A.M.M : Oxicam : Allergies plus fréquentes que Kétoproféne.
Mésothérapie: Allergie et/ou toxicité dermique de propylène glycol (diluer).

Commentaires pratiques
Le plus maniable des AINS en mésothérapie, mais attention aux possibles allergies et toxidermies. N'est plus recommandé par les instances européennes et le remplacer plutôt par le kétoprofène.

PROCAÏNE

D.C.I : PROCAINE
D.C : - PROCAINE BIOSTABILEX 2% ®
- CHLORHYDRATE DE PROCAINE LAVOISIER 2% ®

Propriétés
-> ANESTHÉSIQUE LOCAL A PROPRIÉTÉS COMPLÉMENTAIRES

Conditionnement
6 ampoules de 5 ml. 2 % à 100 mg de Procaïne BIOSTABILEX
10 ampoules de 5 ml, 2 % à 100 mg de Procaïne LAVOISIER, existe également en ampoules de 2 ml, et 10 ml.

Indications
A.M.M : Anesthésie locale ou régionale.
Mésothérapie : Identique à Mésocaïne, pour l'anesthésie. Ganglioplégique.
Effets complémentaires :
- vasodilatateur rhéologique alphabloquant ;
- stimulant immunitaire non spécifique ;
- stimulant neuropsychique et thymoanalaptique.

Voie d'administration
A.M.M : Voie locale admise
Mésothérapie : I.E.D, I.D ou I.H.D (de 0,5 à 5 cc) et mésoperfusion.
Mélanges recommandés : pas de mélange, injecter seule.

Contre-indications
A.M.M : Enfants de moins de 30 mois.
Mésothérapie: Ne pas utiliser pendant la grossesse et chez les enfants de moins de 30 mois.

Effets indésirables
Mésothérapie : Réactions allergiques rares au radical para, croisées avec sulfamides, à dépister par interrogatoire.

Commentaires pratiques
LE produit n° 1 de la mésothérapie depuis 1952 (PISTOR).
Rôle intéressant chez personne amaigrie, dénutrie, fatiguée, âgée... Effet rhéologique +++, précieux,
Dépister à l'interrogatoire risque allergique +++ (PARA, Sulfamides).

ORGANIC SILICON

D.C.I : SILICIUM ORGANIQUE
D.C : X PROF 014 SILICO ORGANICO ®, MESOHYAL ORGANIC SILICON ®, ORGANIC SILICON 1% SIMILDIET ®, MCCM ORGANIC SILICON ®

Propriétés
-> TONIFIANT CUTANÉ
-> CICATRISANT
-> DÉTOXIFIANT ET ANTIOXYDANT

Conditionnements
Boite de 20 ampoules de 5 ml à 1% (X-Prof 014 SO ®)
Boite de 10 ou 20 flacons de 5ml (MESOHYAL ® - MCCM ®)
Boite de 20 ampoules de 2 ml à 1% (SIMILDIET ®)

Indications
A.M.M : Esthétique : rides et cicatrices, cellulite
Mésothérapie : Esthétique + ostéoporose, arthrose (action anti-inflammatoire et sur le cartilage), pathologie musculaire et tendineuse surtout chronique.

Voie d'administration
A.M.M : intradermique.
Mésothérapie : Nappage I.E.D ou I.D. ou I.H.D.
Mélanges recommandés : pas de mélange, injecter seul.

Contre-indications
A.M.M et mésothérapie : Hypersensibilité au produit
Effets indésirables
Rares réactions cutanées : hématomes, érythème, picotements et échauffement.

Commentaires pratiques
Le silicium agit sur la réorganisation de l'architecture du tissu conjonctif en induisant le comblement des dépressions cutanées via les liaisons siloxaniques (Si-O-Si) entre les glycoprotéines.

Le silicium est un métalloïde présent dans la structure des composés minéraux et organiques, solubles dans l'eau et biologiquement actifs. Il active l'action intra-adipeuse de l'AMPc, stimulant ainsi la lipolyse et l'hydrolyse des triglycérides sans perturber le métabolisme cellulaire. C'est un élément structural du tissu conjonctif qui fait lui-même partie de macromolécules telles que l'élastine, le collagène, les protéoglycanes et les glycoprotéines de structure.

THIOCOLCHICOSIDE

D.C.I : THIOCOLCHICOSIDE
D.C : - MIOREL ®

Propriétés
-> DÉCONTRACTURANT NON SÉDATIF

Conditionnement
Boite de 6 ampoules de 2 ml à 4 mg.

Indications
A.M.M. injectable : Myorelaxant, traitement limité au rachis et en aigu (ANSM 2014)
Mésothérapie : Décontracturant non sédatif en pathologie rachidienne, action anti-inflammatoire en IHD.

Voie d'administration
A.M.M : I.M.
Mésothérapie : I.D. (1 à 2 cc) ou I.H.D en P.P.P.
Mélanges recommandés : pas de mélange, injecter seul.

Contre-indications
A.M.M : Allergies au thiocolchicoside (rare).
Mésothérapie : Aucune signalée ou recensée.

Effets indésirables
Aucun.

Commentaires pratiques
Préférer l'I.H.D.
L'action locale de cette molécule n'a pas été étudiée, et n'est donc pas prouvée.

VITAMINE C

DCI : ACIDE ASCORBIQUE
DC : LAROSCORBINE SOLUTION INJECTABLE

Propriétés
-> VITAMINE C, DÉFIBROSANT

Conditionnement
Boite de 6 ampoules IV à 1g/5 ml.

Indications
A.M.M. injectable : Prévention de l'avitaminose C en nutrition parentérale exclusive.
Mésothérapie : Fibroses, pathologie dégénérative, cicatrisation

Voie d'administration
A.M.M : IVD
Mésothérapie : I.H.D. ou I.D. (1 à 2 cc)

Mélanges recommandés : pas de mélange, injecter seule.

Contre-indications :
A.M.M et mésothérapie : Hypersensibilité à l'un des composants, en particulier au parahydroxybenzoate de méthyle ou de propyle.

Effets indésirables
Mésothérapie : Aucun.

Commentaires pratiques
À utiliser dans toutes les fibroses : séquelles de hernie discale, syndrome canalaire, cicatrisation, problèmes dégénératifs, chroniques...

VITAMINE E

D.C.I : ACÉTATE D'ALPHA-TOCOPHÉROL
D.C : VITAMINE E NEPALM

Propriétés
-> VITAMINE E, DÉFIBROSANT

Conditionnement
Ampoules 100 mg/2 ml

Indications
A.M.M. injectable : Carence en Vitamine E, malabsorption digestive de la Vitamine E
Mésothérapie : Fibroses, pathologie dégénérative, cicatrisation

Voie d'administration
A.M.M : IM ou IVD ou perfusion.
Mésothérapie : I.H.D. ou I.D. (1 à 2 cc)

Mélanges recommandés : pas de mélange, injecter seule.

Contre-indications
A.M.M et mésothérapie : Allergie à l'huile de ricin hydrogénée polyoxyéthylénée (CREMOPHOR) qui est dans les excipients.

Effets indésirables
Aucun.

Commentaires pratiques
À utiliser dans toutes les fibroses : séquelles de hernie discale, syndrome canalaire, cicatrisation, problèmes dégénératifs, chroniques... Conserver < 25°.

LA MÉSOTHÉRAPIE MÉTAMÉRIQUE

POLYVITAMINES

D.C.I : VITAMINES HYDROSOLUBLES
D.C : SOLUVIT

Propriétés
-> COCKTAIL VITAMINIQUE

Conditionnement
Lyophilisat pour usage parentéral.

Indications
A.M.M injectable : Supplémentation en vitamines hydrosolubles.
Mésothérapie : Trophicité locale, vieillissement, rides, maladies dégénératives, rhumatismes, cicatrisation.

Voie d'administration
A.M.M : IV stricte reconstitué avec du Glucosé ou eau ppi ou Vitalipide ® ou Intralipide ®.
Mésothérapie : I.E.D. ou I.D. en nappage (diluée +++).
Mélanges recommandés : eau pour préparations injectables.

Mélanges non recommandés : tout autre produit.

Contre-indications
A.M.M. et Mésothérapie : hypersensibilité connue à l'un des composants, association à la Lévodopa.

Effets indésirables
A.M.M : Aucun.
Mésothérapie : Aucun

Commentaires pratiques
A utiliser dans tous les problèmes dégénératifs, chroniques pour la cicatrisation et la trophicité de la peau et des tissus mous.

EAU POUR PRÉPARATIONS INJECTABLES

D.C.I : SOLUTION POUR PRÉPARATION INJECTABLE.

Propriétés
-> SOLVANT ET DILUANT

Conditionnement
Eau pour préparations injectables .... q.s.
Pour un flacon ou une ampoule.

Indications
Dilution ou dissolution extemporanée de préparations destinées à être administrées par voie parentérale.

La posologie et le mode d'administration sont fonction des spécialités dissoutes dans l'eau pour préparations injectables.

Contre-indications
Ne pas injecter seule.

Mises en garde spéciales
L'eau pour préparations injectables étant une solution hypotonique, destinée à la préparation de solution pour administration parentérale, elle ne doit pas être injectée seule.

Précautions d'emploi
La préparation du mélange doit se faire extemporanément avec du matériel stérile et dans des conditions d'asepsie rigoureuses.

Avant emploi, vérifier la limpidité de la solution.

Pour les flacons: avant emploi, vérifier l'intégrité du bouchage et désinfecter le bouchon.

Interactions médicamenteuses :
Avant dissolution d'un médicament, vérifier sa solubilité et/ou sa stabilité dans l'eau.

Dans le cas d'un mélange de plusieurs principes actifs, vérifier la compatibilité entre eux.

Effets indésirables
L'injection d'eau pour préparation injectable par voie intraveineuse peut être responsable d'une hémolyse si celle-ci est administrée seule.

La nature de l'additif déterminera la survenue éventuelle d'autres effets indésirables.

LA MÉSOTHÉRAPIE MÉTAMÉRIQUE

CHOIX DES POINTS ET TECHNIQUE

La technique de mésothérapie métamérique et le choix des profondeurs d'injection vont dépendre de plusieurs facteurs : la pathologie, la structure anatomique et la zone à traiter.

On traite en général, en regard de l'organe ou de la structure malade dans le segment dérangé mais également les zones référées ou rapportées, les zones cellulalgiques à distance et parfois les segments liés secondairement.
Nous avons vu également que nous pouvons agir en traitant en controlatéral symétrique, en stimulant les faisceaux spino-thalamiques supérieurs pour atténuer l'activité des inférieurs et vice versa...

Il faut rappeler ici l'intérêt de la technique mixte :
- stimulation des fibres rapides $A\beta$ et $A\delta$ (II et IIIa) avec le nappage ID qui a un effet localisé plutôt segmentaire ;
- stimulation des fibres plus lentes $A\delta$ (IIIb) et C avec le point par point IHD qui a un effet non seulement segmentaire mais aussi à distance, supraspinal.

Comme nous l'avons dit précédemment, les points d'injection en mésothérapie métamérique se font au niveau des zones et des points les plus réflexogènes de façon à optimiser l'action thérapeutique.
Il faut agir sur toutes les composantes du métamère.

1/ LE SCLÉROTOME

1.1/ En piquant au **niveau du rachis** en IHD :

- les points-détente des processus épineux liés à la souffrance des muscles paravertébraux profonds (longissimus, rotateurs, multifides) ***[TRAVELL]*** et des ligaments inter-épineux et/ou supra-épineux ***[HACKETT - KELLGREN]*** ;
- les points-détente para-vertébraux entre 1 et 2 cm de la ligne médiane correspondant à une souffrance de la capsule des facettes articulaire ***[JONES - HACKETT]*** ;
- les points-détente à distance de la souffrance vertébrale qu'ils soient postérieurs ou antérieurs correspondant à une irradiation référée de la douleur rachidienne ***[JONES - TRAVELL]*** ;
- les insertions ligamentaires ilio-lombaires et sacro-iliaques ***[HACKETT]***.

1.2/ En piquant au **niveau périphérique** en IHD et en regard :

- des interlignes articulaires ;
- des systèmes capsulo-ligamentaires ;
- des insertions tendineuses ;
- des jonctions myo-tendineuses ;
- des zones périostées douloureuses.

2/ LE DERMATOME

On réalise en général un nappage ID de tout le territoire de la douleur projetée conformément aux cartes bien établies et reconnues des dermatomes des métamères concernés.

3/ LE MYOTOME

En piquant :

- en nappage ID les cordons musculaires hypertoniques ;
- en IHD très précisément, les trigger points actifs et latents (pas les potentiels).

4/ LE VISCÉROTOME

En piquant :

- en nappage ID les zones de cellulagies souvent à cheval sur plusieurs métamères ;
- en IHD les points maxima trouvés à l'examen.

5/ L'ANGIOTOME

Nouveauté très importante en mésothérapie métamérique, on réalise un nappage ID en regard des segments spinaux de commande sympathique de l'organe pathologique *(Fig. 3.44 page 89)* :

- en regard et de part et d'autre de T1 à T4 pour les pathologies de la tête, du cou et des épaules ;
- en regard et de part et d'autre de T5 à T9 pour les pathologies des membres supérieurs et certaines souffrances viscérales thoraciques ou abdominales ;
- en regard et de part et d'autre de T10 à L2 pour les pathologies des membres inférieurs et certaines souffrances viscérales abdominales.

EN FONCTION DE LA STRUCTURE À TRAITER

1/ ARTICULATION OU LIGAMENT

- Point par point IHD :
  - sur les points détente capsulo-ligamentaires (sclérotome) ;
  - en regard des interlignes articulaires, processus épineux ou reliefs osseux ;
  - produits : anesthésiques locaux et AINS.
- Techniques de nappage ID :
  - des zones de douleur référée ou rapportée (dermatome) des segments pathologiques ;
  - avec les produits : anesthésiques locaux, magnésium, +/- vitamines et silicium sur un terrain chronique.

Cas particulier du rachis : Il faudra traiter jusqu'au moins deux niveaux au-dessus et au-dessous du segment pathologique *(Faisceau de LISSAUER - BOUREAU - BOSSY).*

2/ MUSCLE OU TENDON

- Point par point IHD :
  - sur les points détente myofasciaux ;
  - sur les zones d'insertion tendineuse ;
  - en regard des jonctions myo-tendineuses ;
  - avec les produits : anesthésiques locaux et AINS .

- Techniques de nappage ID :
  - des zones de douleur référée du myotome du segment pathologique ;
  - des cordons musculaires hypertoniques ;
  - avec les produits : anesthésiques locaux, magnésium et myorelaxant.

3/ VISCÈRE

- Techniques de nappage ID :
  - des zones de projection douloureuse cutanée : zones de HEAD, dermalgies réflexes et zones de cellulalgie des segments atteints ;
  - des angiotomes correspondants ;
  - avec les produits : anesthésiques locaux, magnésium et autres (produits à action neurologique.
- Point par point IHD :
  - sur les points maxima de HEAD ET BOSSY ;
  - avec les produits : anesthésiques locaux et AINS.

4/ PEAU : EXEMPLE D'UNE CICATRICE

- Point par point IHD :
  - de part et d'autre de la cicatrice ;
  - avec les produits : anesthésiques locaux et AINS.

- Techniques de nappage ID :
  - de toute la cicatrice, en quadrillage ;
  - avec les produits : anesthésiques locaux, magnésium, silicium et vitamines.

- Rechercher des perturbations dans les autres composantes du métamère correspondant au dermatome dans lequel se situe la cicatrice et traiter si besoin.

PARTIE 7

FICHES DESCRIPTIVES TRAITEMENT PAR MÉTAMÈRE

MÉTAMÈRES C1-C2-C3

Points-détente actifs ou latents à rechercher à l'interrogatoire et à l'examen clinique.

Ce sont les points qu'il faudra piquer s'ils sont douloureux.

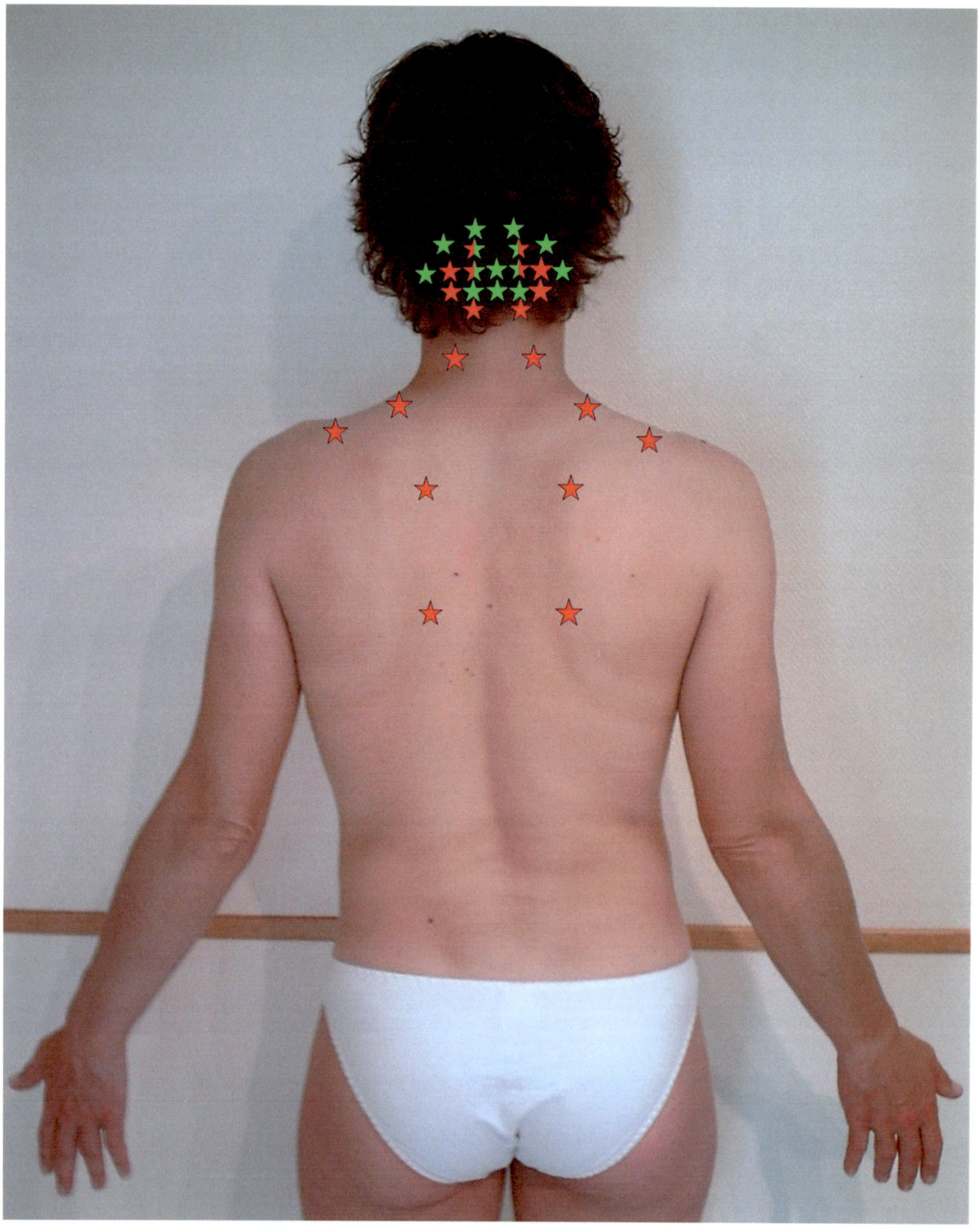

ZONES RÉFÉRÉES DOULOUREUSES

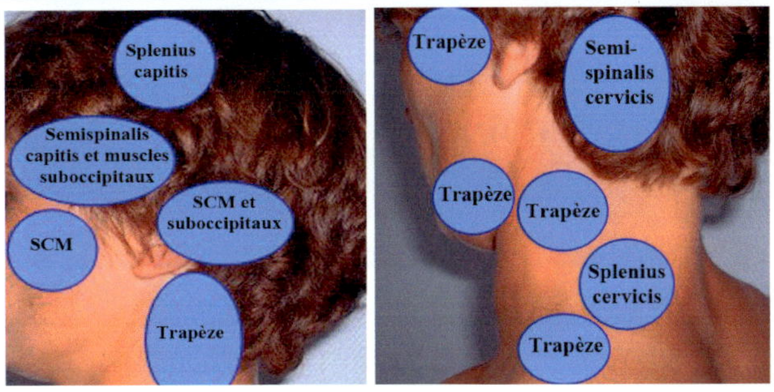

DERMATOME

- Crâne : C2
- Nappage ID

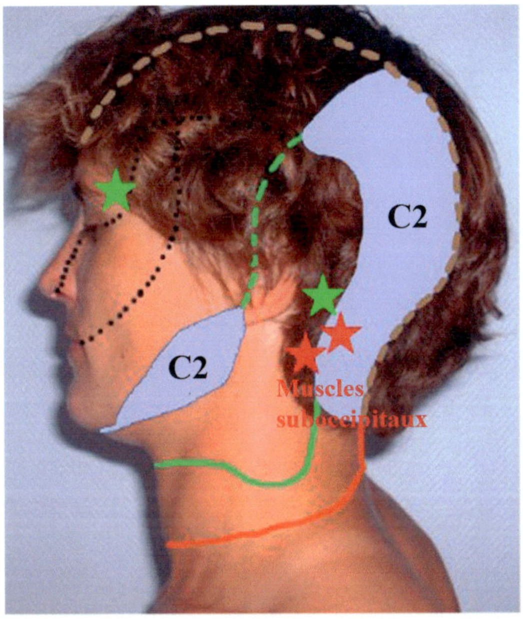

SCLÉROTOME

- Points postérieurs : IHD ★
  - Articulation occipito-atloïdienne
  - Processus épineux C2-C3
  - Facettes articulaires C2, point d'émergence du nerf d'Arnold
- Points antérieurs
  - Processus mastoïdiens
  - Pointe du sourcil

MYOTOMES

- Crâne, cou et tronc
- IHD des trigger points : ★
- Points mixtes: sclérotome + myotome ★
  - Splenius et semispinalis : →8 points paravertébraux C2-C3-C7
  - Multifidi : 2 points C4
  - Trapezius : 8 points
  - Suboccipitaux : 4 points
- Nappage ID :
  - Zones de douleur référée (crâne, cou postérieur et région temporale)
  - Cou antérieur : SCM et scaleni

ANGIOTOMES

- C8 - T4
- Nappage ID du rachis dorsal T1-T4

MÉTAMÈRES C3-C4-C5

Points-détente actifs ou latents à rechercher à l'interrogatoire et à l'examen clinique.

Ce sont les points qu'il faudra piquer s'ils sont douloureux.

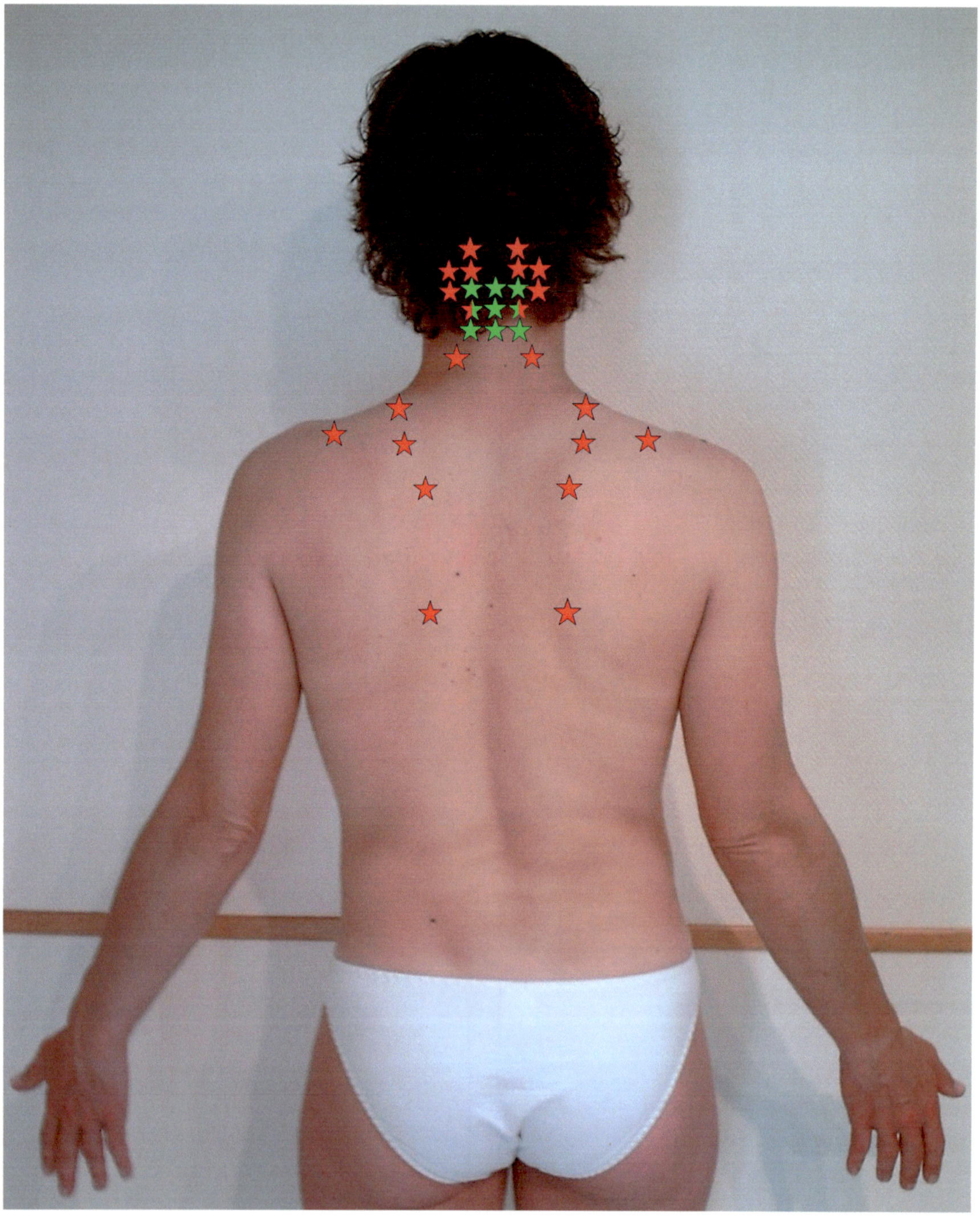

POINTS-DÉTENTE DU MEMBRE SUPÉRIEUR

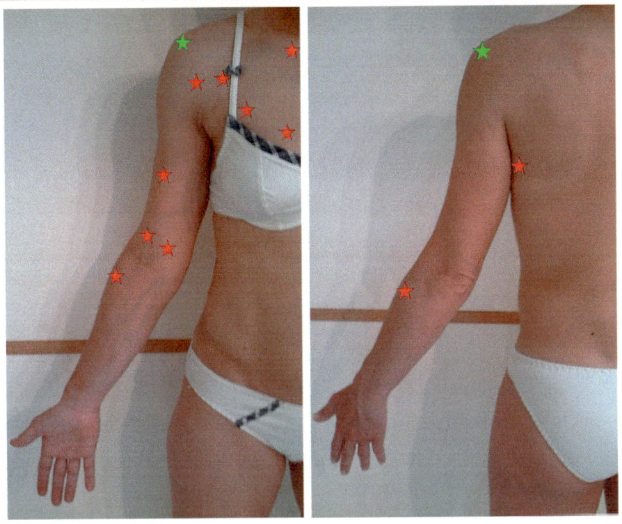

DERMATOME

- Crâne, cou et bras antérieur : C3-C4-C5
- Nappage ID

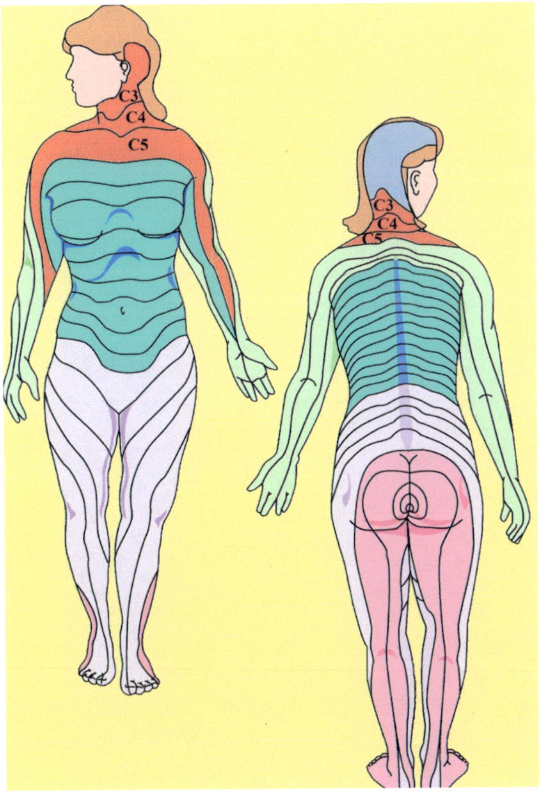

SCLÉROTOME

- Points IHD postérieurs
  - Processus épineux C3-C4-C5
  - Facettes articulaires C3-C4-C5
- Articulation gléno-humérale (pointe de l'épaule)

MYOTOMES

- IHD des trigger points :
- Points mixtes : sclérotome + myotome

→ CRÂNE, COU ET TRONC
- Splenius et semispinalis :
  → 6 points paravertébraux C2-C3-C7
- Multifidi : 2 points C4
- Trapezius : 8 points
- Levator scapulae : 2 points
- Serratus anterior : 1 point
- Subclavius : 1 point
- Pectoralis major : 3 à 4 points

→ MEMBRE SUPÉRIEUR
- Coracobrachialis : 1 point
- Biceps brachii et brachialis : 3 points
- Brachioradialis : 1 point

- Nappage ID :
  - Zones de douleur référée (crâne, cou postérieur)
  - Cou antérieur : SCM et scaleni
  - Bras antérieur

ANGIOTOMES

- C8 - T4
- Nappage ID du rachis dorsal T1-T4

MÉTAMÈRES C4-C5-C6

Points-détente actifs ou latents à rechercher à l'interrogatoire et à l'examen clinique.

Ce sont les points qu'il faudra piquer s'ils sont douloureux.

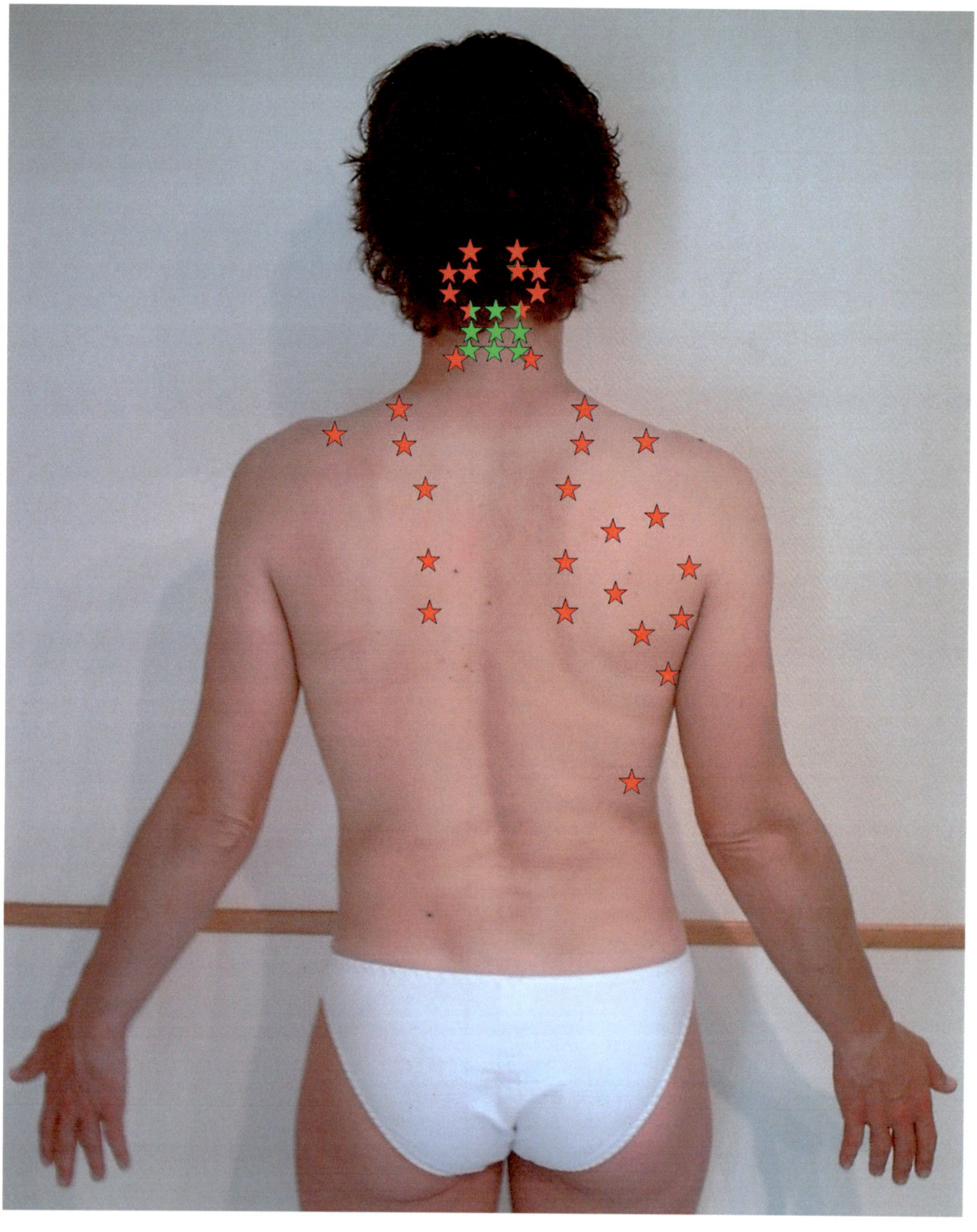

POINTS-DÉTENTE DU MEMBRE SUPÉRIEUR

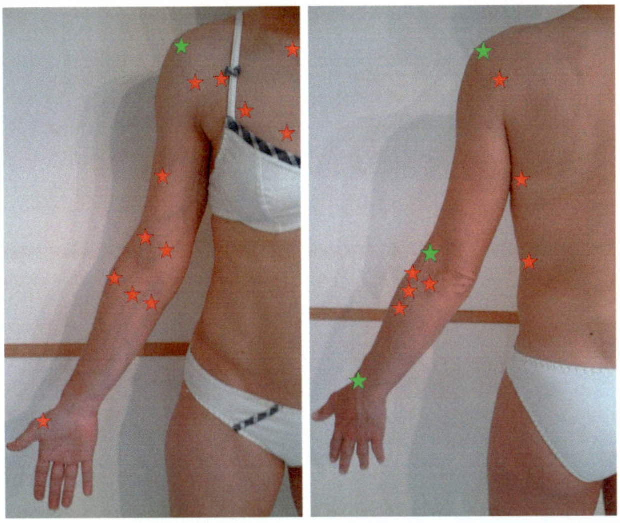

DERMATOME

- C4-C5-C6
- Nappage ID

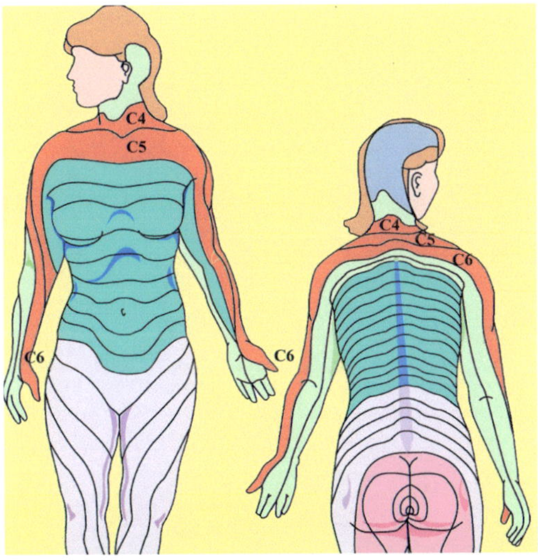

SCLÉROTOME

- Points IHD postérieurs ★
  - Processus épineux C4-C5-C6
  - Facettes articulaires C4-C5-C6
- Articulation gléno-humérale (pointe de l'épaule)
- Épicondyle latéral et bord radial du poignet

MYOTOMES

- IHD des trigger points : ★
- Points mixtes : sclérotome + myotome ★

→ CRÂNE, COU ET TRONC
- Splenius et semispinalis :
  → 6 points paravertébraux C2-C3-C7
- Multifidi : 2 points C4
- Trapezius : 8 points
- Levator scapulae : 2 points
- Serratus anterior : 1 point
- Subclavius : 1 point
- Pectoralis major : 3 à 4 points

→ MEMBRE SUPÉRIEUR
- Coiffe des rotateurs : Supraspinatus, infraspinatus et subscapularis
- Teres minor et major
- Deltoideus
- Coracobrachialis
- Biceps brachii et brachialis
- Brachioradialis
- Supinator
- Extensor et flexor
- Opponens pollicis

- Nappage ID :
  - Zones de douleur référée (crâne, cou postérieur, bras et avant-bras)
  - Cou antérieur : scaleni
  - Épaule antérieure et postérieure
  - Bras et avant-bras

ANGIOTOMES

- T5 – T9
- Nappage ID du rachis dorsal T5-T9

MÉTAMÈRES C6-C7-C8

Points-détente actifs ou latents à rechercher à l'interrogatoire et à l'examen clinique.

Ce sont les points qu'il faudra piquer s'ils sont douloureux.

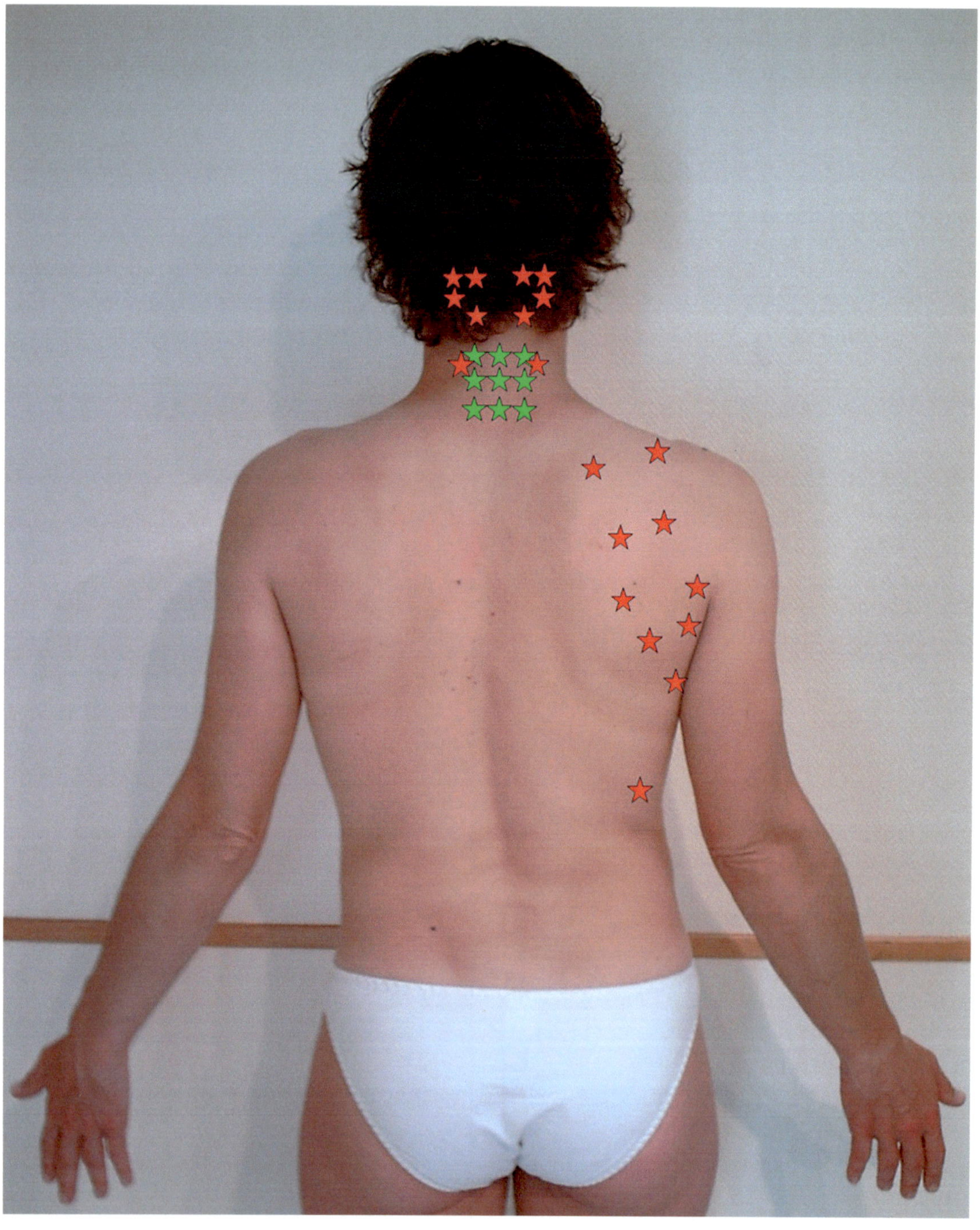

POINTS-DÉTENTE DU MEMBRE SUPÉRIEUR

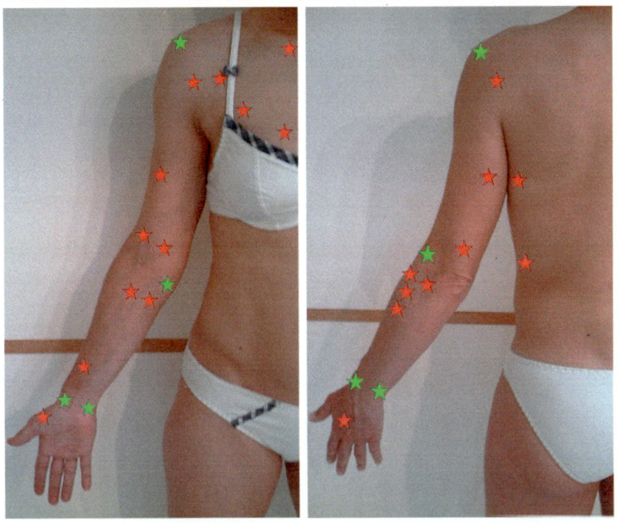

DERMATOME

- C6-C7-C8
- Nappage ID

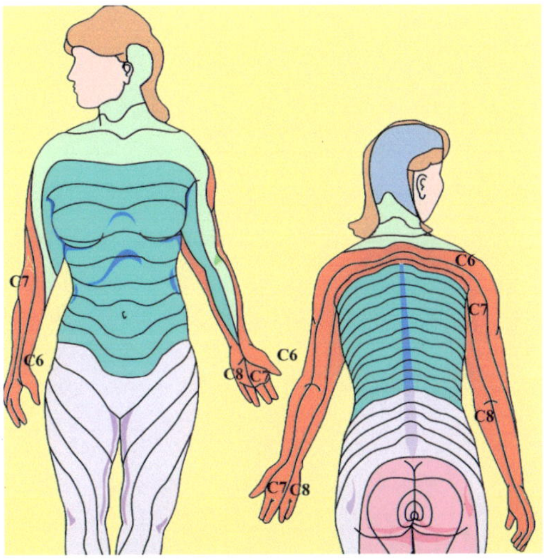

SCLÉROTOME

- Points IHD postérieurs
  - Processus épineux C6-C7-T1
  - Facettes articulaires C6-C7-T1
- Articulation gléno-humérale (pointe de l'épaule)
- Épicondyles et bords radial et ulnaire du poignet

MYOTOMES

- IHD des trigger points :

→ CRÂNE, COU ET TRONC
- Splenius et semispinalis :
  → 6 points paravertébraux C2-C3-C7
- Multifidi : 2 points C4
- Romboideus : 3 points du côté lésé
- Latissimus dorsi : 2 points

→ MEMBRE SUPÉRIEUR
- Coiffe des rotateurs : Supraspinatus, infraspinatus et subscapularis
- Teres minor et major
- Coracobrachialis
- Deltoideus
- Triceps et anconeus
- Brachialis
- Supinator
- Extensor digitorum
- Extensor carpi radialis et ulnaris
- Flexor carpi radialis
- Pronator teres
- Palmaris longus
- Les fléchisseurs de la main
- Interossei

- Nappage ID :
  - Zones de douleur référée (crâne, cou postérieur, bras et avant-bras)
  - Cou antérieur : scaleni
  - Épaule antérieure et postérieure
  - Bras et avant-bras

ANGIOTOMES

- T5 - T9
- Nappage ID du rachis dorsal T5-T9

MÉTAMÈRES T1-T2-T3-T4

Points-détente actifs ou latents à rechercher à l'interrogatoire et à l'examen clinique.

Ce sont les points qu'il faudra piquer s'ils sont douloureux.

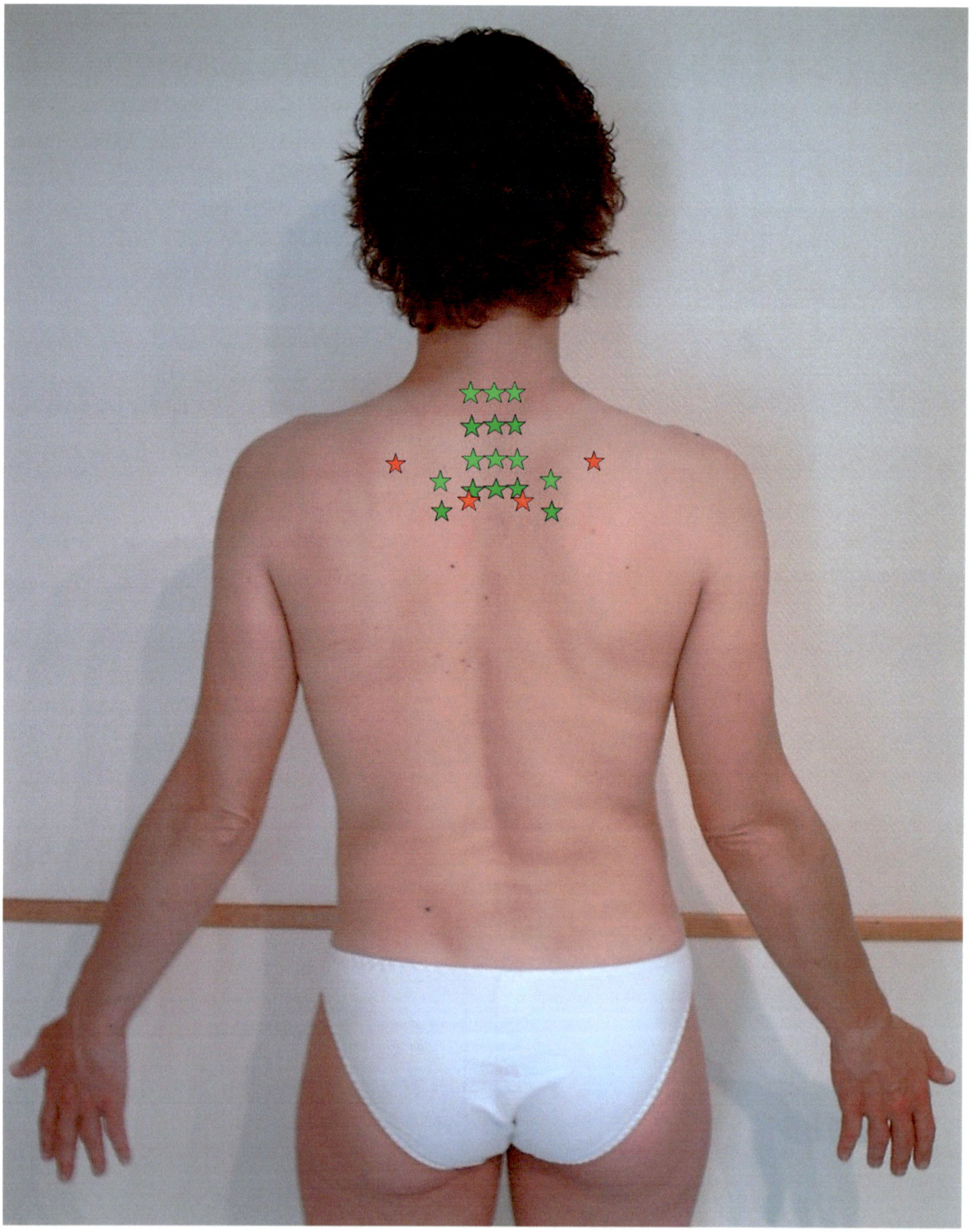

POINTS-DÉTENTE DU MEMBRE SUPÉRIEUR

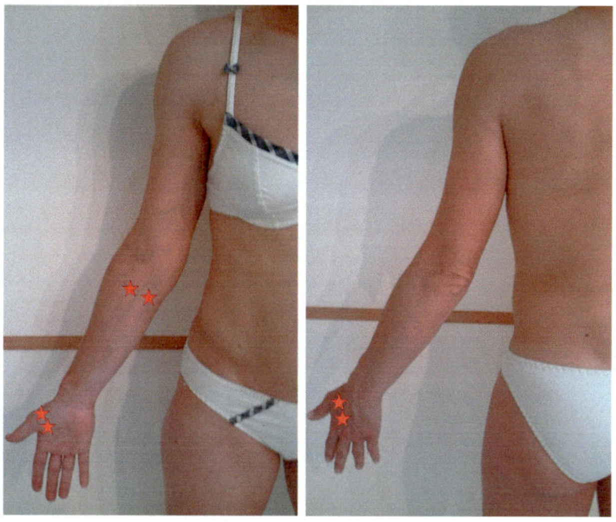

DERMATOME

- T1-T2-T3-T4
- Nappage ID

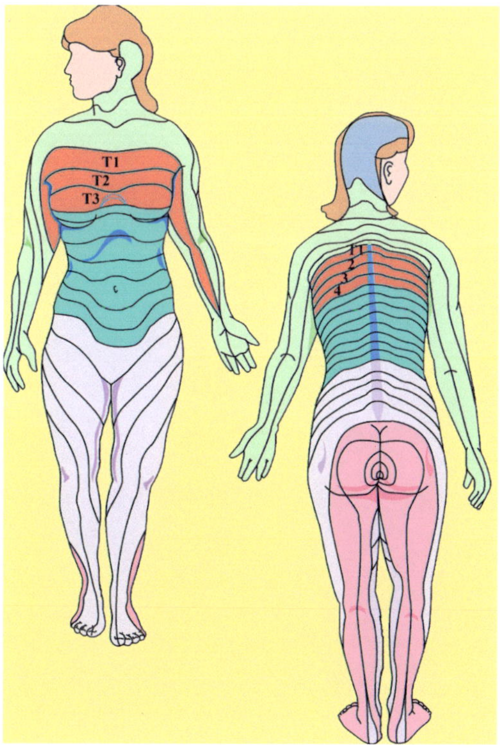

SCLÉROTOME

- Points IHD postérieurs
  - Processus épineux T1-T2-T3-T4
  - Facettes articulaires T1-T2-T3-T4
  - Élévateurs des côtes T3-T4
- Points costaux antérieurs

MYOTOMES

- IHD des trigger points

→ TRONC
  - Multifidi T5 : 2 points
  - Serratus posterior superior : 2 points

→ MEMBRE SUPÉRIEUR
  - Flexor et palmaris longus : 2 points
  - Opponens pollicis : 1 point
  - Abductor pollicis : 1 point
  - Interossei : 2 points

- Nappage ID :
  - Zones de douleur référée : avant-bras antérieur et main
  - Rachis dorsal T1 à T4
  - Thorax 2, 3 et 4ème côtes

ANGIOTOMES

- T1 - T4
- Nappage ID du rachis dorsal T1-T4

VISCÉROTOME

- Coeur et poumons T1-T6
- Seins, mamelons T3-T6
- Oesophage T2-T6

MÉTAMÈRES T4-T5-T6-T7

Points-détente actifs ou latents à rechercher à l'interrogatoire et à l'examen clinique.

Ce sont les points qu'il faudra piquer s'ils sont douloureux.

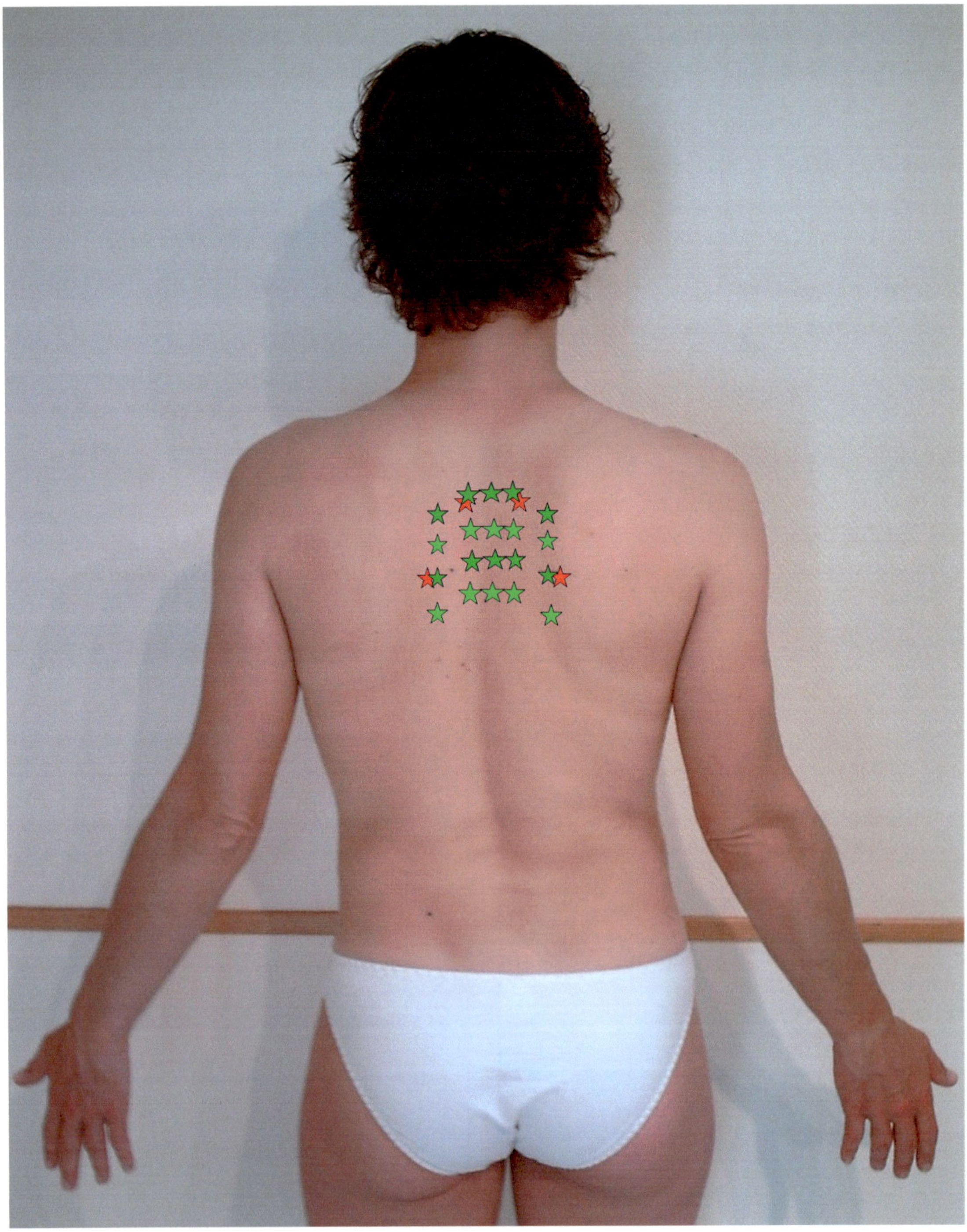

POINTS-DÉTENTE ABDOMINAUX

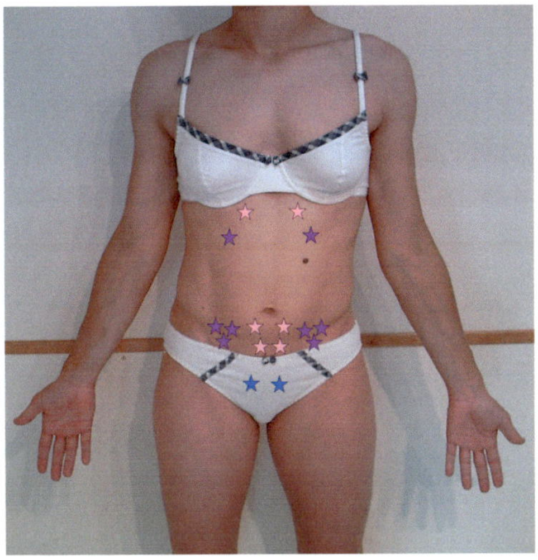

DERMATOME

- T4-T5-T6-T7
- Nappage ID

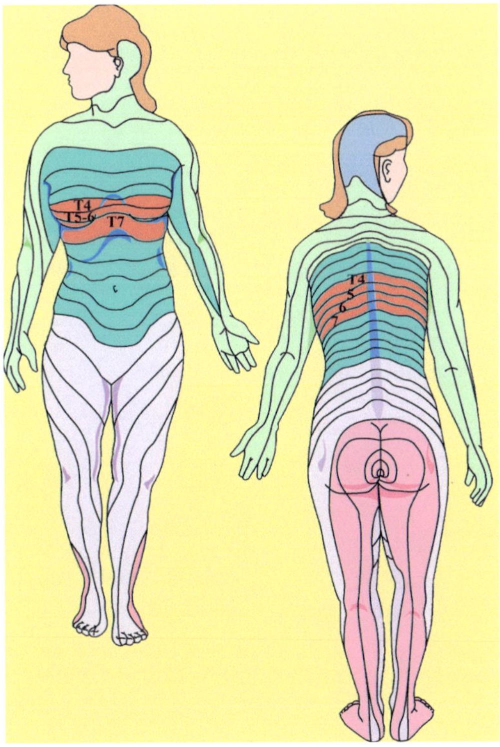

SCLÉROTOME

- Points IHD postérieurs
- Processus épineux T4-T5-T6-T7
  - Facettes articulaires T4-T5-T6-T7
  - Élévateurs des côtes T4-T7
- Points costaux antérieurs et abdominaux

MYOTOMES

- IHD des trigger points

→ TRONC : RACHIS
  - Multifidi T5 : 2 points
  - Iliocostalis thoracis T6 : 2 points

→ TRONC : ABDOMEN
  - Transverse abdominis
  - Pyramidalis
  - Externus obliquus

- Nappage ID :
  - Rachis dorsal T4 à T7
  - Thorax 4, 5, 6 et 7ème côtes

ANGIOTOMES

- T5 - L2
- Nappage ID du rachis dorso-lombaire T5-L2

VISCÉROTOME

- Coeur et poumons T1-T6
- Seins, mamelons T3-T6
- Rate T6-T10
- Oesophage T2-T6
- Estomac et duodénum T5-T11
- Pancréas T5-T11
- Foie et vésicule biliaire T6-T10

MÉTAMÈRES T7-T8-T9-T10

Points-détente actifs ou latents à rechercher à l'interrogatoire et à l'examen clinique.

Ce sont les points qu'il faudra piquer s'ils sont douloureux.

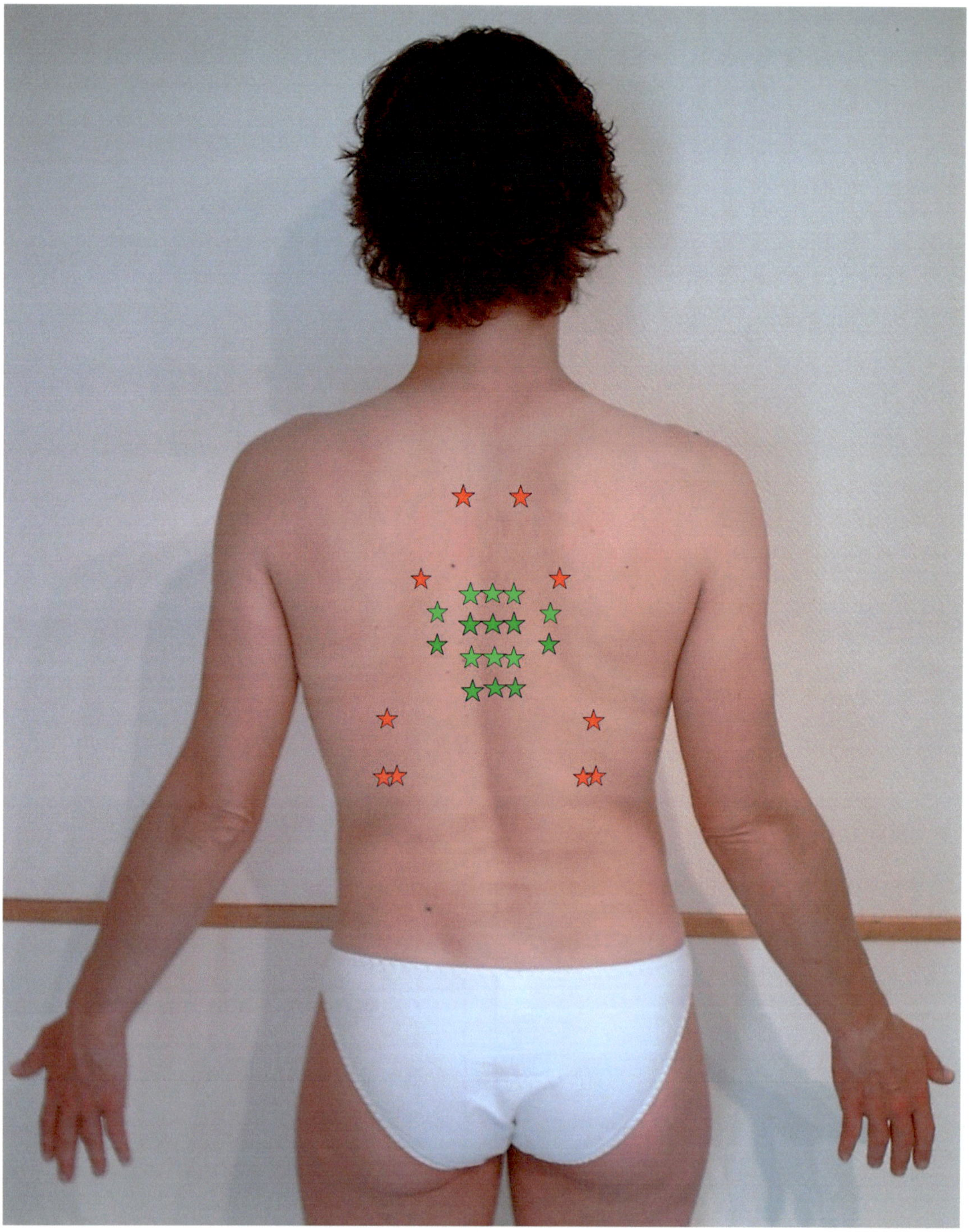

POINTS-DÉTENTE ABDOMINAUX

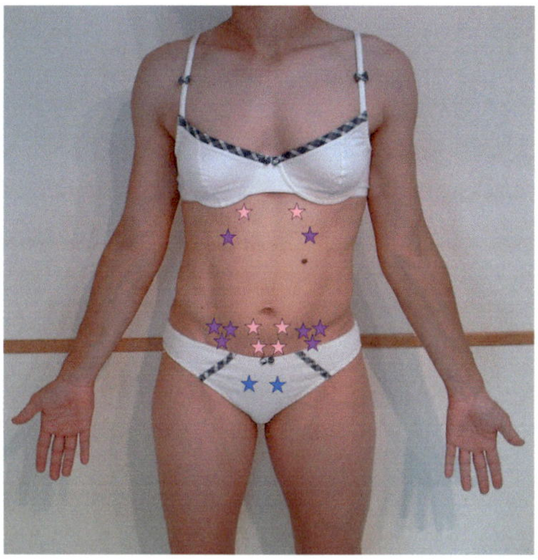

DERMATOME

- T7-T8-T9-T10
- Nappage ID

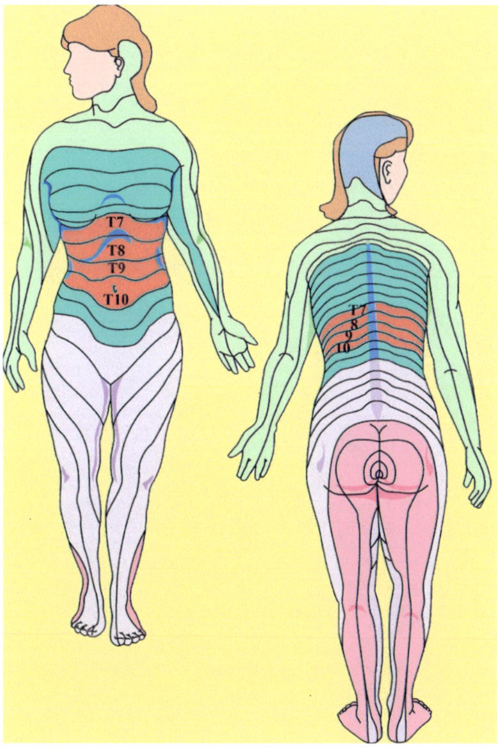

SCLÉROTOME

- Points IHD postérieurs ★
  - Processus épineux T7-T8-T9-T10
  - Facettes articulaires T7-T8-T9-T10
  - Élévateurs des côtes T7-T8
- Points costaux antérieurs et abdominaux

MYOTOMES

- IHD des trigger points ★

→ TRONC : RACHIS
- Multifidi T5 : 2 points
- Iliocostalis thoracis T6 - T11 : 4 points
- Longissimus T10 : 2 points
- Serratus posterior inferior : 2 points

→ TRONC : ABDOMEN
- Transverse abdominis ★
- Pyramidalis ★
- Externus obliquus ★

- Nappage ID :
  - Rachis dorsal T7 à T10
  - Thorax : 7, 8, 9 et 10ème côtes

ANGIOTOMES

- T5 - L2
- Nappage ID du rachis dorso-lombaire T5-L2

VISCÉROTOME

- Rate T6-T10
- Estomac et duodénum T5-T11
- Pancréas T5-T11
- Foie et vésicule biliaire T6-T10
- Colon droit T10-L1
- Surrénales T9-T12

MÉTAMÈRES T10-T11-T12-L1

Points-détente actifs ou latents à rechercher à l'interrogatoire et à l'examen clinique.

Ce sont les points qu'il faudra piquer s'ils sont douloureux.

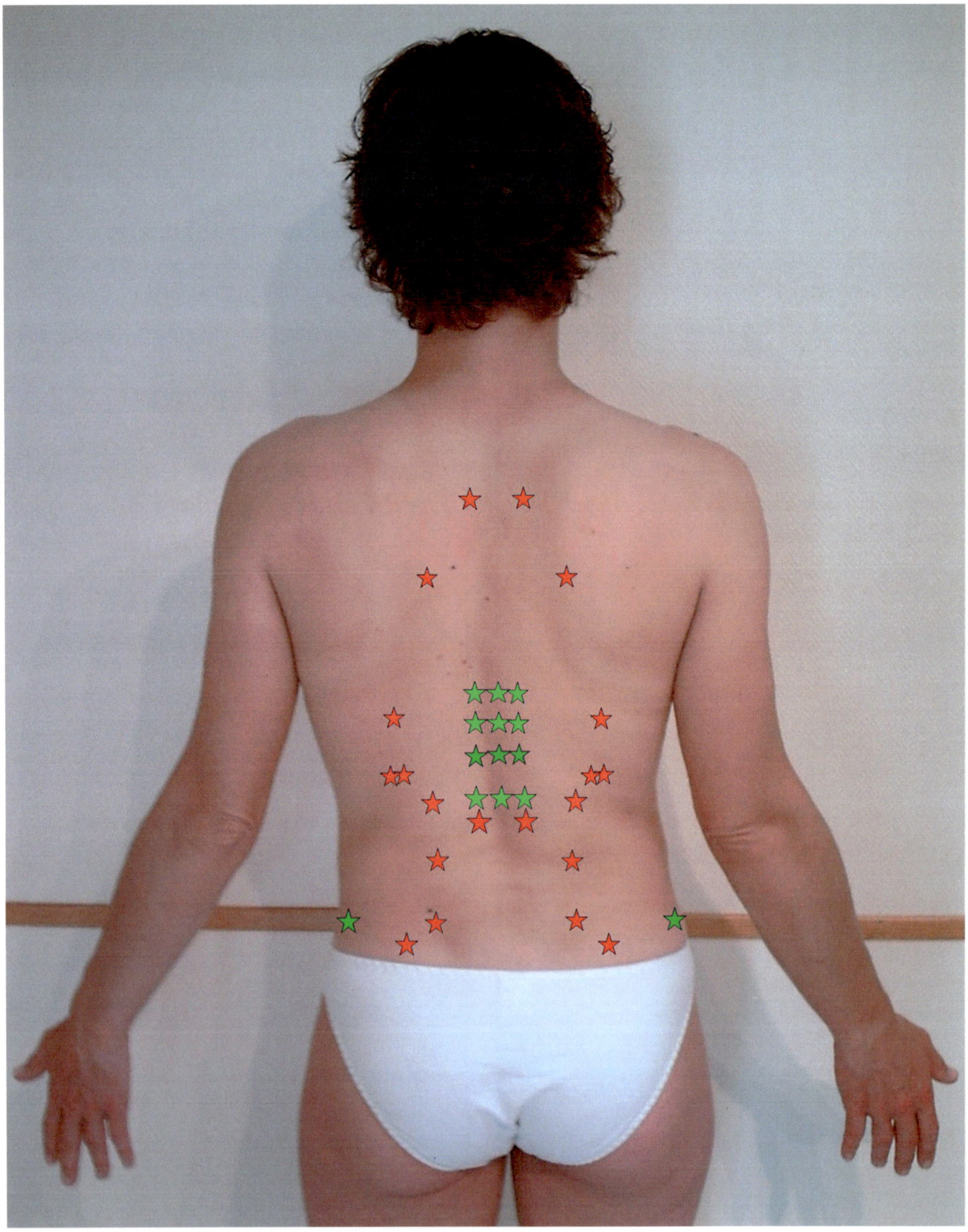

POINTS-DÉTENTE ABDOMINO-PELVIENS

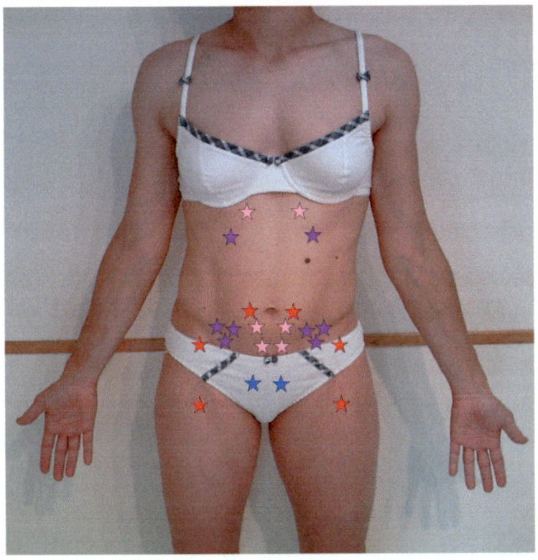

DERMATOME

- T10-T11-T12-L1
- Nappage ID

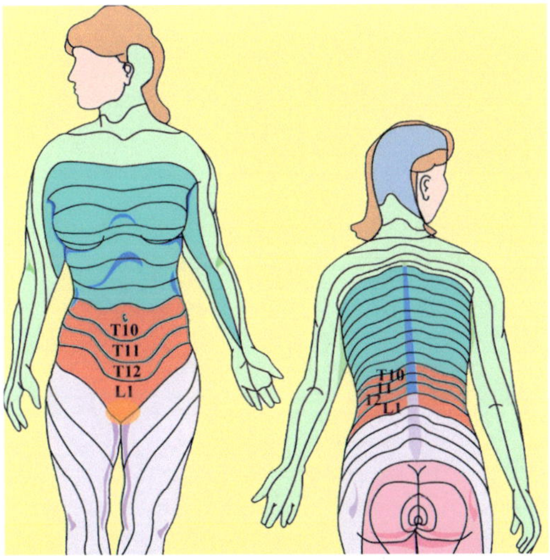

SCLÉROTOME

- Points IHD postérieurs ★
  - Processus épineux T10-T11-T12-L1
  - Facettes articulaires T10-T11-T12-L1
  - « Points de crête » (crête iliaque) de T12 ou L1
- Points costaux antérieurs et abdominaux

MYOTOMES

- IHD des trigger points ★

→ TRONC : RACHIS
- Multifidi T5 et L2 : 4 points
- Iliocostalis thoracis T6 - T11 : 4 points
- Longissimus T10 : 2 points
- Serratus posterior inferior : 2 points
- Quadratus lomborum : 8 points

→ TRONC : PELVIS ET ABDOMEN
- Ilio-psoas ★
- Transverse abdominis ★
- Pyramidalis ★
- Externus obliquus ★

- Nappage ID :
  - Rachis dorso-lombaire T10 à L2
  - Thorax (10, 11 et 12è côtes)
  - Abdomen (douleurs référées)

ANGIOTOMES

- T10 – L2
- Nappage ID du rachis dorso-lombaire T10-L2

VISCÉROTOME

- Pancréas T5-T11
- Colon droit T10-L1
- Colon gauche L1-L2
- Surrénales T9-T12
- Reins T10-L1
- Vessie et prostate T9-L2
- Utérus T12-L1

MÉTAMÈRES L1-L2-L3

Points-détente actifs ou latents à rechercher à l'interrogatoire et à l'examen clinique.

Ce sont les points qu'il faudra piquer s'ils sont douloureux.

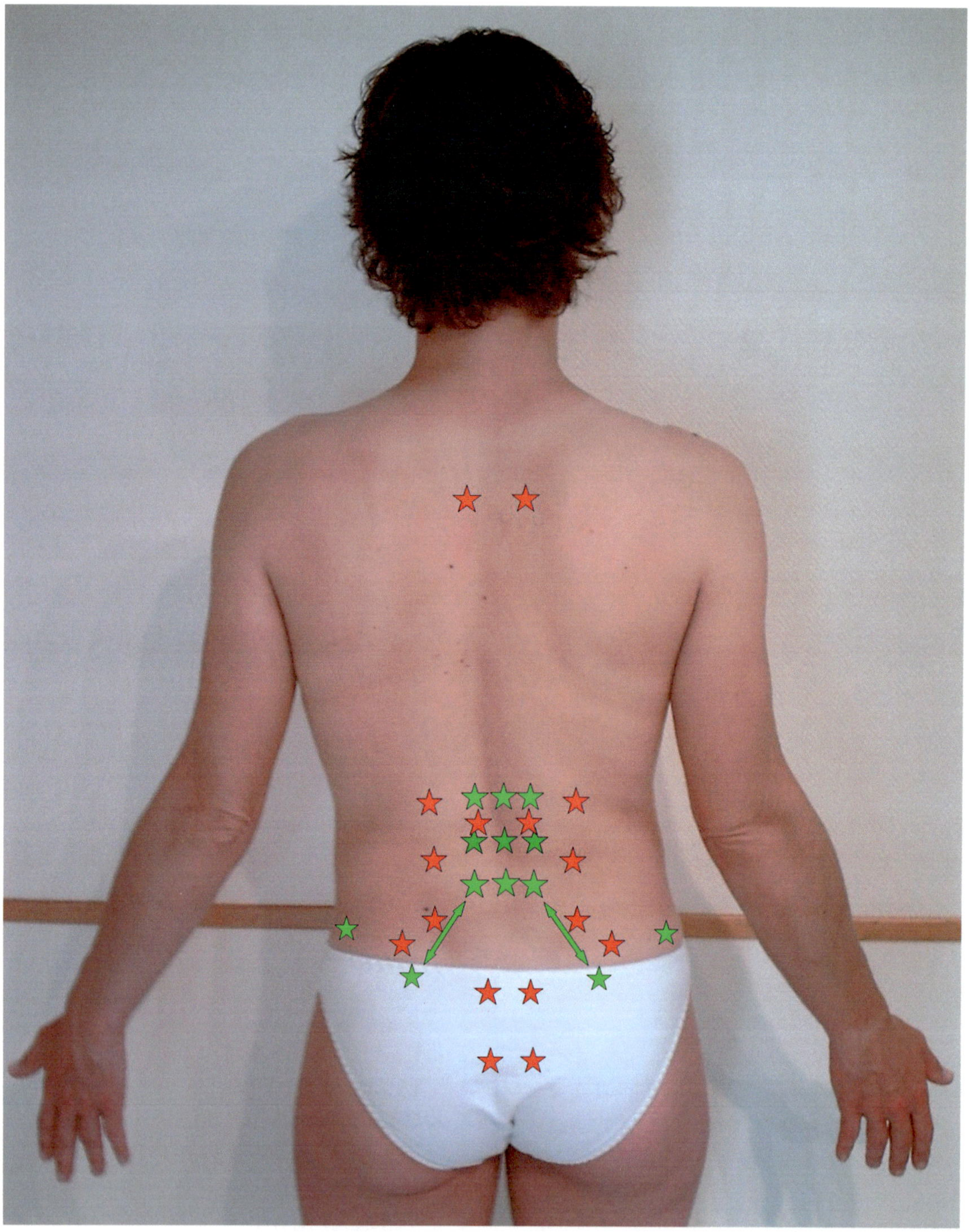

POINTS-DÉTENTE ABDOMINO-PELVIENS ET DU MEMBRE INFÉRIEUR

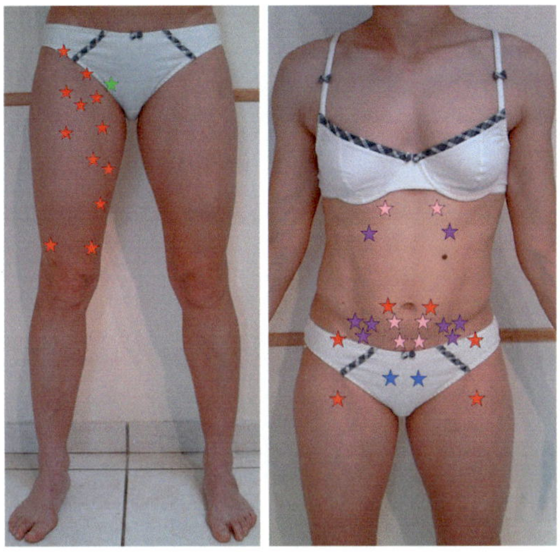

DERMATOME

- L1-L2-L3
- Nappage ID

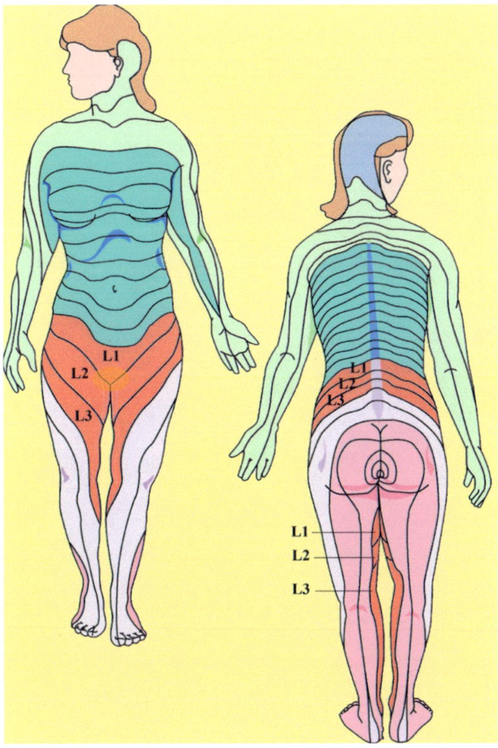

SCLÉROTOME

- Points IHD postérieurs ★
  - Processus épineux L1-L2-L3
  - Facettes articulaires L1-L2-L3
  - «Points de crête» de L1
  - Points fessiers de L3
- Points antérieurs au niveau de l'aine

MYOTOMES

- IHD des trigger points ★

→ TRONC : RACHIS
  - Multifidi T5, L2, S1 et S4 : 8 points
  - Quadratus lomborum : 8 points

→ TRONC : PELVIS ET ABDOMEN
  - Ilio-psoas ★
  - Pectineus
  - Transverse abdominis ★
  - Pyramidalis ★
  - Externus obliquus ★

→ HANCHE - CUISSE
  - Adductor brevis, longus et magnus
  - Sartorius et gracilis
  - Quadriceps femoris

- Nappage ID :
  - Rachis lombo-sacré et pelvis : L1 à S5
  - Membre inférieur (douleurs référées)

ANGIOTOMES

- T10 - L2
- Nappage ID du rachis dorso-lombaire T10-L2

VISCÉROTOME

- Colon droit T10-L1
- Colon gauche L1-L2
- Reins T10-L1
- Vessie et prostate T9-L2
- Utérus T12-L1

MÉTAMÈRES L3-L4-L5

Points-détente actifs ou latents à rechercher à l'interrogatoire et à l'examen clinique.

Ce sont les points qu'il faudra piquer s'ils sont douloureux.

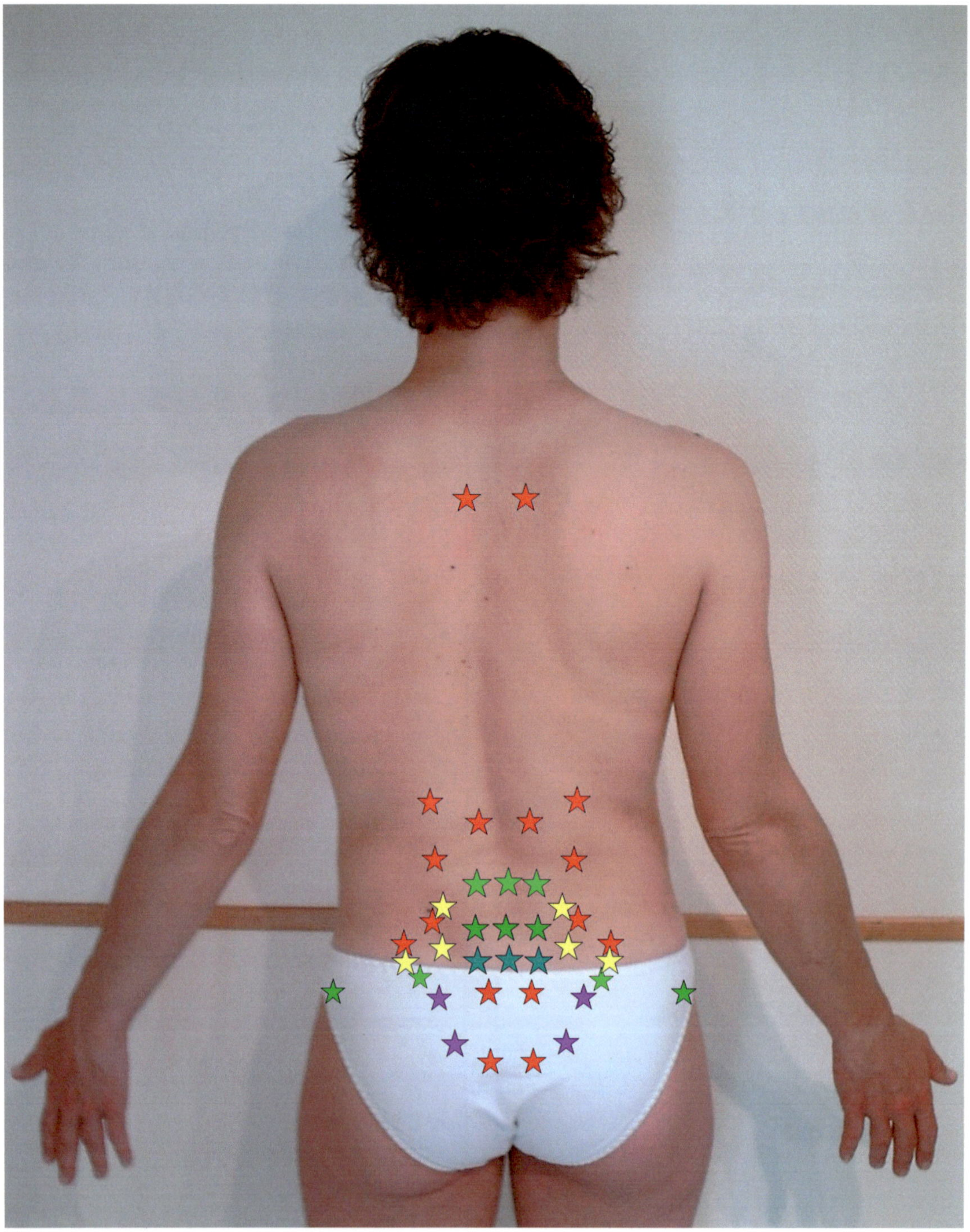

POINTS-DÉTENTE DU MEMBRE INFÉRIEUR

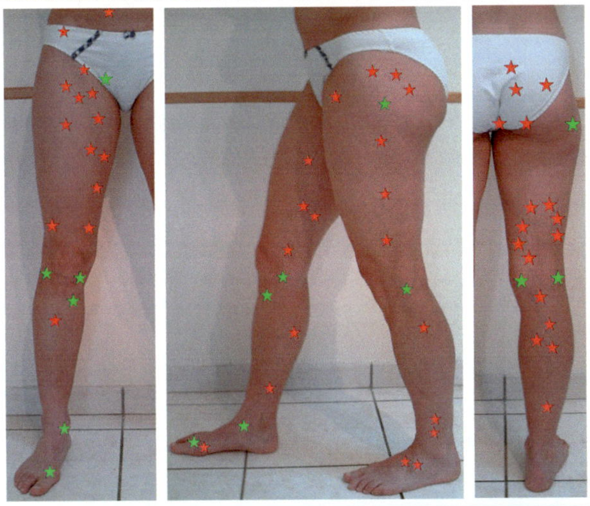

DERMATOME

- L3-L4-L5
- Nappage ID

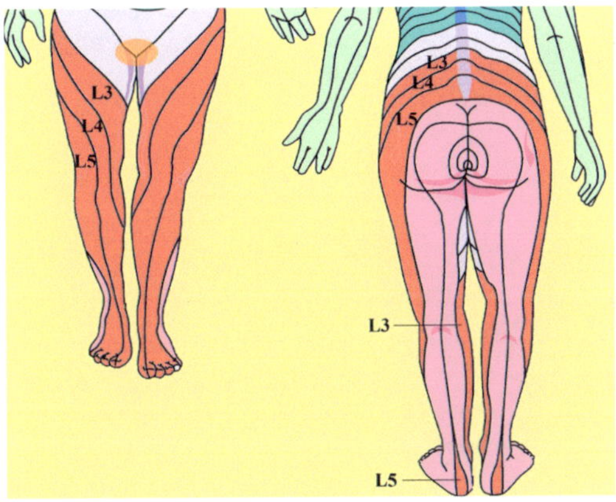

SCLÉROTOME

- Points IHD postérieurs ★
  - Processus épineux L3-L3-L5
  - Facettes articulaires L3-L4-L5
  - Points fessiers de L3 et L4
- Points antérieurs au niveau de l'aine
- Ligaments ilio-lombaires : 6 points ★
- Ligaments sacro-iliaques : 4 points ★
- Grand trochanter
- Interlignes des genoux - patte d'oie
- Talo-crurale et hallux

MYOTOMES

- IHD des trigger points ★

→ TRONC : RACHIS
- Multifidi T5, L2, S1 et S4 : 8 points
- Quadratus lomborum : 8 points

→ TRONC : PELVIS ET ABDOMEN
- Ilio-psoas
- Pectineus

→ HANCHE - CUISSE
- Gluteus minimus, medius et maximus
- Adductor brevis, longus et magnus
- Sartorius et gracilis
- Quadriceps femoris
- Biceps femoris
- Semitendinosus
- Semimembranosus
- Tensor fasciae latae

→ JAMBE - PIED
- Plantaris
- Extensor digitorum et hallucis
- Flexor digitorum et hallucis
- Tibialis anterior
- Tibialis posterior
- Soleus
- Fibularis brevis et longus

- Nappage ID :
  - Rachis lomo-sacré et pelvis : L1 à S5
  - Membre inférieur (douleurs référées)

ANGIOTOMES

- T10 - L2
- Nappage ID du rachis dorso-lombaire T10-L2

VISCÉROTOME

- Vessie, rectum et anus : L2-L3-L4

MÉTAMÈRES L4-L5-S1

Points-détente actifs ou latents à rechercher à l'interrogatoire et à l'examen clinique.

Ce sont les points qu'il faudra piquer s'ils sont douloureux.

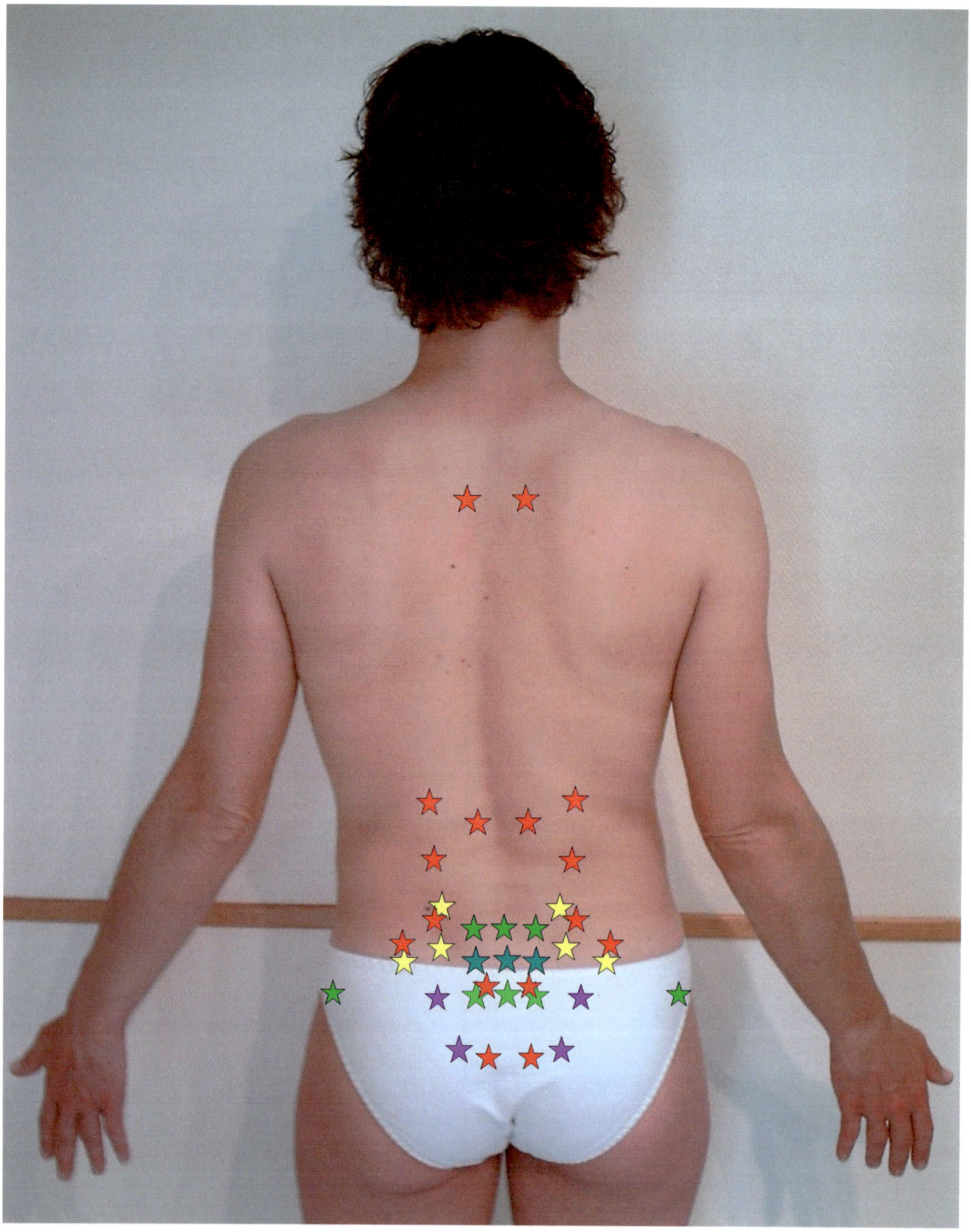

POINTS-DÉTENTE DU MEMBRE INFÉRIEUR

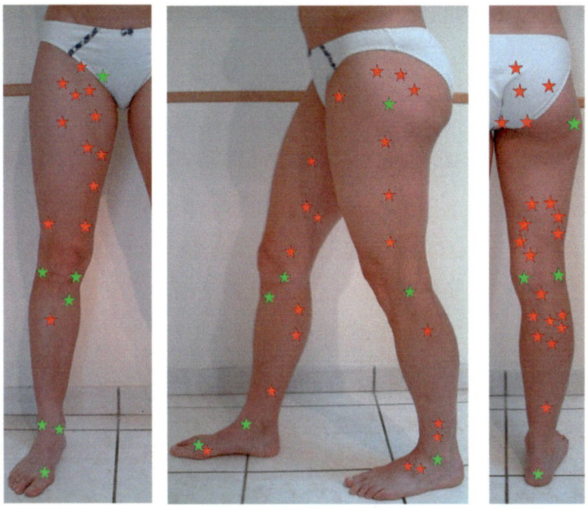

DERMATOME

- L4-L5-S1
- Nappage ID

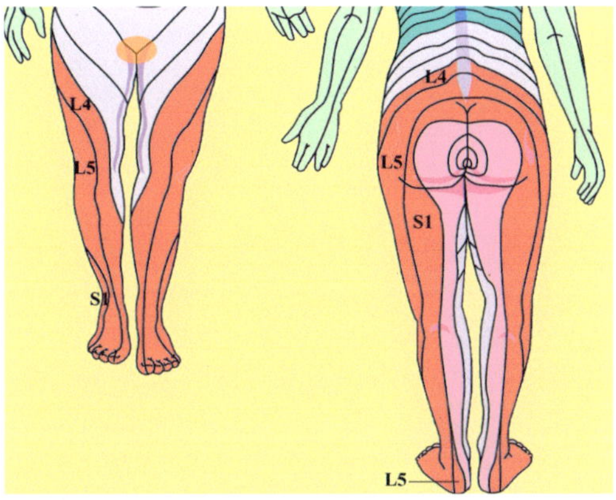

SCLÉROTOME

- Points IHD postérieurs ★
  - Processus épineux L4-L5-S1
  - Facettes articulaires L4-L5-S1
  - Points fessiers de L4
- Points antérieurs au niveau de l'aine
- Ligaments ilio-lombaires : 6 points ★
- Ligaments sacro-iliaques : 4 points ★
- Grand trochanter
- Interlignes des genoux - patte d'oie
- Talo-crurale, tendon calcanéen et hallux

MYOTOMES

- IHD des trigger points ★

→ TRONC : RACHIS
- Multifidi T5, L2, S1 et S4 : 8 points
- Quadratus lomborum : 8 points

→ TRONC : PELVIS
- Piriformis
- Pectineus

→ MEMBRE INFÉRIEUR
- Gluteus minimus, medius et maximus
- Adductor brevis, longus et magnus
- Quadriceps femoris
- Biceps femoris
- Semitendinosus
- Semimembranosus
- Tensor fasciae latae

→ JAMBE - PIED
- Plantaris
- Extensor digitorum et hallucis
- Flexor digitorum et hallucis
- Tibialis anterior
- Tibialis posterior
- Soleus
- Gastrocnemius
- Fibularis brevis et longus

- Nappage ID :
  - Rachis lombo-sacré et pelvis : L1 à S5

ANGIOTOMES

- T10 - L2
- Nappage ID du rachis dorso-lombaire T10-L2

VISCÉROTOME

- Vessie, rectum et anus : L2-L3-L4

ARBRES DIAGNOSTIQUES DES DOULEURS PROJETÉES

1/ TÊTE ET TRONC

www.mesomet.fr
MesoMet éditions

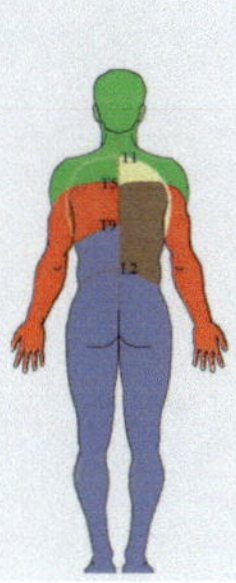

TÊTE ET TRONC

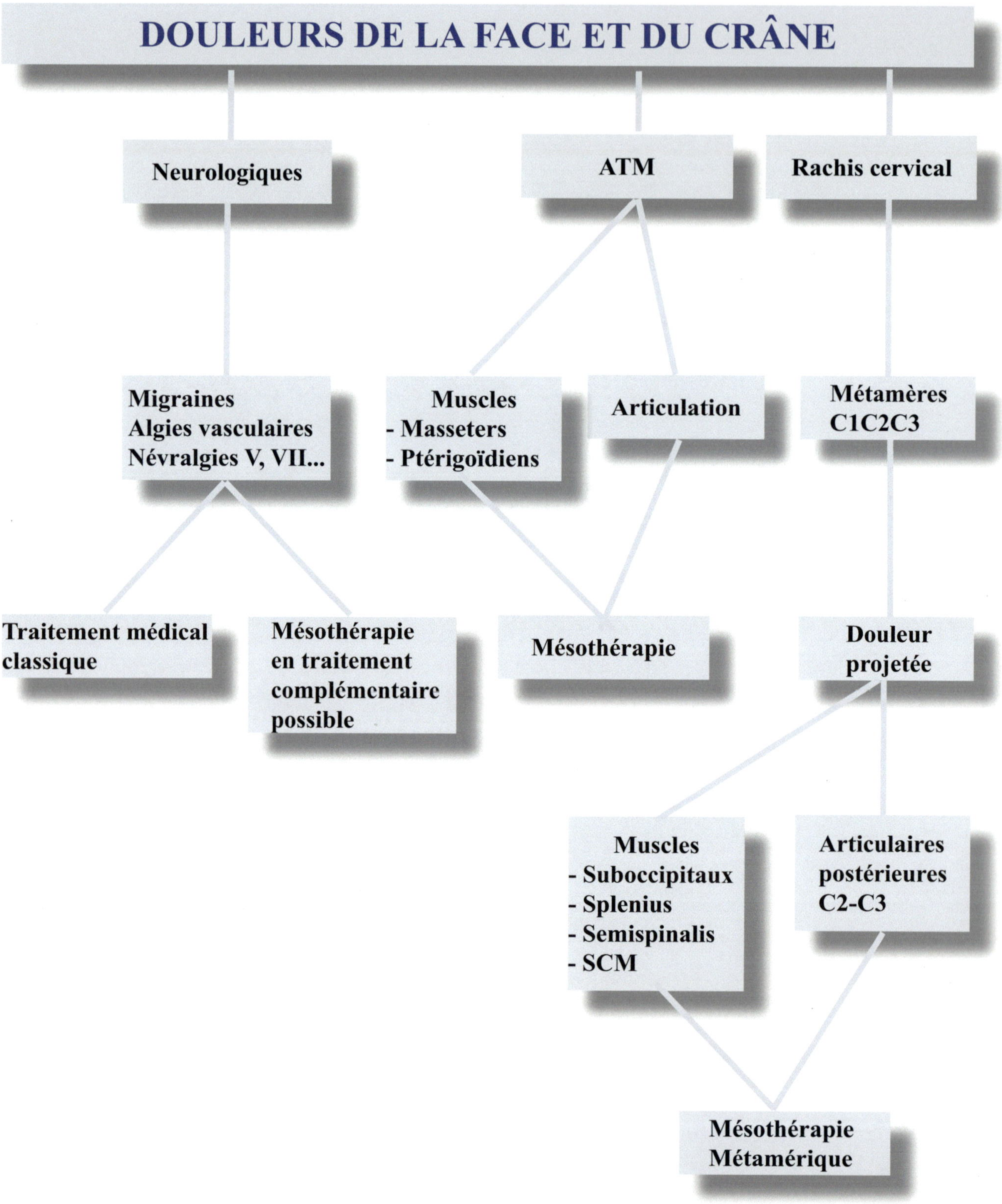

TÊTE ET TRONC

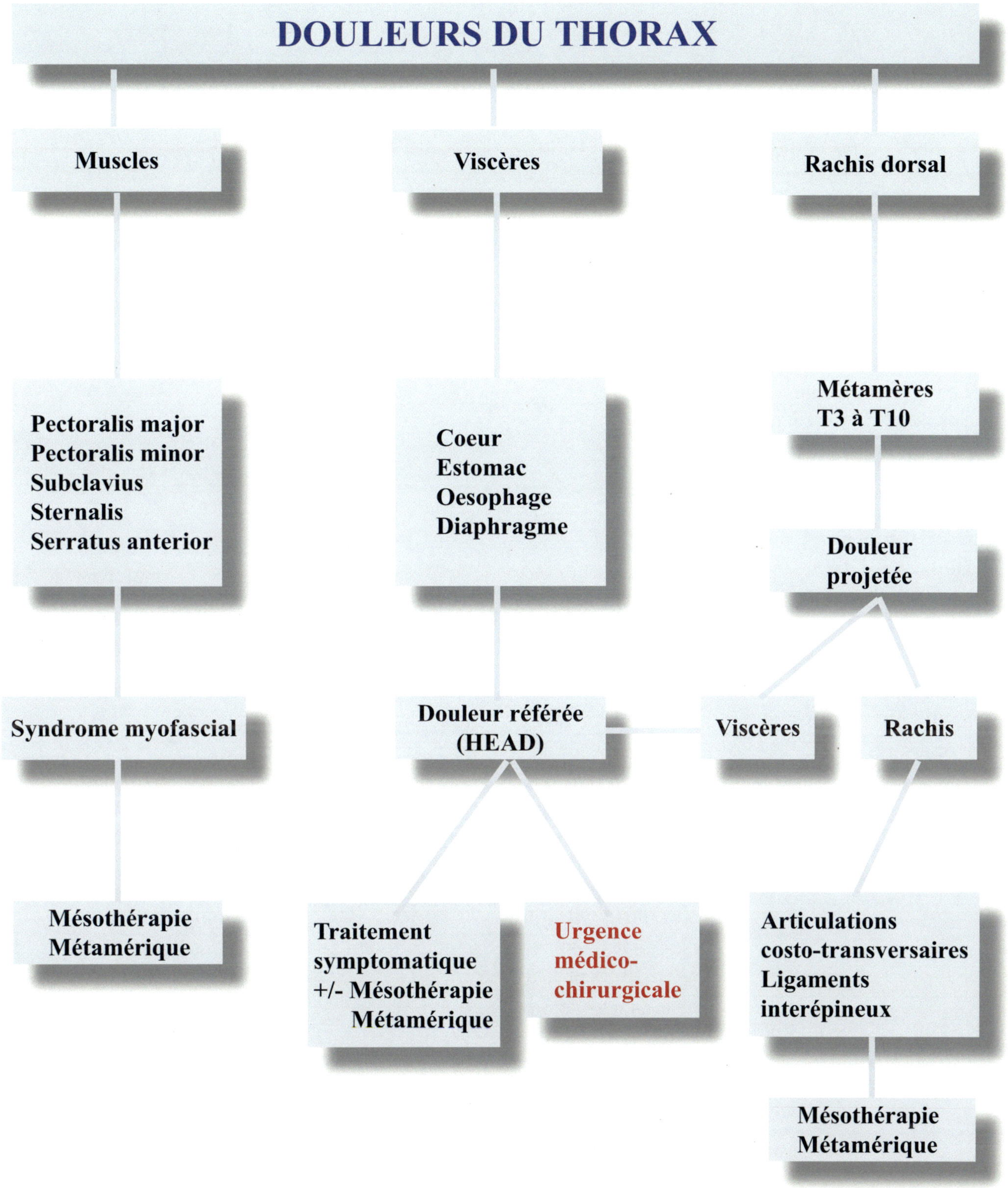

TÊTE ET TRONC

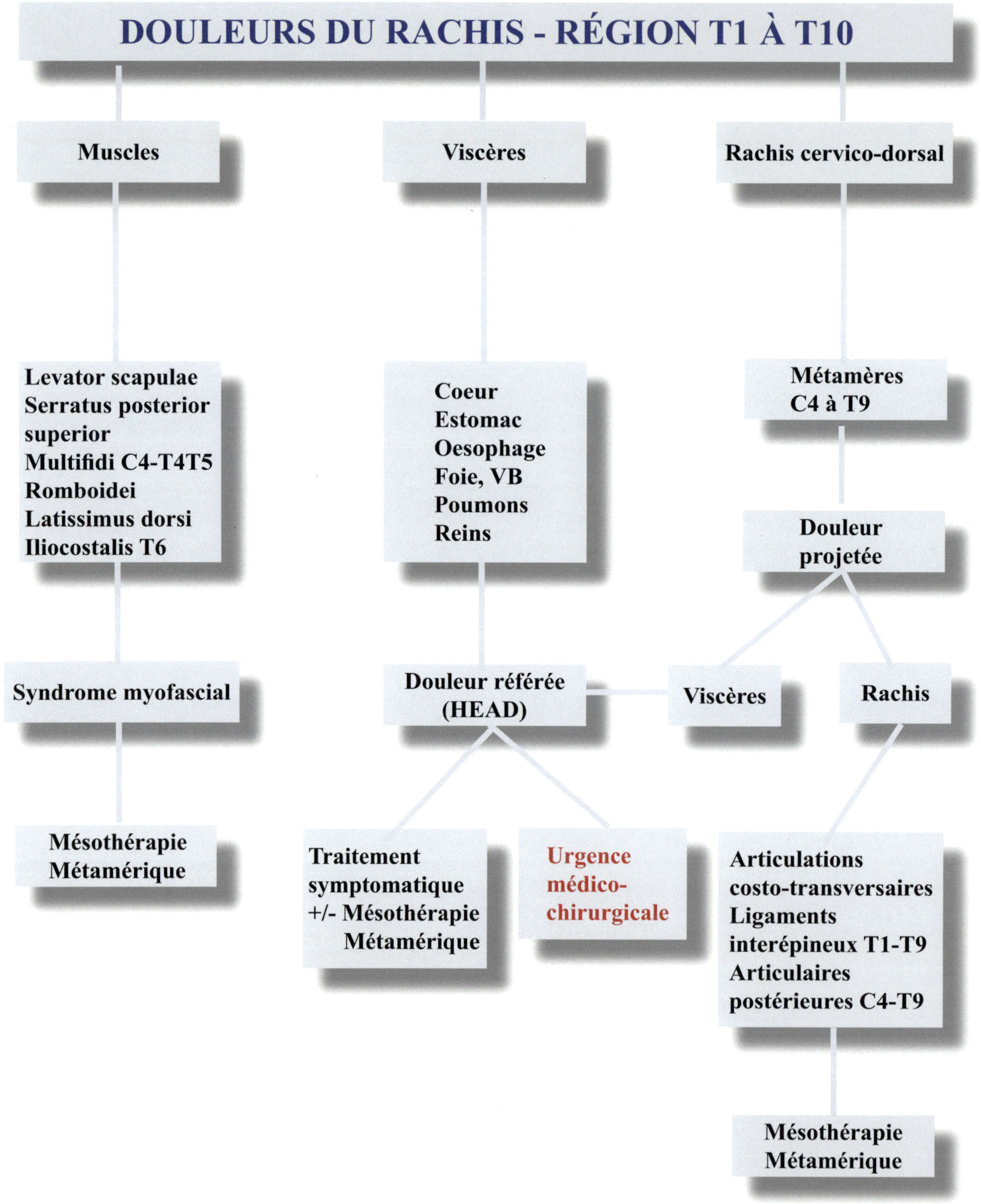

TÊTE ET TRONC

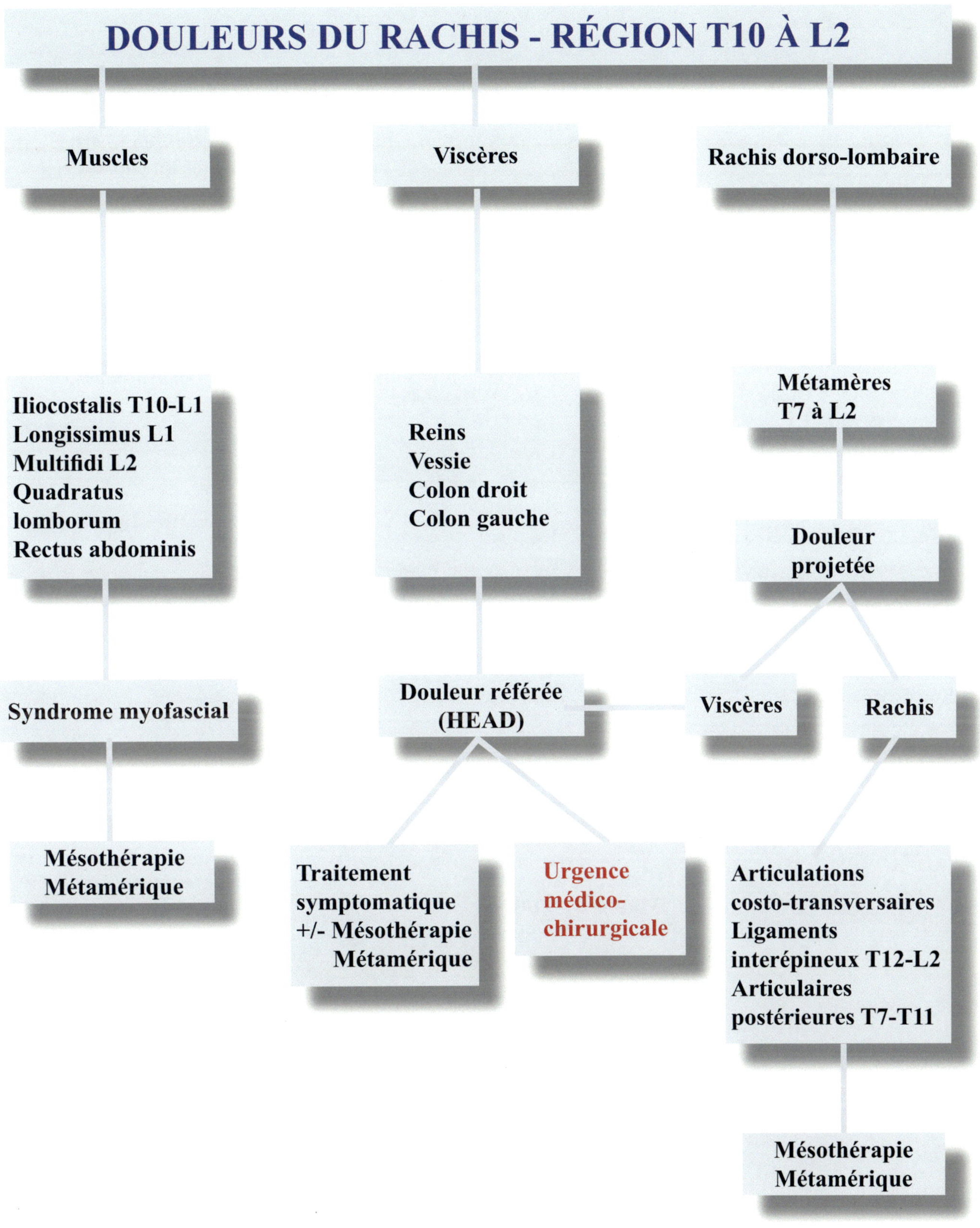

TÊTE ET TRONC

DOULEURS DU RACHIS - RÉGION L3 À S4

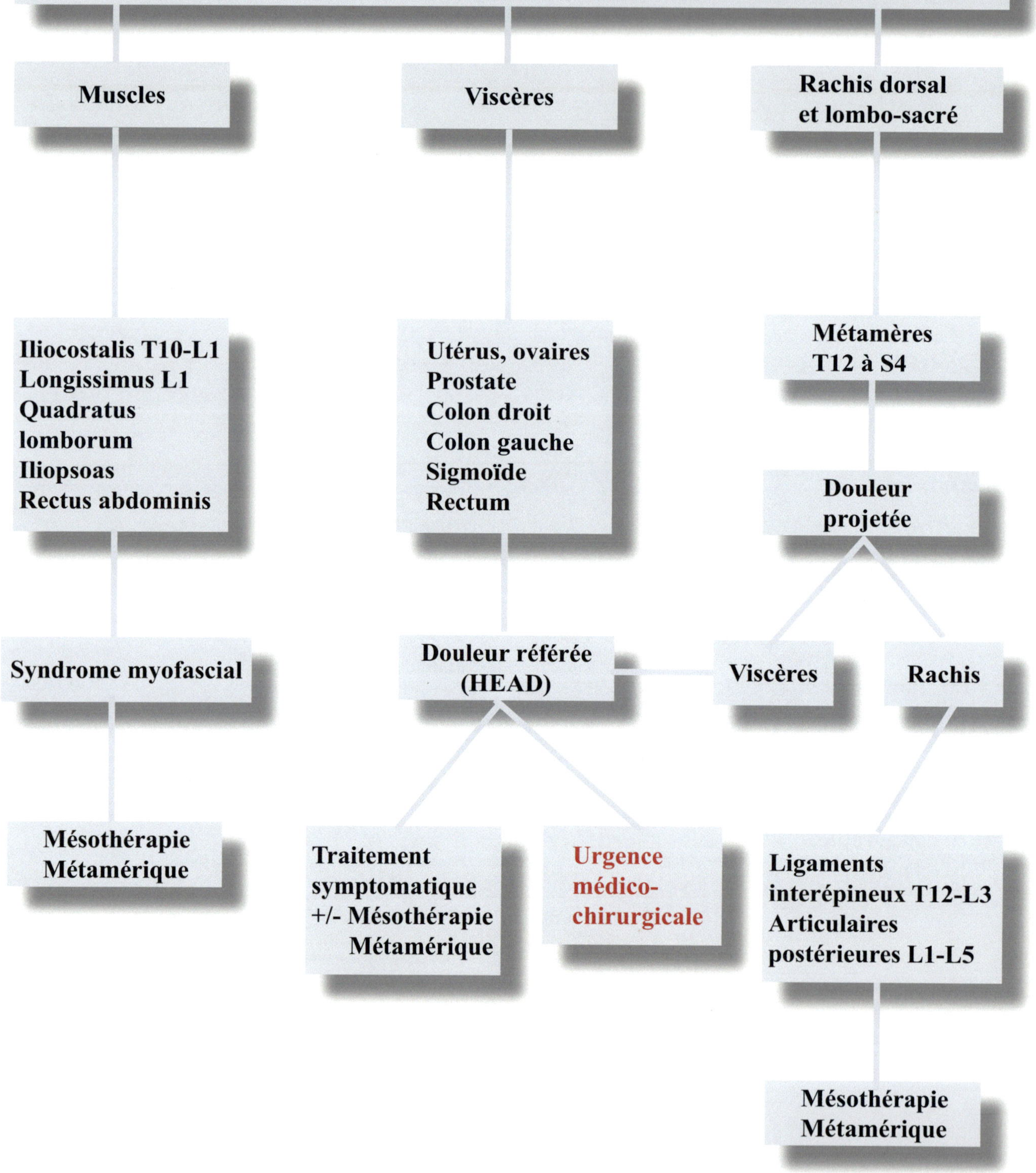

TRONC - PELVIS

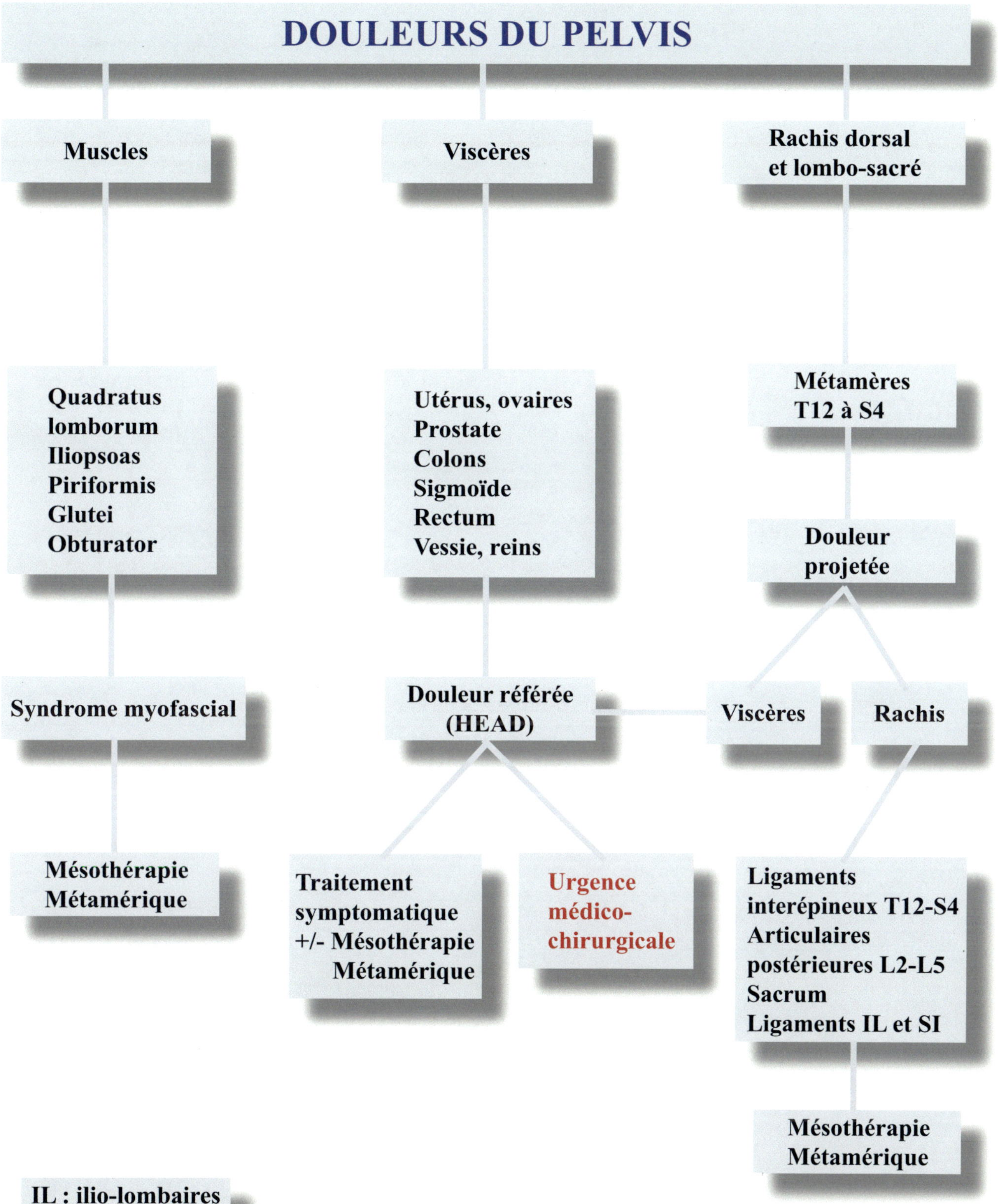

IL : ilio-lombaires
SI : sacro-iliaques

TRONC - ABDOMEN

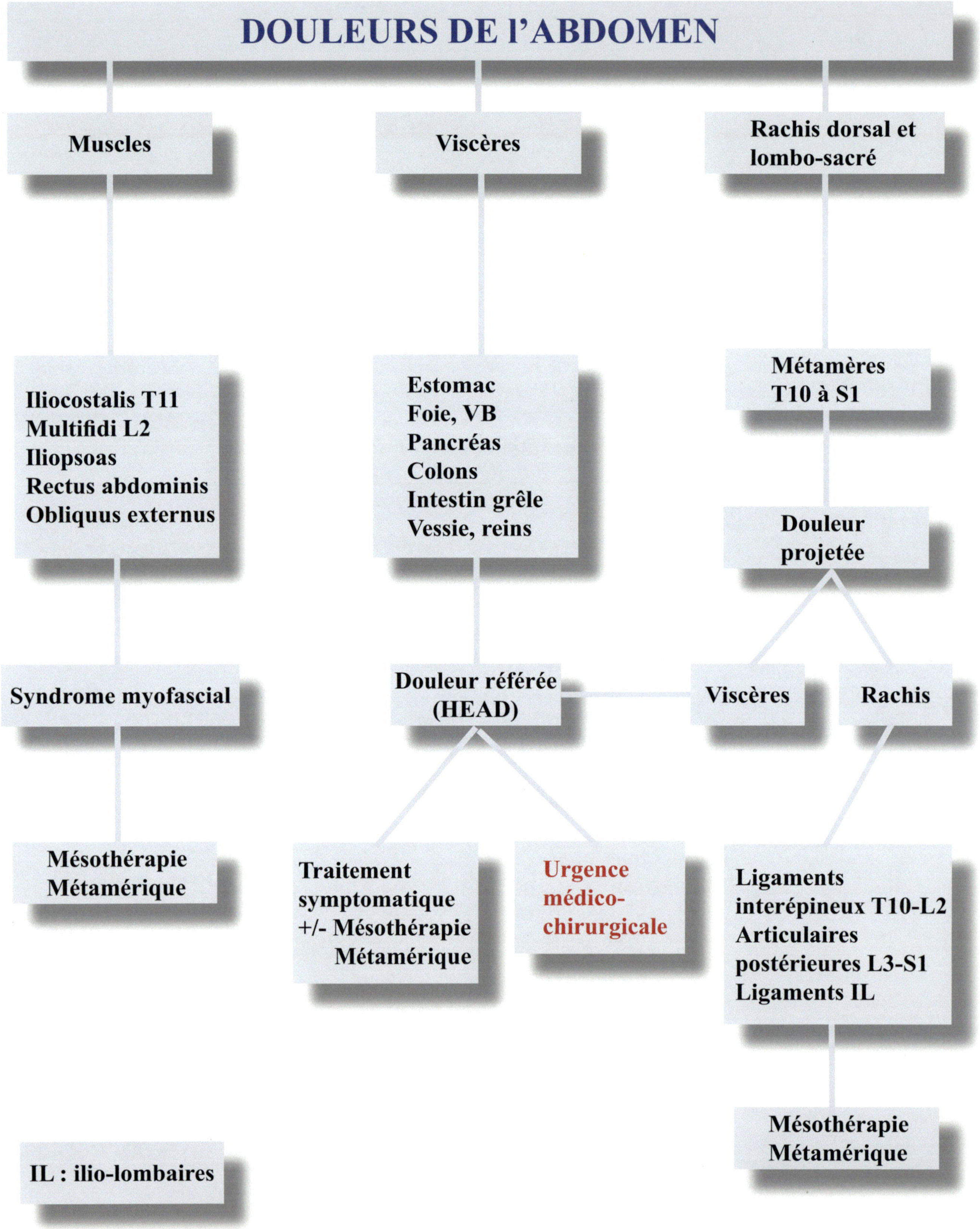

ARBRES DIAGNOSTIQUES DES DOULEURS PROJETÉES

2/ MEMBRE SUPÉRIEUR

MEMBRE SUPÉRIEUR

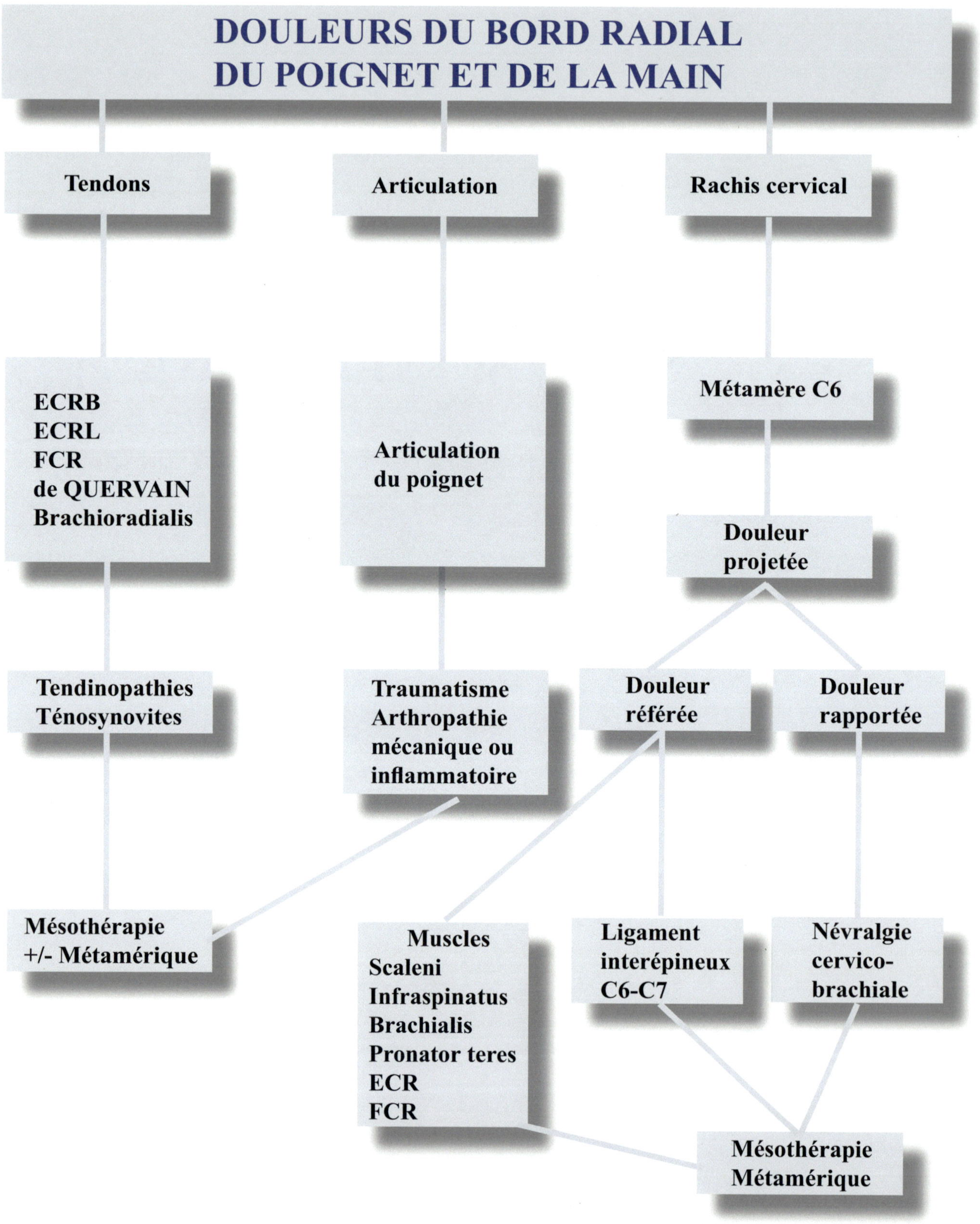

MEMBRE SUPÉRIEUR

DOULEURS DU BORD ULNAIRE DU POIGNET ET DE LA MAIN

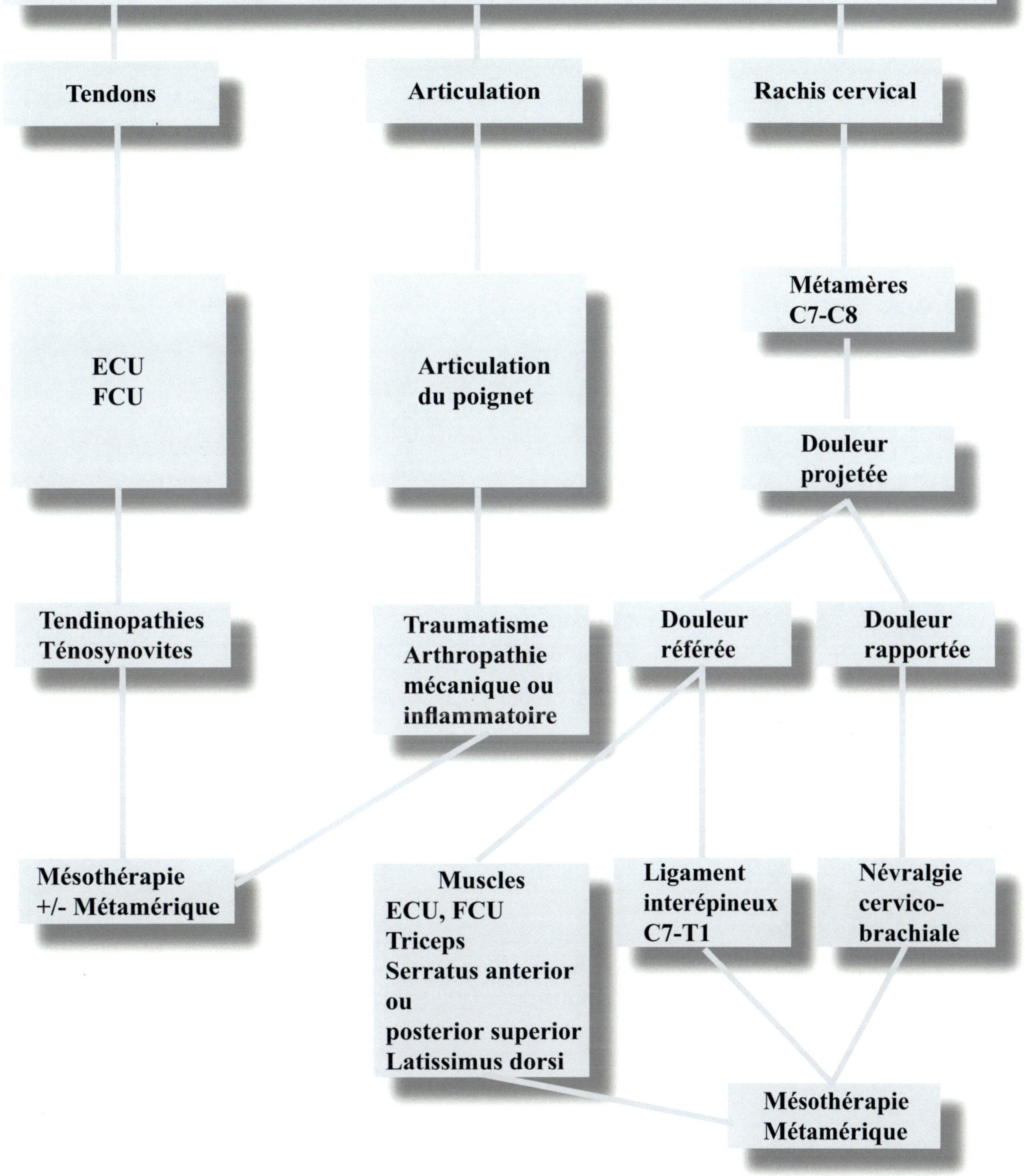

MEMBRE SUPÉRIEUR

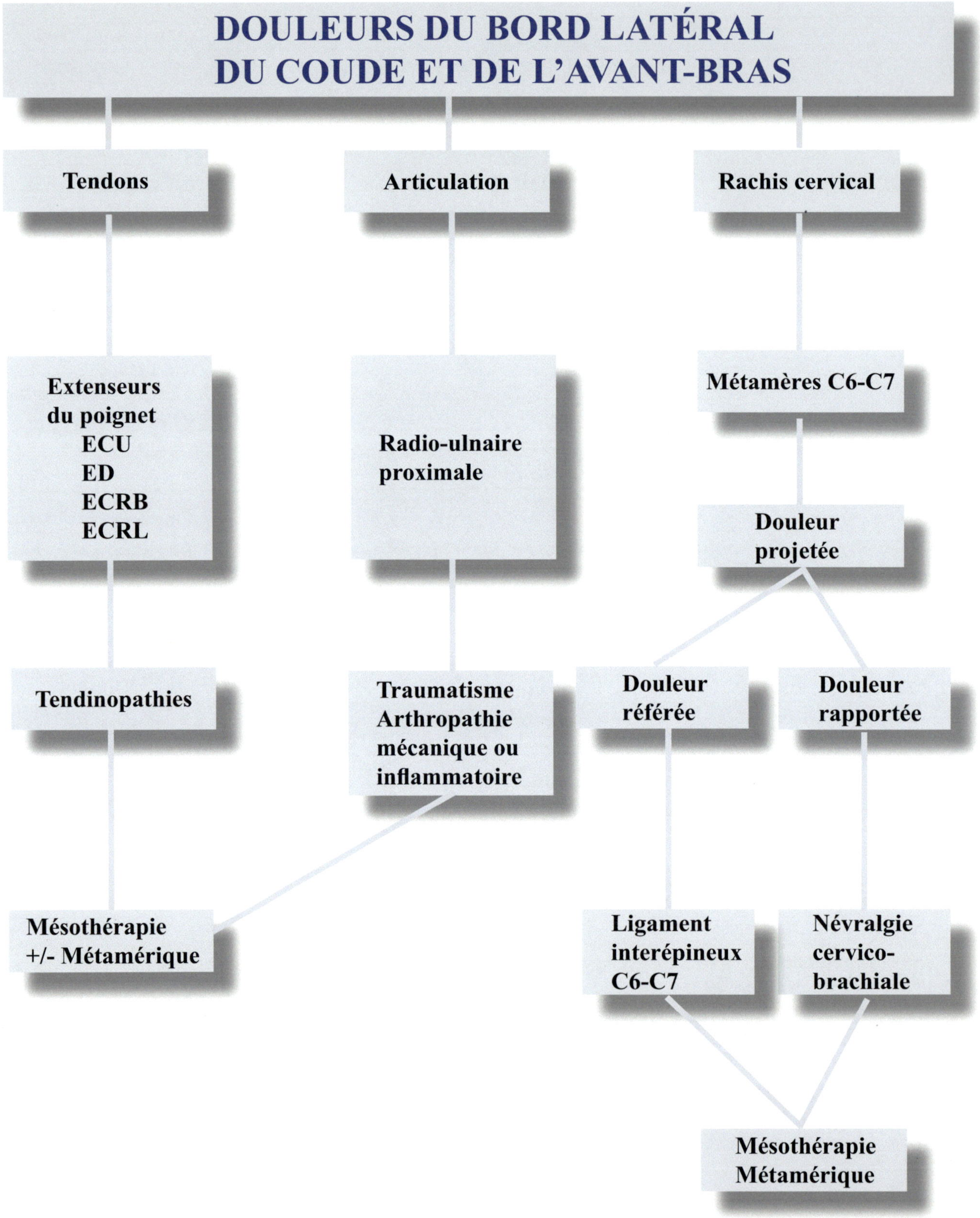

MEMBRE SUPÉRIEUR

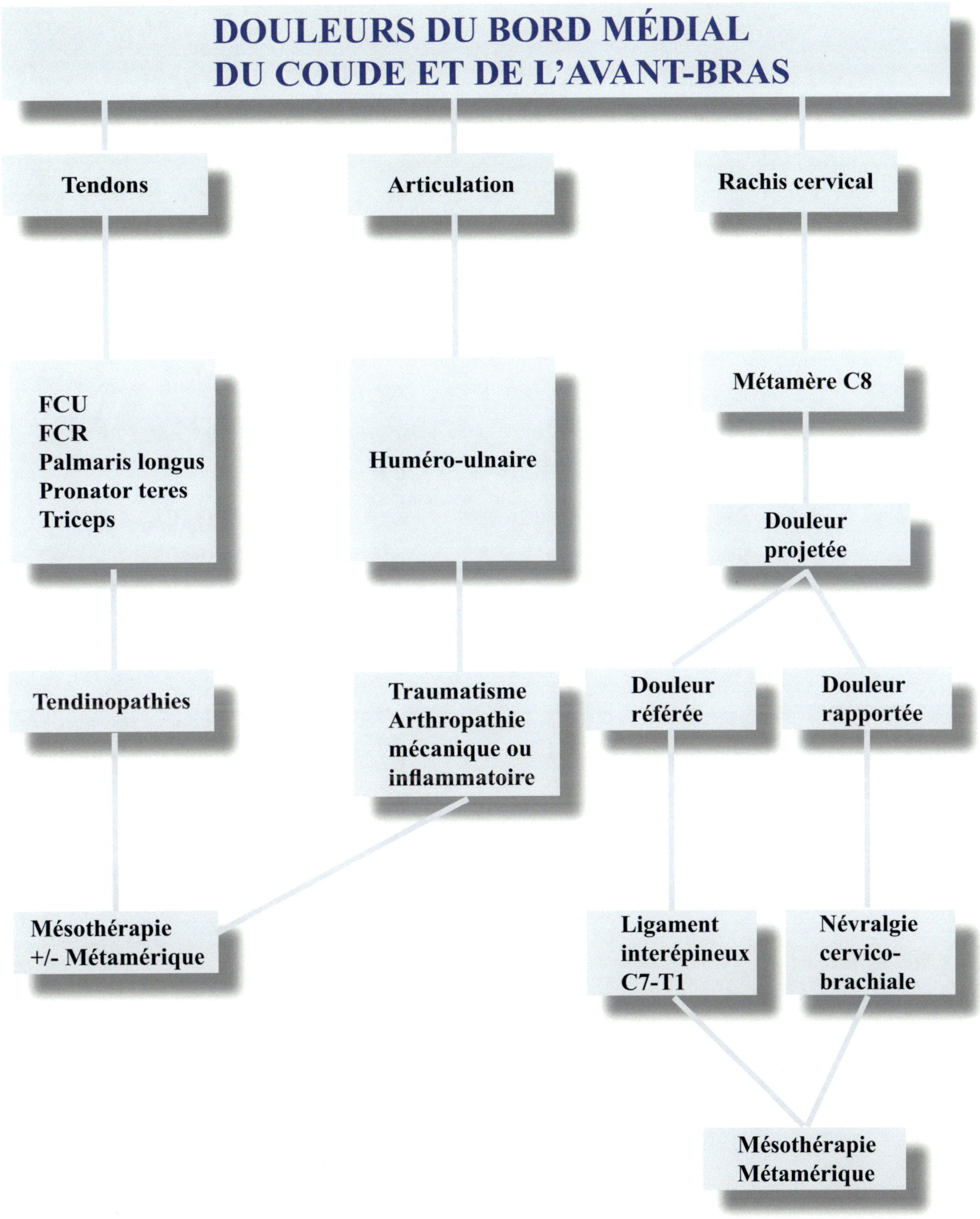

MEMBRE SUPÉRIEUR

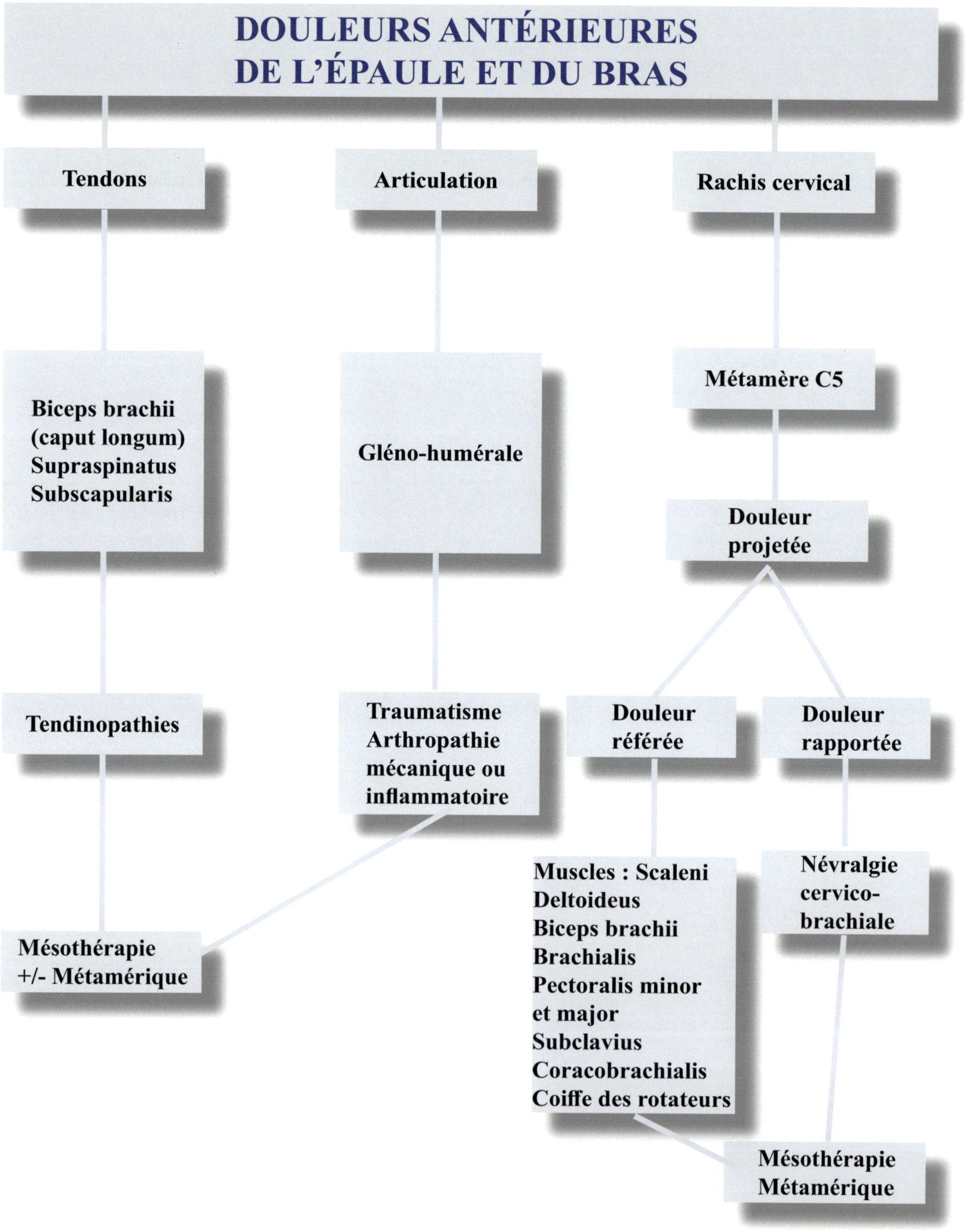

MEMBRE SUPÉRIEUR

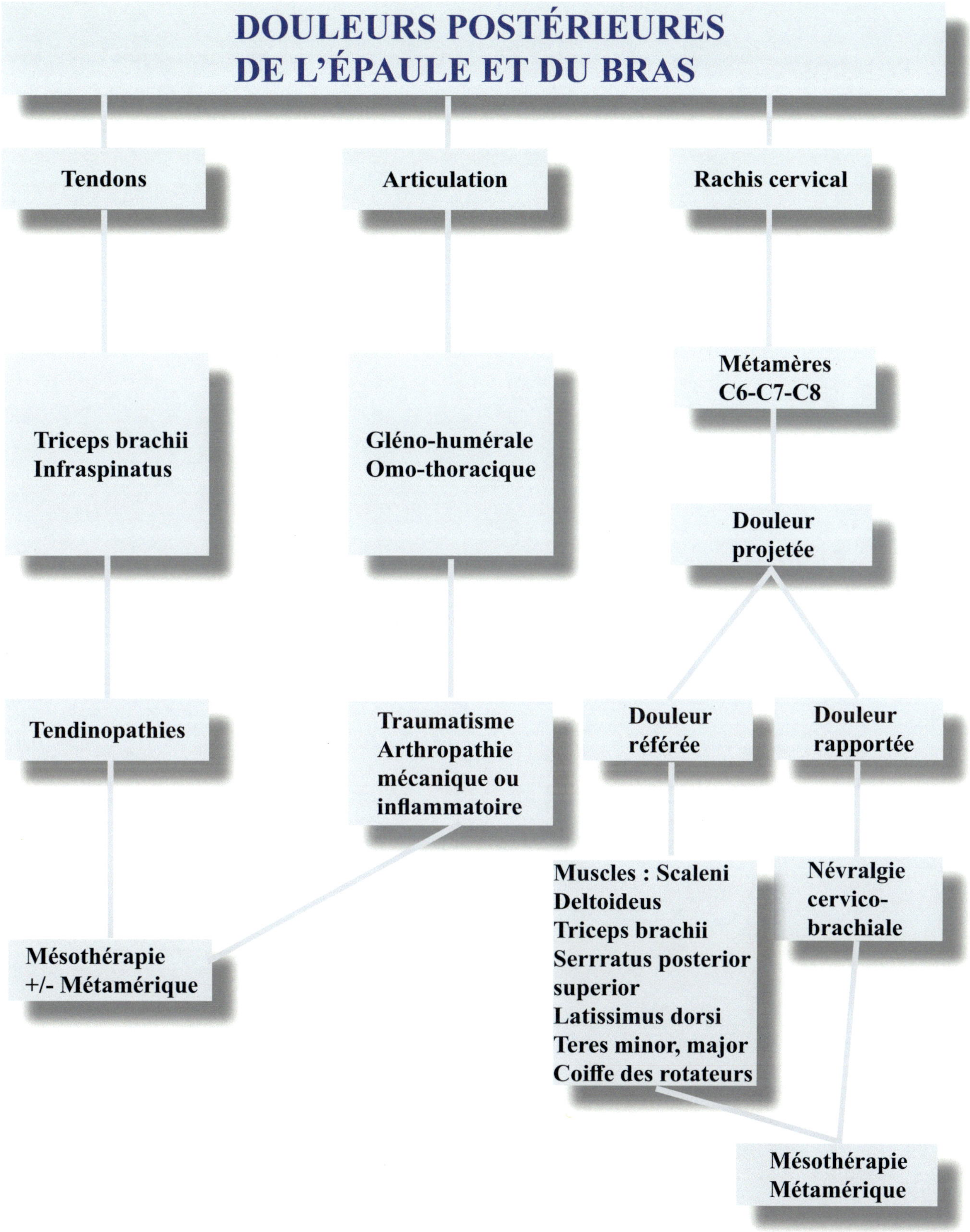

ARBRES DIAGNOSTIQUES DES DOULEURS PROJETÉES

3/ MEMBRE INFÉRIEUR

MEMBRE INFÉRIEUR

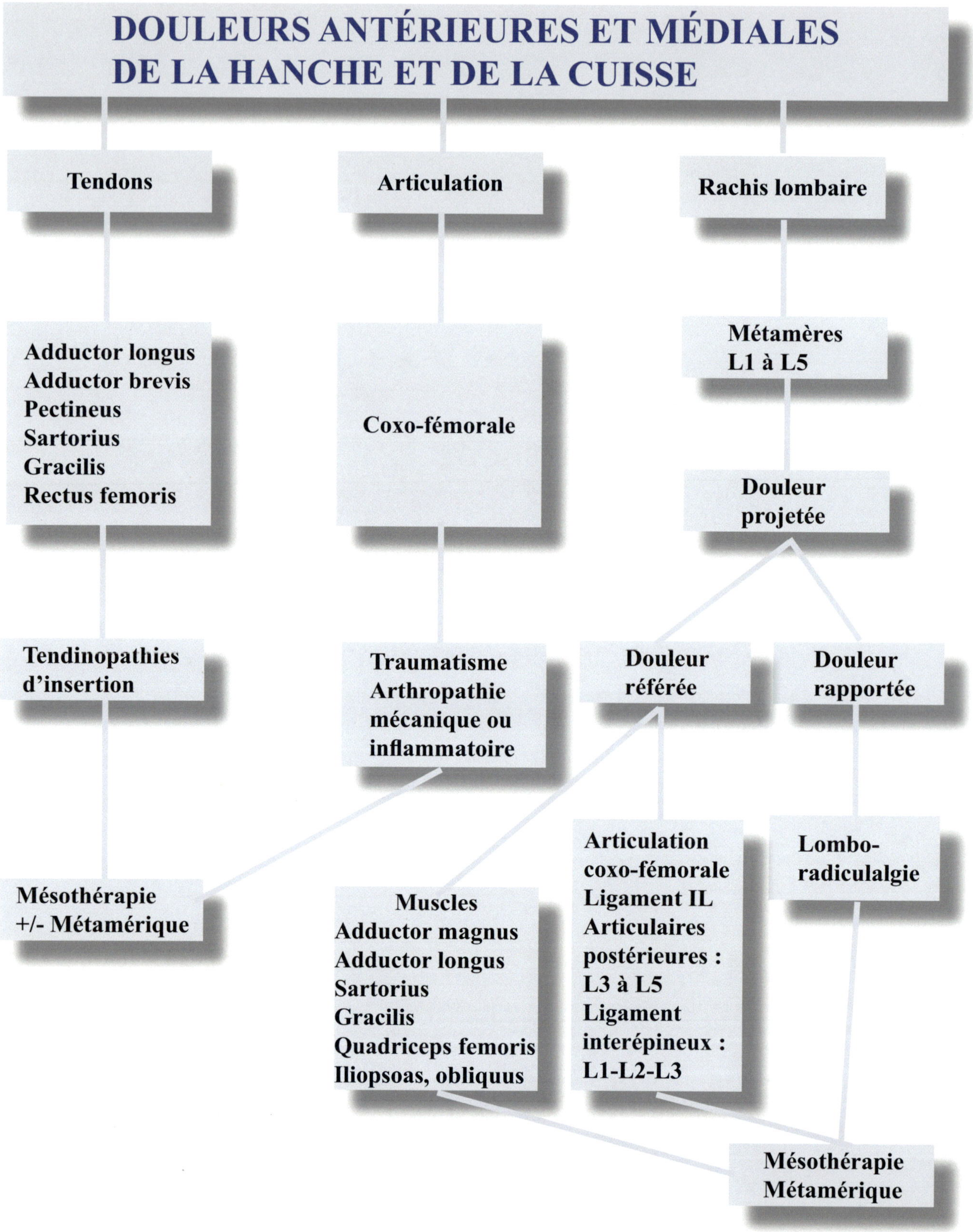

MEMBRE INFÉRIEUR

DOULEURS POSTÉRIEURES ET LATÉRALES DE LA HANCHE ET DE LA CUISSE

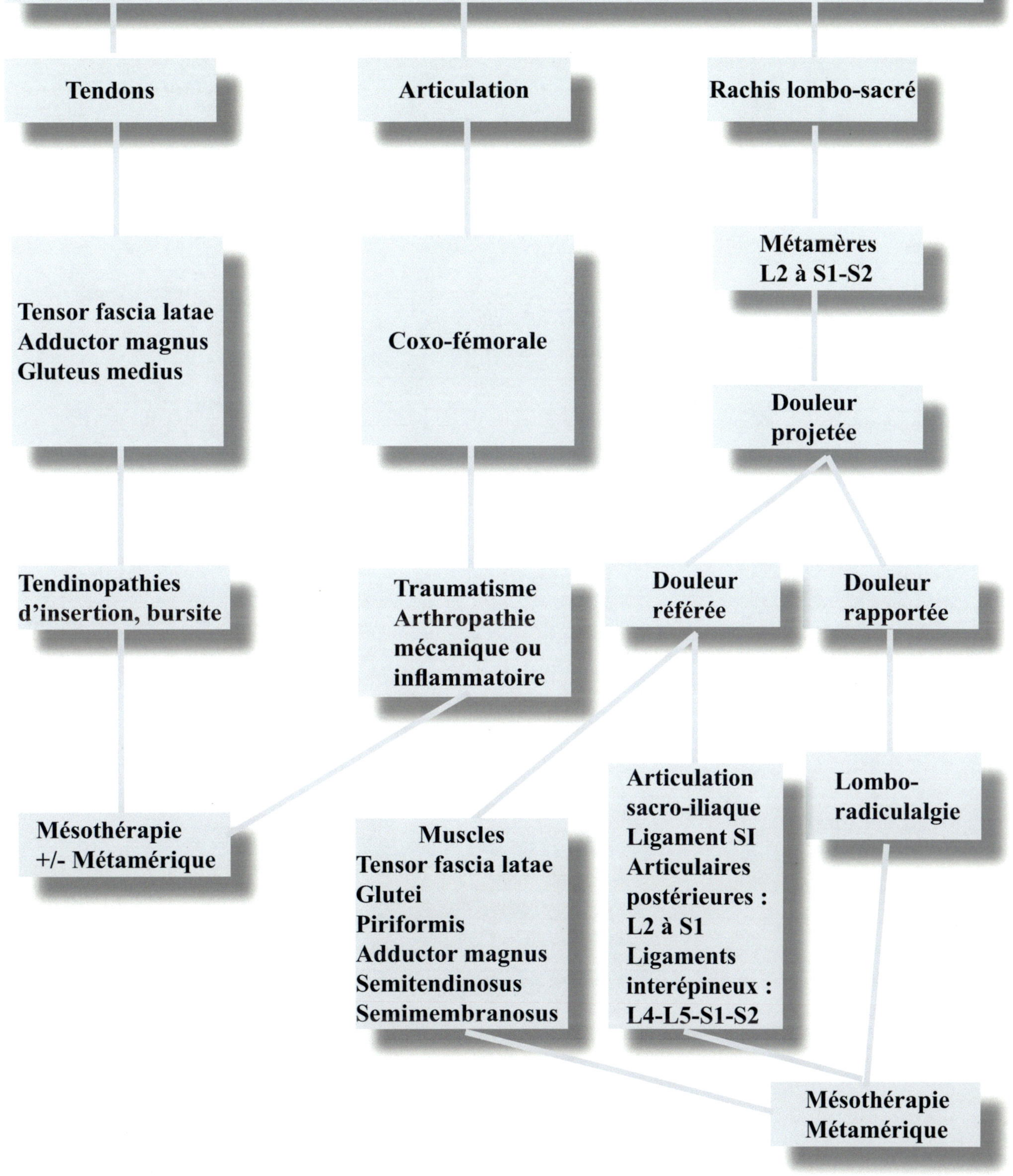

MEMBRE INFÉRIEUR

DOULEURS ANTÉRIEURES ET MÉDIALES DU GENOU ET DE LA JAMBE

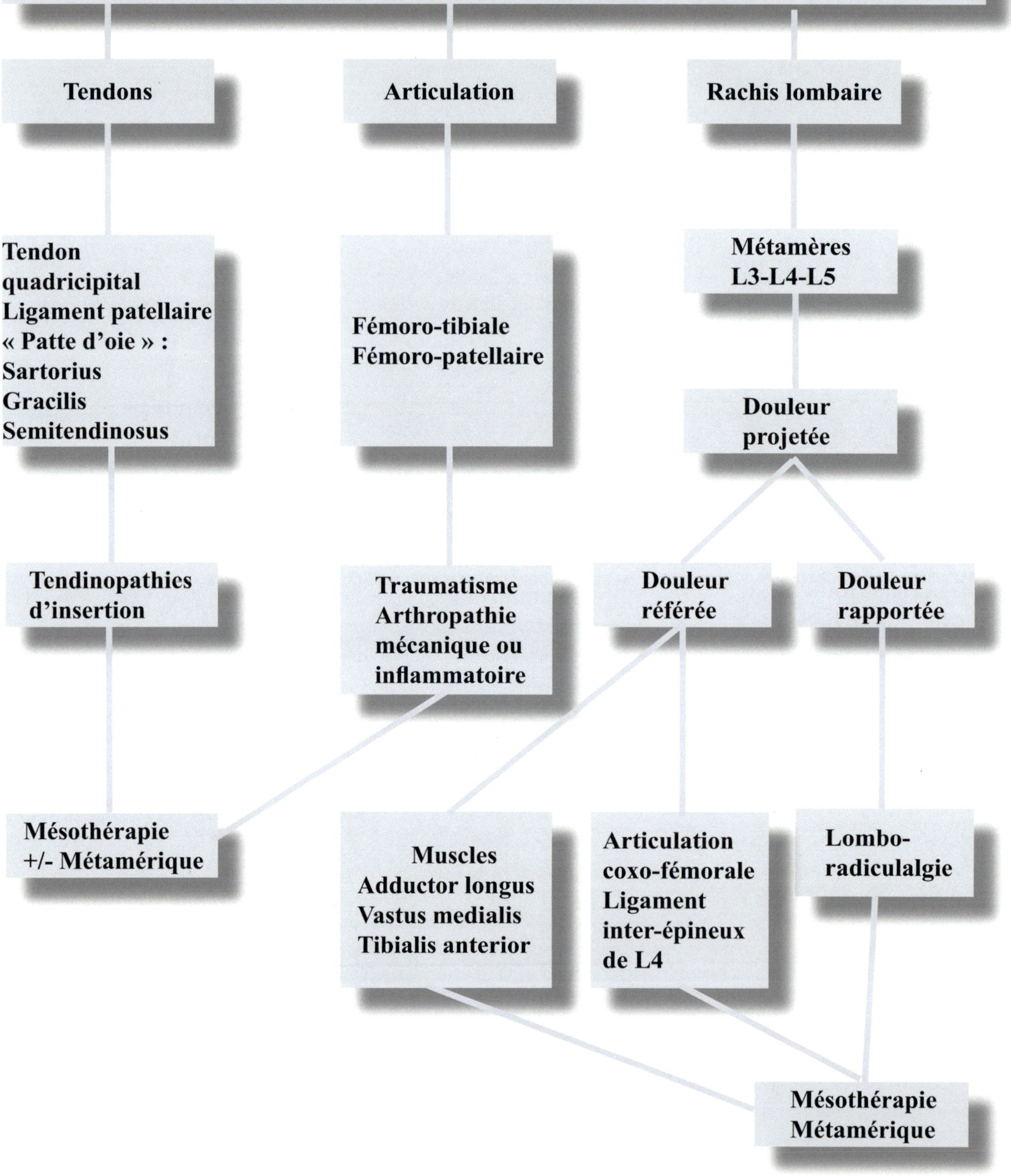

MEMBRE INFÉRIEUR

DOULEURS POSTÉRIEURES ET LATÉRALES DU GENOU ET DE LA JAMBE

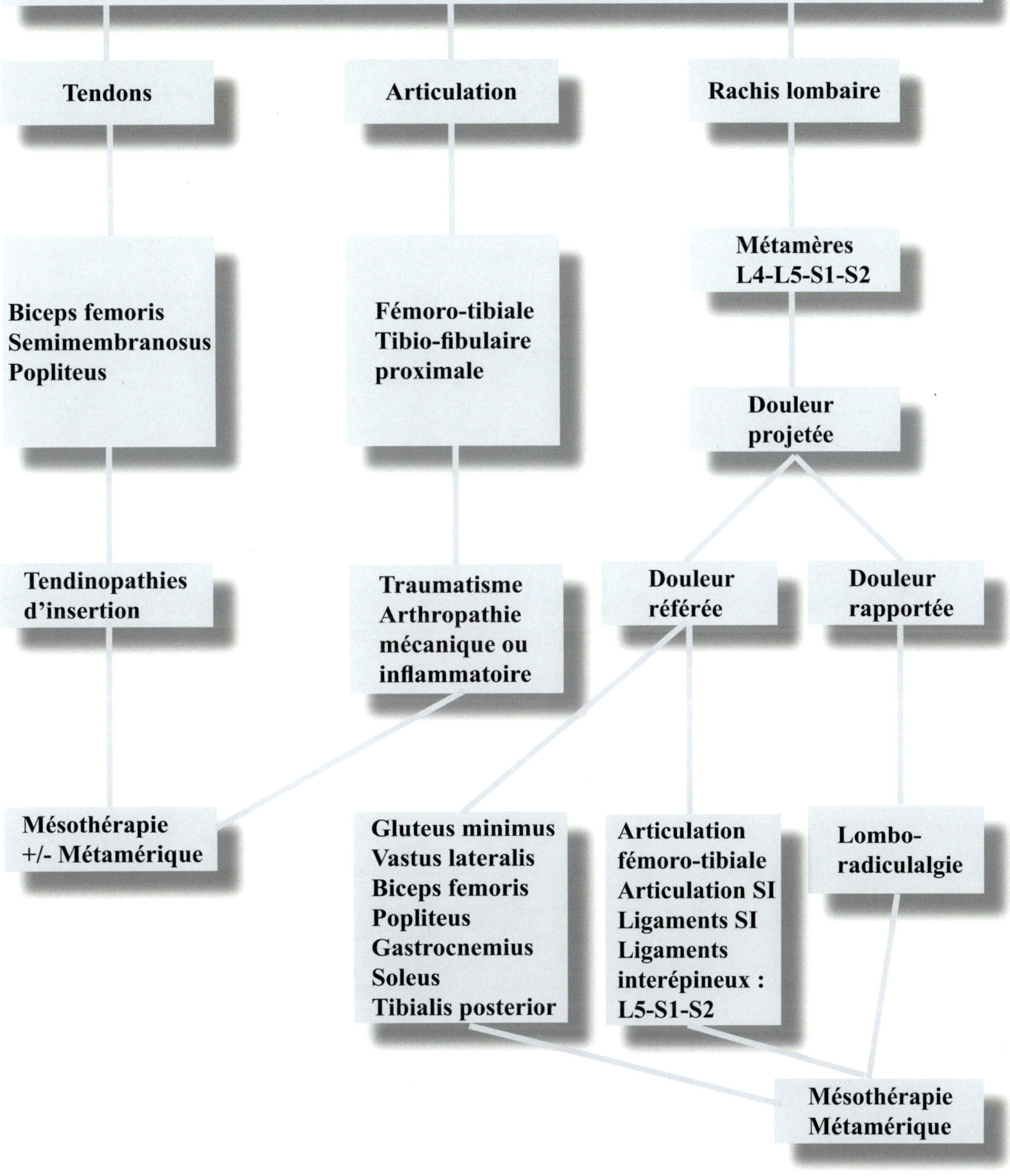

MEMBRE INFÉRIEUR

DOULEURS ANTÉRIEURES ET MÉDIALES DE LA CHEVILLE

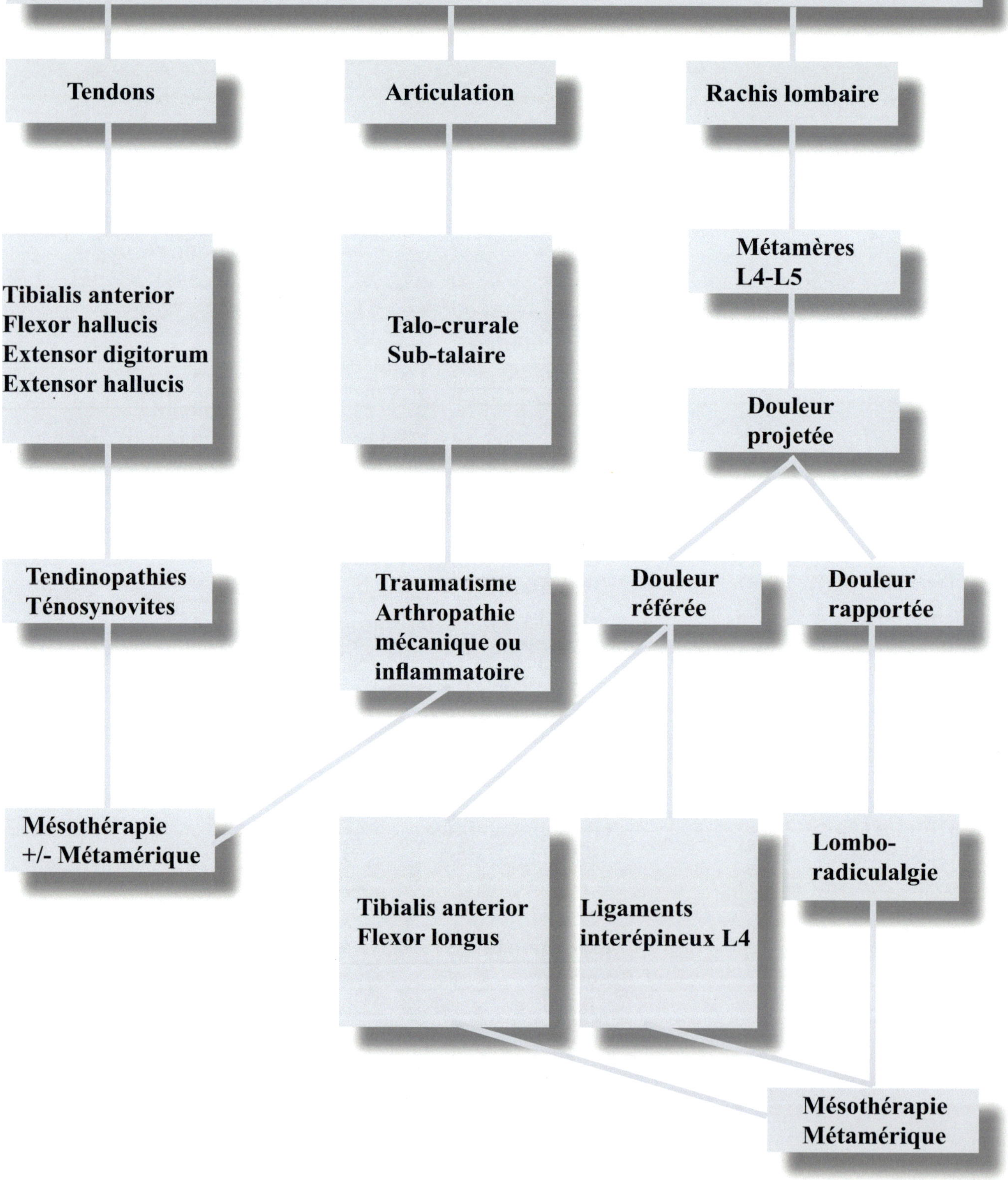

MEMBRE INFÉRIEUR

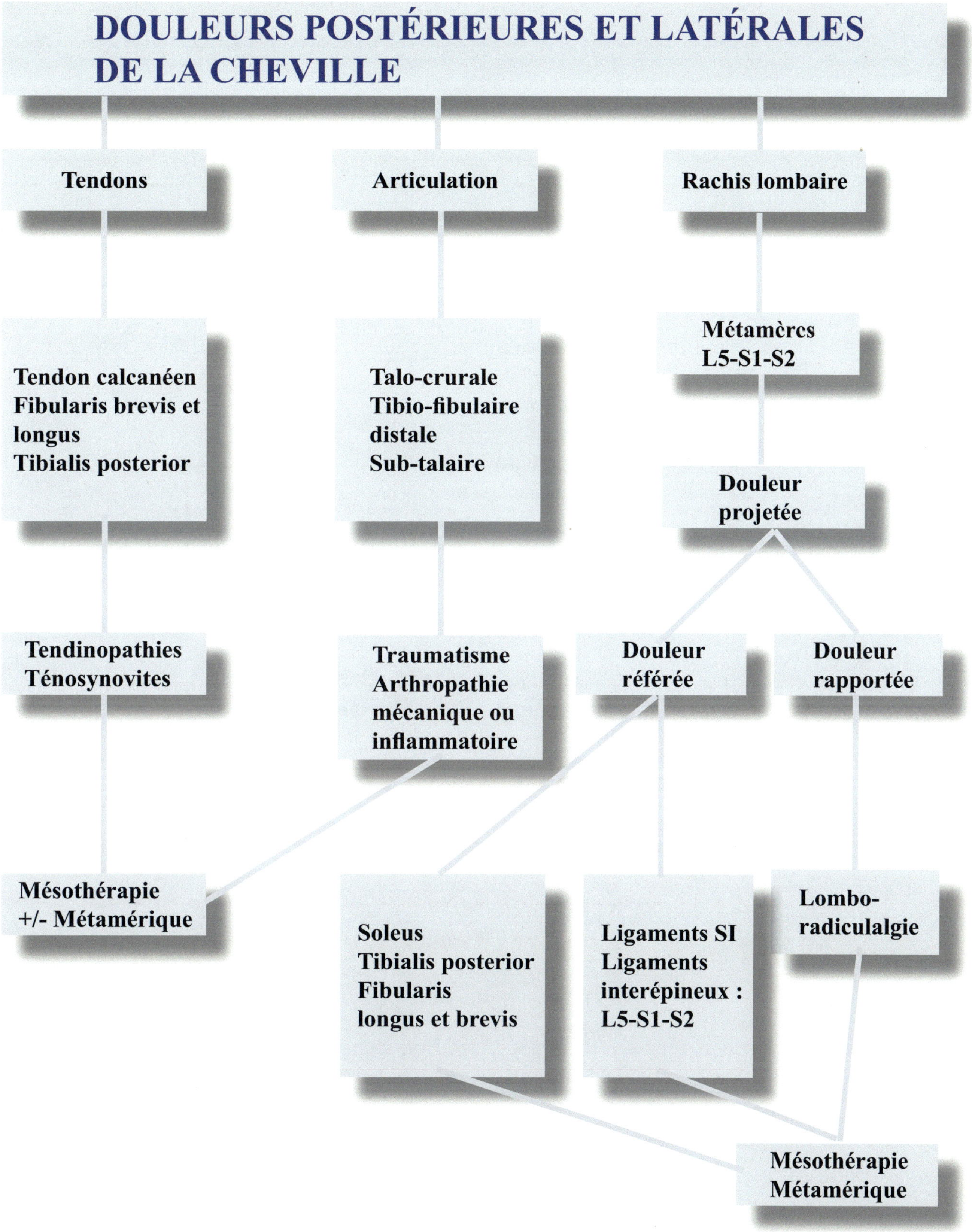

MEMBRE INFÉRIEUR

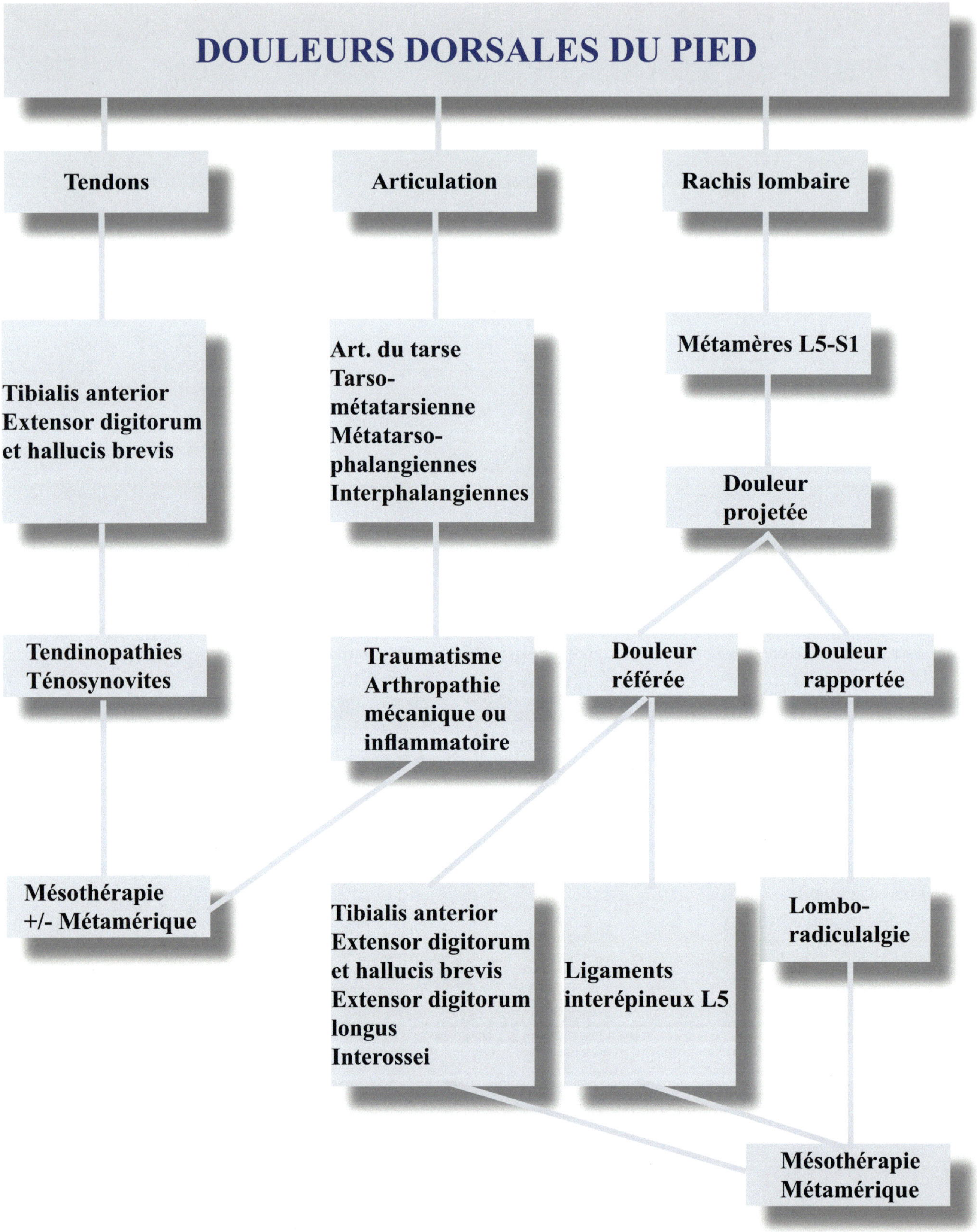

MEMBRE INFÉRIEUR

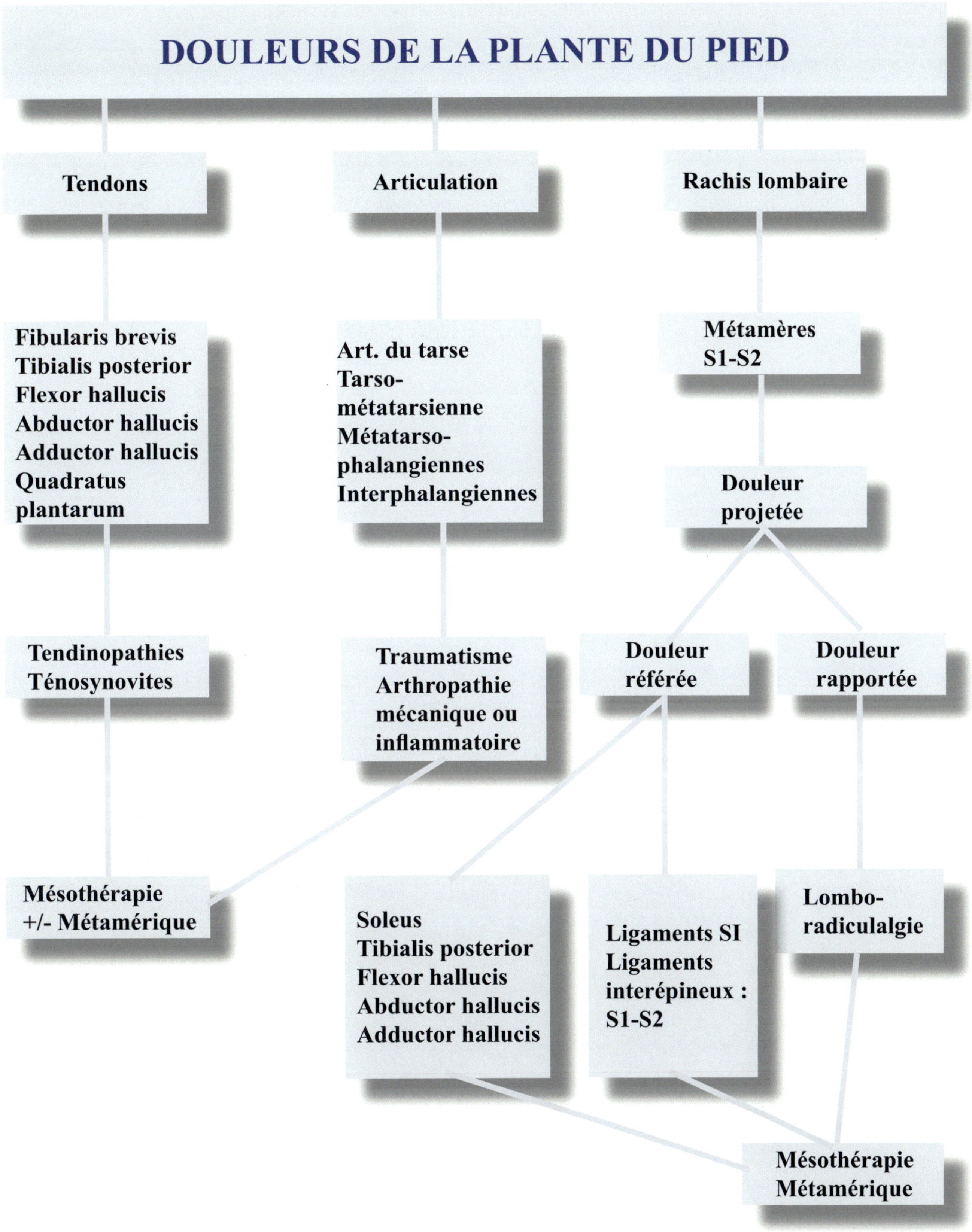

EXEMPLES DE MÉSOTHÉRAPIE MÉTAMÉRIQUE

EXEMPLE NUMÉRO 1

UNE COXALGIE BANALE...

Patient de 82 ans, souffrant depuis un mois au niveau de l'aine droite.

A l'interrogatoire, le patient présente une boiterie, mais l'examen ne retrouve pas de limitation douloureuse de la hanche et les mobilités passives sont normales en relation avec son âge mais douloureuses dans les amplitudes forcées, sans lombalgie exprimée. L'examen du rachis retrouve à la palpation deux points douloureux au niveau de l'aine et des points douloureux inter-épineux et articulaire postérieure en L2-L3.

Le palpé-roulé est douloureux au niveau de l'aine.

Le reste de l'examen est sans particularité et ne retrouve pas d'autres points nets (hanche et ligaments ilio-lombaires).

Le traitement lors de la première consultation comportera :

- en décubitus dorsal :
  - → deux points IHD dans l'aine avec un mélange AINS + Anesthésique local, près de l'insertion des adducteurs, et nappage de la région de l'aine.
- en décubitus ventral :
  - → points du sclérotome L3, avec niveaux dessus et dessous, points-détente musculaires multifidi et nappage du rachis jusqu'à la hanche droite.

Un bilan radiologique (radiographies et scanner) est demandé et retrouve une spondylarthrose majeure avec canal lombaire étroit, une arthrose articulaire postérieure étagée et une coxarthrose droite.

Quinze jours plus tard, le patient va mieux, il n'a plus mal dans l'aine! Il présente une grosse amélioration clinique, il a même dansé 2 week-ends de suite...

Trois semaines plus tard, il persiste une petite gêne en para-lombaire droit, il n'a plus de douleurs dans la hanche (a dansé toute l'après-midi la veille). L' examen retrouve un point précis au niveau du ligament ilio-lombaire droit.

Conclusion : syndrome du ligament ilio-lombaire.

Nous avons choisi ce premier exemple pour monter que la démarche séméiologique en Mésothérapie Métamérique permet de garder à l'esprit lors de l'examen clinique, qu'une douleur peut s'exprimer de différentes façons, en masquant l'origine de la douleur et en s'exprimant à distance du foyer originel. En recherchant le métamère concerné, nous pouvons traiter soit la cause en première intention, soit atténuer les symptômes parasites qui masquaient le problème étiologique de départ.

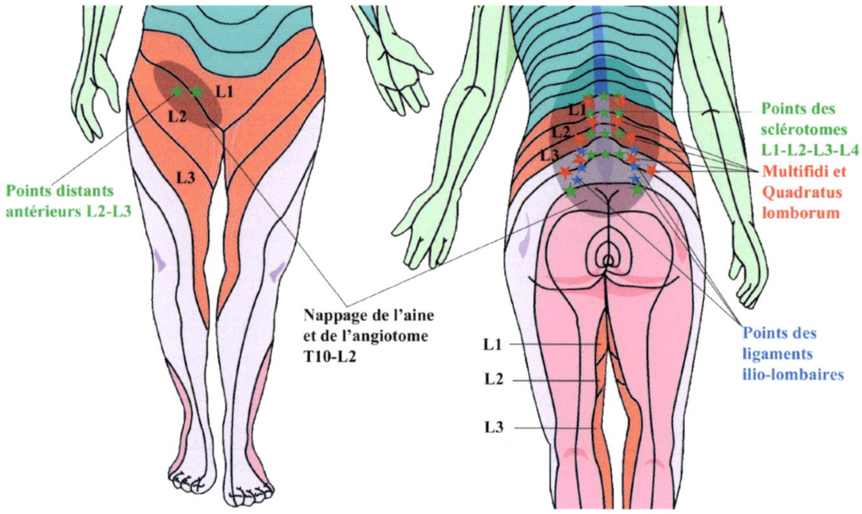

EXEMPLE NUMÉRO 2

UNE DORSALGIE BANALE...

Patiente de 20 ans, obèse (IMC>40) présentant des dorsalgies depuis 2 ans sans autre signe clinique, traitées à plusieurs reprises par des manipulations vertébrales.

Les récidives sont fréquentes depuis 3 mois.

Interrogatoire : douleur mixte mécanique et inflammatoire (nocturne).

Examen clinique : Processus épineux douloureux de T5 à T10, palpé-roulé douloureux sur ces segments et zone très douloureuse en regard de T9 du côté droit sinon la tension artérielle, l'examen cardio-vasculaire et la palpation abdominale sont normaux et elle n'a pas de fièvre.

Suspicion d'une zone de HEAD prédominant en T9 du côté droit.

Furent donc prescrits une échographie abdominale et un bilan biologique.

Résultats des examens complémentaires : lithiases vésiculaires multiples, syndrome inflammatoire biologique et perturbation du bilan hépatique (TGPx5) donc prescription d'un scanner abdominal et d'un avis chirurgical.

Traitement :

Mésothérapie métamérique de la zone douloureuse :

- nappage ID de T5 à T10 des processus épineux et de part et d'autre du rachis avec un mélange anesthésique local, vasodilatateur et décontracturant ;
- IHD des sclérotomes T5 à T10 ;
- 4 séances à huit jours d'intervalle en attendant la chirurgie.

La patiente a été soulagée (l'échelle EVA numérique passe de 8 à 3).

Il n'y a pas eu d'arrêt de travail.

L'examen anatomo-pathologique révèle une cholécystite chronique.

Conclusion : Penser à une viscéropathie devant toute dorsalgie.

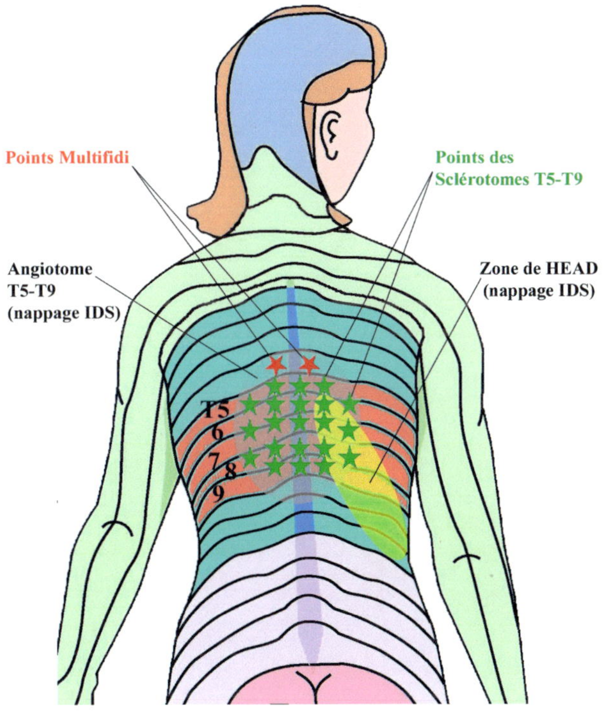

EXEMPLE NUMÉRO 3

UNE MIGRAINE BANALE…

Patiente migraineuse chronique connue et suivie.

Recrudescence des crises de migraine malgré un traitement de fond bien suivi.

L'interrogatoire retrouve l'association de douleurs cervicales postérieures hautes, de nausées et de sensations d'instabilité.

Examen clinique orienté Mésothérapie Métamérique :

- segment C2 douloureux ;
- les points-détente du sclérotome et du myotome sont retrouvés douloureux.

En nous basant sur les connaissances de la neurophysiologie actuelle, et en nous appuyant sur l'anatomie du rachis crânio-cervical, il apparaît clairement une relation entre la pathologie migraineuse et le rachis cervical, et plus particulièrement le rachis crânio-cervical et les racines de C1 à C3.

En traitant le conflit en C2, nous avons pu diminuer le rythme des crises migraineuses.

Loin d'être un traitement de la migraine, la Mésothérapie Métamérique peut être un complément intéressant dans sa prise en charge.

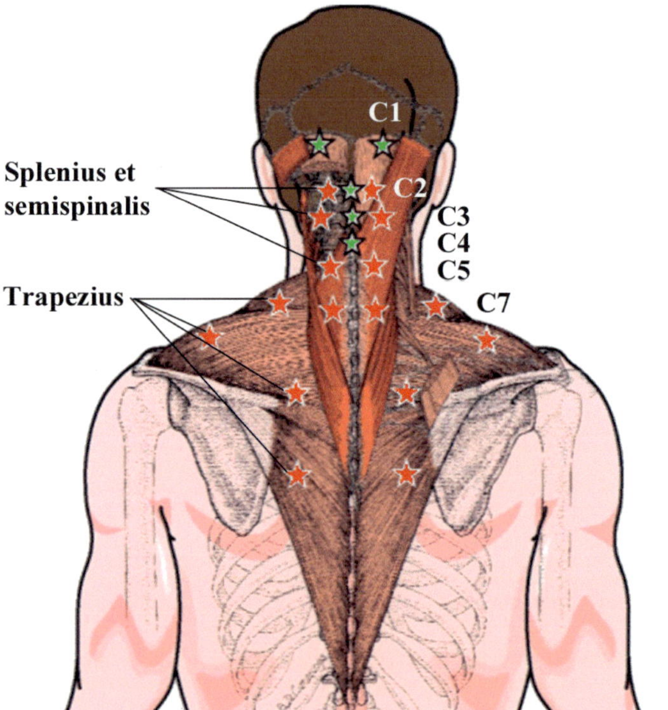

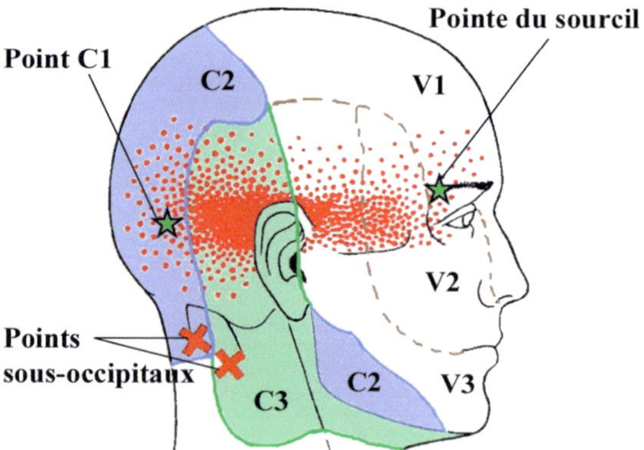

EXEMPLE NUMÉRO 4

UNE CICATRICE BANALE…

Patiente de 41 ans présentant des dorso-lombalgies chroniques, récidivantes malgré un traitement médical, ostéopathique et mésothérapique.

A l'examen : blocage de la charnière thoraco-lombaire du côté droit avec irradiation sur la crête iliaque et dans l'aine : métamères T12 et L1

On remarque la présence d'une cicatrice appendiculaire d'aspect irrégulier, et douloureuse au toucher située dans le dermatome de L1.

Traitement :

- nappage ID de la cicatrice et 2 ou 3 IHD de part et d'autre ;
- Mésothérapie Métamérique des différentes parties des métamères T12 et L1 (sclérotome, dermatome, myotomes et angiotome) ;
- 2 séances à 15 jours d'intervalle.

On constate la disparition des rachialgies ainsi que des douleurs référées.

La Mésothérapie Métamérique fait partie des traitements des cicatrices pathologiques.

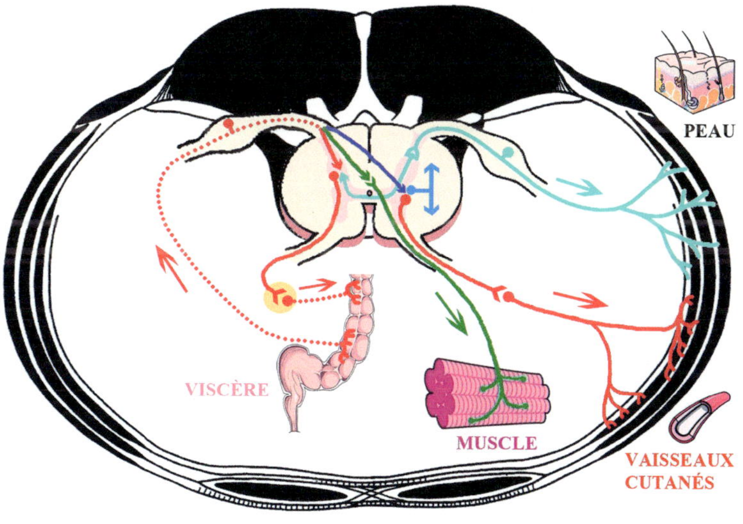

CONCLUSION

Ce livre est avant tout une revue de la littérature scientifique et un travail de synthèse, appliqués à la Mésothérapie dans le traitement de la douleur d'origine rachidienne. Nous avons cherché à expliquer de façon rigoureuse ses mécanismes d'action.
Notre démarche a été avant tout didactique, afin de répondre aux questions que nous nous posions :
quel point, quelle zone piquer, avec quoi et comment, selon quelle logique ?
Nous sommes arrivés à la conclusion que la démarche diagnostique doit rester rigoureuse et méthodique, mais que le traitement doit être individualisé.
La Mésothérapie ne peut, et ne doit pas être systématique ou systématisée. En effet, l'examen clinique est l'élément primordial. Il doit intégrer des notions diverses et complexes dans la réflexion de chaque thérapeute.
Ce n'est qu'à la fin de notre démarche diagnostique que l'action thérapeutique sera décidée ; Mésothérapie ou pas ; métamérique ou pas.
La peau est un merveilleux champ d'expression du corps humain. Savoir la regarder, l'examiner, est un précieux atout pour le médecin ; le Mésothérapeute doit savoir tirer parti de sa richesse et de sa complexité.
L'embryologie nous a amenés à mieux comprendre les origines des mécanismes douloureux ; notions souvent oubliées, et principalement le Mésoderme - pourtant si cher à Michel PISTOR et à l'origine du nom Mésothérapie - nous ont permis de relier entre elles les nombreuses théories déjà explorées par nos prédécesseurs.
L'étude des systèmes nerveux central et autonome nous a permis de comprendre et d'expliciter les mécanismes neurophysiologiques de la douleur, mais aussi pourquoi les ponctures nous ont toujours semblé efficaces pour soulager nos patients.
Enfin, comme pour notre atlas de mésothérapie, nous avons essayé de cartographier segment par segment, les différents points des sclérotomes et des myotomes, les différentes zones des dermatomes, des angiotomes et des viscérotomes, afin d'offrir au lecteur un côté pratique le plus complet possible. Mais nous tenons encore à le répéter, ces cartographies n'ont rien de systématique, elles ne servent que de simples rappels, consultables facilement.
Le chemin est encore long, mais nous espérons que ce livre pourra servir de base de travail afin de poursuivre les recherches et contribuera ainsi à la reconnaissance de la Mésothérapie par les instances sanitaires et scientifiques.

BIBLIOGRAPHIE

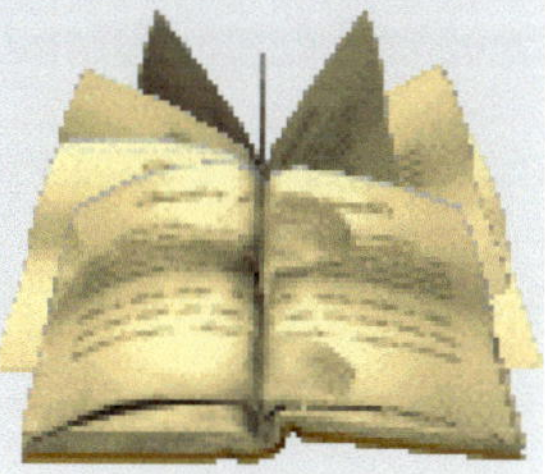

RÉFÉRENCES

ARSLAN O. Neuroanatomical basis of clinical neurology. Parthenon Publishing 2001 ; 9 : 178-196

BALDRY PE. Concomitant sympathetically mediated pain and myofascial trigger point. Acupuncture in Medicine 1994 ; 12(1) : 29-33

BEAULIEU P. Pharmacologie de la douleur. Les Presses de l'Université de Montréal 2005 ; 4 : 110-119

BÉGUÉ P., ASTRUC J. Pathologie infectieuse de l'enfant 2ème édition MASSON 1999 ; 3 : 25-28

BOGDUK N. Clinical Anatomy of the Lumbar Spine and Sacrum Fourth edition ELSEVIER 2005

BOGDUK N, WILSON AS, TYNAN W. The human lumbar dorsal rami. J Anat 1982 ; 134 (Pt 2) : 383-97

BOGDUK N. The innervation of the lumbar spine. Spine 1983 ; 8 : 286-93

BONICA J. Local anaesthesia and regional blocks. In : WALL P, MELZACK R (eds) Textbook of pain CHURCHILL LIVINGSTONE 1984 ; Edinburgh, p 541-557

BONNEAU D. Les muscles du rachis : de l'anatomie à la modélisation. Thèse d'Université. Montpellier 1, 2001

BONNEAU D. « La peau, du diagnostic à la thérapeutique », Congrès de la FEMMO, Mulhouse 2003

BOSSY J. Anatomie clinique 4. Neuro-anatomie. SPRINGER 1990

BOSSY J. Base neurobiologiques des réflexothérapies. Paris : MASSON, 1978 ; 110 p.

BOUCHET A, CUILLERET J. Anatomie topographique, descriptive et fonctionnelle. Volume 1. Système nerveux central, la face, la tête et les organes des sens. Deuxième édition. SIMEP, MASSON 1991

BOUCHET A, CUILLERET J. Anatomie topographique, descriptive et fonctionnelle. Volume 2. Le cou, le thorax. Deuxième édition SIMEP, MASSON 1983 ; 2 : 633-654

BOUCHET A, CUILLERET J. Abdomen, la région rétro-péritonéale, le petit bassin, le périnée. Volume 4. SIMEP, MASSON 2001 ; 1794-1805

BOUREAU F, LAVALLARD-ROUSSEAU M.C, MAZIÈRES L, SEBILLE A, VIBERT J F. Neurophysiologie. De la physiologie à l'exploration fonctionnelle. 2e édition. ELSEVIER MASSON 2011

BOUTILLIER B, OUTREQUIN G. http://www.anatomie-humaine.com

BOWSHER D. Physiolology and pathophysiology of pain. Acupuncture in Medicine 1990 ; 7 : 17-20

BRAM E, AURILLAC-LAVIGNOLLE V, GEORGE F, FOURQUET M, LAVIGNOLLE B. Étude pluricentrique randomisée comparative du traitement de TRAVELL intra-musculaire versus la mésothérapie dans le syndrome douloureux myofascial cervical. A propos de 104 cas. D.I.U. de mésothérapie 2005-2006 ; Université de Bordeaux 2

BROOKER C. Le corps humain : Étude, structure et fonction. 2ème édition de BOEK UNIVERSITÉ 2001 ; 6 : 121-131

BROOKS C Newer concepts of the autonomie systems role derived from reductionist and behavioral studies of various animal species. Journal of the Autonomic Nervous System 1983 ; 7 : 199-212

CALVINO B. Les bases neurales de la douleur. Psychol NeuroPsychiatr Vieil 2006 ; 4 (1) : 7-20

CARPENTER Malcom B. Core Text of Neuroanatomy Fourth edition. WILLIAMS & WILKINS London 1991

CASTERA P. UNIVERSITÉ BORDEAUX 2. Diplôme inter-universitaire d'Acupuncture. Cours de bases moderne. Première année 2009-2010

CHANDLER MJ, ZHANG J, FOREMAN RD. Vagal, sympathetic and somatic sensory inputs to upper cervical (C1-C3) spinothalamic tract neurons in monkeys.
J. Neurophysiol. 1996 Oct ; 76(4) : 2555-67

CHINSETHAGIJ K, WONGPHAET P, SU-ARCHAWARATANA S, DANGPRASERT T. Precision of a needle localization technic in the lumbosacral multifidus muscles for segmental specific needle electromyographic study : a cadaveric study.
Department of Anatomy, Pramongkutklao College of Medicine, Bangkok 10400, Thailand.
Journal of the Medical Association of Thailand Chotmaihet thangphaet 2003 Aug ; 86(8) : 722-6.

CHUSID J. Correlative neuroanatomy and functionnal neurology 19ème édition. Lange Medical Publication, California 1982

CLELAND J. Examen clinique de l'appareil locomoteur. Tests, évaluation et niveaux de preuves Éditions MASSON 2005

CLERGEAU M R. Bases anatomiques des cervicalgies. Faculté de Médecine de Nantes. Thèse 2000-2001

COUSTER J, ANDREANI R. Cartographie de l'épaisseur cutanée en fonction des territoires. Mémoire DIU Dijon 2011

CRAVEN J. The autonomic nervous system, sympathetic chain and stellate ganglion. Anaesthesia and intensive care medecine 6 (2) : 37-38. The Medicine Publishing Company Ltd 2005

DALLOZ-BOURGUIGNON A. La Mésothérapie. Paris, Jacques GRANCHER - 1990

DEMATTEIS M. Physiologie. Neuro-physiologie. Chapitre 2. Le système nerveux autonome. Faculté de Médecine de Grenoble. Enseignement de PCEM 1, 2007-2008

DOSCH P Lehrbuch der Neuraltherapie nach Huneke.Karl Haug Verlag, Heidelberg 1986

DRAKE RL, VOGL W, MITCHELL AWM. Gray's Anatomie pour les étudiants. ELSEVIER MASSON 2006

ESTÈVE-LOPEZ B, JEANMAIRE Y, BOURIT G, LECOMTE P. Atlas de Mésothérapie version 3, cédérom Mac ou PC. AREM 2009

FELTEN D L, JOZEFOWICZ R F. Atlas de neurosciences humaines de NETTER. Éditions MASSON 2003

FILSHIE J, WHITE A. Medical acupuncture : a Western scientific approach ; Churchill Livingstone ELSEVIER MASSON 1998-2006

GAD El. MAWLA A GAD. Autonomic nervous system. College of Applied Medical Sciences. KING SAUD UNIVERSITY 2007

GANONG W, JOBIN M. Physiologie médicale. de BOECK UNIVERSITÉ 2003 ; 13 : 212-218

GERNER P, MD; MUJTABA, M, PhD; SINNOTT C J, BA; WANG Ging Kuo, PhD.Amitriptyline versus Bupivacaine in Rat Sciatic Nerve Blockade. Anesthesiology : April 2001 ; Volume 94, Issue 4 : 661-667

GEORGE F. Le Magnésium en mésothérapie (première partie) La Revue de Mésothérapie n°134, 2009 ; 5-7

GEORGE F. Le Magnésium en mésothérapie (deuxième partie) La Revue de Mésothérapie n°135, 2009 ; 4-6

GRAY. Blocage des récepteurs : alpha 2 adrénergiques, nicotiniques, cholinergiques muscariniques, NMDA, H1 Gray. Eur J. Pharmacol. 1999 ; Traiffort J. Neurochem. 1992

GRAY Br. Interaction avec les récepteurs Opioïdes et à l'Adénosine Gray Br J. Pharmacol.1998, Sawynok Pain.1999

GRIEVE G P. Common vertebral joint problems. Second edition. ELSEVIER MASSON 1998

GRZYMISLAWSKA M, WOSNIAK W. Innervation of the human cervical and thoracic vertebrae at eight postovulatory weeks. Department of Anatomy, Medical University in Poznan, Poland. Received 15 April 2009 ; Accepted 22 April 2009

GUAY M. Anatomie fonctionnelle de l'appareil locomoteur: os, articulations, muscles. Troisième édition. Les Presses de l'Université de Montréal 2005 ; GUÉNARD H. Physiologie humaine. 3ème édition. Éditions Pradel 2001 ; 102-107

HACKETT, G S Joint ligament relaxation treated by fibroosseous proliferation, 1956. Charles C. Thomas, Springfield, Illinois. From Homans, John. A textbook of surgery, 6th edition, 1945 ; Courtesy of Charles

HACKETT, G. Ligament and tendon relaxation treated by prolotherapy. First edition. Springfield : Charles C. Thomas, 1956

HAN JS. The neurochemical basis of pain relief by acupuncture. Beijing Medical University, Beijing 1987

HANSEN JT, PhD and LAMBERT DR, MD Netter's Clinical Anatomy. Chapter : Back, p 111

HANSEN K, SCHLIACK H. Segmentale Innervation : ihre Bedeutung fuer Klinik und Praxis. 2 aufl., Stuttgart : Thieme, 1962

HEAD H. On the disturbances of sensation, with special reference to the pain of visceral disease. Thesis for M.D. (Brain, a journal of neurology, Oxford, 1893 ; 16 : 1-133. / Brain, Oxford, 1894 ; 17 : 339-480. / Brain, Oxford, 1896 ; 19 : 153-276)

HIGUCHI K, SATO T. Anatomical study of lumbar spine innervation. Unit of Functional Anatomy, Graduate School, Tokyo Medical and Dental University, Tokyo, Japan. Folia Morphol. 2002 ; Vol. 61, n° 2 : 71-79

HOOSHMAND H. Chronic pain : Reflex sympathetic dystrophy : prevention and management. Hardcover, Mar 26, 1993

HOOSHMAND H. Is thermal imaging of any use in pain management ? Pain Digest. 1998 ; 8 : 166-170

HOOSHMAND H, MD, and PHILLIPS E M. Spine and the autonomic nervous system. Neurological Associates Pain. Management Center. Vero Beach, Florida. 2009

HUTEAU Y. Histologie et neurophysiologie de la peau. La revue de Mésothérapie n°107 - Octobre 1999 ; p 3-26

HUTEAU Y. La Pharmacopée en Mésothérapie. Société Française de Mésothérapie 3ème édition 2000-2001

IAKOVLEV M. Étude quantitative des rameaux communicants lombaires. Faculté de Médecine. Université de Nantes. Mémoire dans le cadre du Certificat d'anatomie, d'imagerie et de morphogénèse. 2004-2005

JÄNIG W. et BARON R. Complex regional pain syndrome: mystery explained ? Lancet Neurol 2003 ; 2 : 687–97

JARRICOT H. Séméiologie viscérocutanée. Cahiers de Biothérapie, 1971 ; 8 (31)

JEANMAIRE Y. Concept des quatre unités de compétence de la peau. D'après DALLOZ-BOURGUIGNON A, HUTEAU Y et RAVILY G. D.I.U de Mésothérapie 2007-2008 ; Université de Bordeaux 2

JONES L H, DO, KUSUNOSE R, DO, GOERING E K, DO. JONES STRAIN-COUNTERSTRAIN 1995

KAMINA P. Précis d'Anatomie Clinique. Tome 1. Anatomie générale, Organogénèse des membres, membre supérieur, membre inférieur. MALOINE 2005

KAMINA P. Précis d'Anatomie Clinique. Tome 2. 2ème édition. Dos, tête et cou, Organes des sens. MALOINE 2004

KAMINA P. Précis d'Anatomie Clinique. Tome 5. Neuroanatomie. MALOINE 2008

KAPLAN JA, COUTRIS G. Mésoscintigraphie 6ème Congrès International de Mésothérapie. Bruxelles Octobre 1992

KELLGREN J. Observations on referred pain arising from muscle. Clinical Sciences 1938 ; 3 : 175-190

KELLGREN J. A preliminary account of referred pain arising from muscle. British Medical Journal 1938 ; 12 : 325-327

KELLGREN J. On the distribution of pain arising from deep somatic structures with charts of segmental pain areas. Clinical Sciences 1939 ; 4 : 35-46

KELLGREN J, FEINSTEIN, BOGDUK N et MUNRO & Mc CALL. Topographie des douleurs référées après injection de solution saline à 6%

KOIZUMI K, BROOKS C; The spinal cord and the autonomic nervous system. In : Davidoff (ed) Handbook of the spinal cord, volumes 2 and 3. Marcel Dekker, New York, 1984 ; p 779-795

KRAFT GH, JOHNSON EW, LA BAN MM. The fibrositis syndrome. Archives of Physical Medicine and Rehabilitation 49 : 155-162

LAVIGNOLLE B, GRENIER F. Névralgies d'Arnold. Obstacles anatomiques sur le trajet du nerf et déductions thérapeutiques. Revue de Médecine Orthopédique 1991 ; 24 : 5-10

LAVIGNOLLE B*, de SEZE M*, de BOYSSON A*, LAVIGNOLLE V**, FOURQUET M*, JEANMAIRE Y , ROCH FX***. (*CHU Pellegrin. Université Bordeaux 2, ** I.S.P.E.D., *** CHG Bayonne) La mésothérapie dans le traitement des douleurs projetées de la pathologie dégénérative du rachis. La revue de mésothérapie n° 117, mai 2003 ; 9

LAVIGNOLLE B, JEANMAIRE Y, ESTÈVE LOPEZ B, ROCH FX. Pathologie rachidienne et mésothérapie. DIU de Mésothérapie 2010. Université de Bordeaux 2

LAVIGNOLLE B. Mésothérapie Segmentaire Métamérique (M.S.M.). DIU de Mésothérapie 2002 ; Université de Bordeaux 2

LAZORTHES G. Neuroanatomie. Ensemble de recherches (1946-1956). Ed. LE VIGUIER (1956)

LE BARS D, DICKENSON AH, BESSON J-M. Diffuse noxious inhibitory controls (DNIC).
I - Effects on dorsal horn convergent neurones in the rat ;
II - Lack of effect on non-convergent neurones, supraspinal involvement and theoretical implications. Pain 6 : 283-327 1979

LEWIS T, KELLGREN JM. Observations relating 10 referred pains, visceromotor reflexes and other associated phenomens. Clinical. Sciences 1939

LEWIT K. The needle effect in the relief of myofascial pain. 1979 ; Pain 6 : 83-90

LHERMITTE J. Les techniques anatomopathologiques du système nerveux, anatomie macroscopique et histologique (en collaboration avec Gustave Roussy). MASSON 1913.

LI CL, BAK A. Excitability characteristics of the A and C fibers in a peripheral nerve. Experimental Neurology 1976 50 : 67-79

LIU Y, et al. An in situ study of the influence of a sclerosing solution in rabbit medial collateral ligaments and its junction strength. Connective Tissue Research 1983 ; 11 : 95-102

LU GD, NEEDHAM J. Celestial lancets. Cambridge University Press Cambridge

LULLIES H, TRINCKER D. Taschenbuch der Physiologie II. G. Fischer Verlag, Stuttgart 1973

LUTZ E. Points Moteurs, Points de Tension, Trigger Points, Points d'Acupuncture : Relations, intérêts en diagnostic et thérapeutique chez le Cheval. Thèse n° 132. École Nationale Vétérinaire de Lyon 2004

MACDONALD AJR, MACRAE KD, MASTER BR, RUBIN AP. Superficial acupuncture in the relief of chronic low-back pain. Annals of the Royal College of Surgeons of England 1983 ; 65 : 44-46

MAIGNE R. Diagnostic et traitement des douleurs communes d'origine rachidienne. Paris, Expansion Scientifique Française, 1980

MAIGNE R. Douleurs d'origine vertébrale: Comprendre, diagnostiquer et traiter. ELSEVIER MASSON 2006

MANN F. Scientific aspects of acupuncture. MB, B Chir (Cambridge) LMCC Second edition. 2000

MARCHAND S, LI J. The effect of electro-acupuncture on perceived heat pain at different body locations. Proceeding of the 7th World Congress on Pain, p 427. 1993

MAYNARD JA, et al. Morphological and biochemical effects of sodium morrhuate on tendons. Journal of Orthopaedic Research 1985 ; 3(2) : 236-248

MELZACK R, WALL PD. Pain mechanisms: a new theory. Science 1965 ; 150 : 971–979

MAISSIAT M H. Bases anatomiques de l'infiltration du nerf sinu-vertébral de Luschka en L2. Faculté de Médecine de Nantes. Thèse 2001 -2002

MONIÈRE J. Douleurs projetées et l'utilité de leur compréhension en Médecine Manuelle Ostéopathie. Diplôme Inter-Universitaire de Médecine Manuelle Ostéopathie 2010 ; Université François Rabelais. Tours

MOORE KL, DALLEY AF, MILAIRE J, DHEM A. Anatomie médicale, Aspects fondamentaux et applications cliniques. Bruxelles : de BOECK UNIVERSITÉ, 2001

MREJEN D. La Mésothérapie Ponctuelle Systématisée. Éditions MÉSODIFFUSION 1987

MULTEDO JP. Mésothérapie. La Troisième Circulation. Éditions Le Hameau/Nouvelles thérapies. Paris 1985

NETTER FH. Atlas d'anatomie humaine. 4ème édition. MASSON 2007

OOSTENDORP R.R Functionele vertebrobasilaire insufficientie (academic thesis). Nijmegen 1988

ORNANO (d') J, HERISSON C, VAUTRAVERS P. L'Unité Fonctionnelle Vertébrale. In : Les manipulations vertébrales. Éditions MASSON 1994 ; 47-52

ÖZKAYA E. Fixed Drug Eruption : Primary Site Involvement on Maximal - Points of Head's Zones. Department of Dermatology, Istanbul University, Medical Faculty, Turkey. Acta Derm Venereol 2007 ; 87 : 517–520

PANCRAZIO. Blocages des canaux ioniques (Na, K, Calcium). J. Pharmacol. exp. Ther. 1998 ; Joshi J. Neurochem Res. 1999

PERRIGOT M, ROBAIN G. L'histoire de l'anatomie et de la physiologie de la vessie et des sphincters. Correspondances en pelvi-périnéologie - n°1, vol. III - janvier/février/mars 2003

PISTOR M. Mésothérapie un défi thérapeutique. Paris : Éditions MALOINE ; 1979.

POCOCK G, RICHARDS CD. Physiologie humaine : les fondements de la médecine. ELSEVIER MASSON 2004

RANG HP, BEVAN S, DRAY A. Chernical activation of nociceptive peripheral neurones. British Medical Bulletin 1991 ; 47(3) : 534-548

RAOUL S. Étude anatomique du nerf sinu-vertébral. Thèse de doctorat en Médecine. R. ROBERT. Faculté de Médecine de Nantes. 17 décembre 1999

RAVILY G. ATLAS CLINIQUE DE MESOTHERAPIE. Publications médicales internationales (1988)

RIAUD G. Mésothérapie et réflexothérapie. Applications pratiques. Congrès de la SFM. Cannes 2008
La revue de Mésothérapie n° 107 - Octobre 1999 ; p 3-5

RICARD F. Traitement ostéopatique des lombalgies et lombosciatiques par hernie discale. Version française. ELSEVIER MASSON 2008

RICHTER P, HEBGEN E. Points gâchettes et chaînes fonctionnelles musculaires. MALOINE 2008

ROBERT R (1), HAMEL O (1), DOE K (1), RAOUL S (1), LANOISELEE JM (2), BERTHELOT JM (4), CAILLON F (3). Anatomie des lombalgies chroniques : une hypothèse. Annales 2003.
(1) Service de neurotraumatologie Hotel Dieu CHU Nantes (Pr ROBERT R) ;
(2) Service de médecine physique et réadaptation fonctionnelle Hôpital Maubreuil, Carquefou (Dr LANOISELEE JM) ;
(3) Service de radiologie Hôtel Dieu CHU NANTES (Pr DUPAS B) ;
(4) Service de rhumatologie Hôtel Dieu CHU Nantes (Pr. MAUGARS Y).

ROBERT R. Le système nerveux végétatif. Anatomie du métamère végétatif (première partie) Ann Réadaptation Med Phys 1995 ; 38 : 169-173

ROCH FX. Proposition pour l'utilisation de la mésothérapie dans le traitement des syndromes myofasciaux. VIIème Congrès International de Mésothérapie à Bordeaux. Octobre 1995

RUDERMANN J. Apport des zones de HEAD à l'Acupuncture en odontologie. Congrés National d'Acupuncteur, Paris. 1982 ; X : 419-28

RYCAJAL@aol.com - http://www.neur-one.fr
Neurosciences comportement. Neurophysiologie 6. Les bases neurophysiologiques des fonctions sensorielles.

SAUNDERS JB de CM, INMAM VT. REFERRED PAIN FROM SKELETAL STRUCTURES. J NERV MENT DIS 1944 ; 99 : 660-667

SATO A, SCHMIDT RF. Somatosympathetic reflexes : afferent fibers, central pathways, discharge characteristics. Physiological Reviews 1973 ; 53 : 916-947

SEOK WON KIM, MD (1), SEUNG MYUNG LEE, MD (1), SEONG HEON JEONG, MD (2) Validation of Thermography in the Diagnosis of Acute Cervical Sprain.
(1) Department of Neurosurgery, College of Medicine, Chosun University, Gwangju, Korea ;
(2) Department of Neurosurgery, Chumdan Hospital, Gwangju, Korea
J Korean Neurosurg 2004 ; Soc 36 : 297-301

SHERRINGTON CS. The Integrative Action of the Nervous System. New York : Charles Scribner's Sons, 1906. Reprinted by Cambridge University Press 1947 (with a new preface and full bibliography), and by Yale University Press 1961 (paperback)

SCHLERETH T & BIRKLEIN F. The Sympathetic Nervous System and Pain. Neuromol. Med. 2008 ; 10 : 141-147

SCOTT F GILBERT. Biologie du développement 2ème édition. de BOECK UNIVERSITÉ 2003 ; 465-485

STRONG J, UNRUH AM, WRIGHT A, BAXTER GD. Pain: A Textbook for Therapists. ELSEVIER SCIENCE 2003

STILL A.T. Philosophie de l'ostéopathie. 2ème édition. Éditions SULLY 2003 ; traduction par P. TRICOT DO de la version originale américaine 1902

STUX G, POMERANZ B. Acupuncture textbook and atlas. Springer Verlag, Berlin 1986

TALBOT-ANGELIQUE F. Le syndrome de Poufour du Petit. « Anatomie des voies sympathiques et parasympathiques oculaires ». Histoire et Revue de la littérature à propos de deux cas. Thèse pour l'obtention du grade de Docteur en Médecine. Université de Caen. Faculté de Médecine. 1995 n° 3054

TOMASELLA M, WANG FC. Exploration électromyographique des muscles paravertébraux.
Service de médecine physique, CHU de Liège
Correspondances en nerfs et muscles Volume III n°2 octobre 2005 ; 27-28

TRAVELL J G et SIMONS D G. Douleurs et troubles fonctionnels myofasciaux. Traité des points-détente musculaires. Tomes 1 et 2. Traduction française. Éditions HAUG 1983

VALADE D. Algie vasculaire de la face et autres céphalées trigémino-autonomiques. Centre d'urgence des céphalées, Hôpital Lariboisière Paris, France. Annales d'otolaryngologie et de chirurgie cervico-faciale, 2007 ; 124 : S50-S55

VAN CRANENBURGH B. Inleiding in detoegepaste neurowetenschappen, deel 1, Neurofilosofie. De Tijdstroom, Lochem 1989

VINCENT V. La Chaîne Sympathique Cervicale.Faculté de Médecine. Université de Nantes. Mémoire dans le cadre du Certificat d'anatomie, d'imagerie et de morphogénèse. 2000-2001

WALL PD. The gate-control theory of pain mechanisms : a re-examination and re-statement. Brain 1978 ; 101 : 1-18

WHITE A, CUMMINGS M, FILSHIE J. Traduction de STÉPHAN JM. Précis d'Acupuncture Médicale occidentale. ELSEVIER MASSON 2011

WOOLF CJ. Generation of acute pain : central mechanisms. British Medical Bulletin 1991 ; 47(3) : 523-533

ICONOGRAPHIE

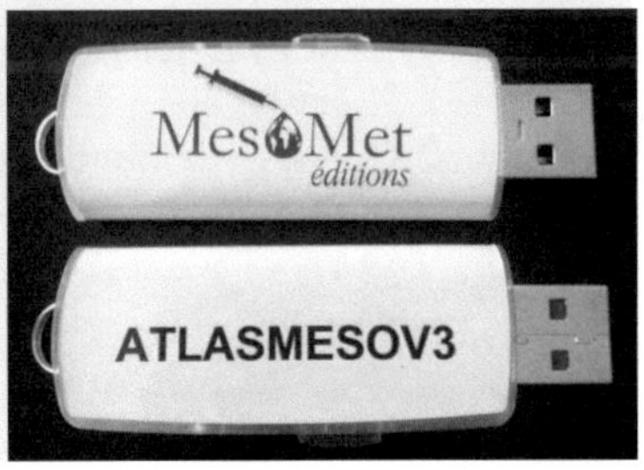

INDEX ICONOGRAPHIQUE

La base de nombreuses illustrations de ce livre est issue des collections LifeArt : http://www.fotosearch.fr.
Les illustrations ont été retravaillées et développées par Bruno ESTÈVE-LOPEZ en collaboration avec Yves JEANMAIRE et elles sont sous copyright.

Adresse du certificat de dépot du 06/11/2012 :
https://www.copyrightfrance.com/certificat-depot-copyright-france-32391CB.htm

PARTIE 1

1/ Base LifeArt

PARTIE 2

1/ Base LifeArt

2/ Autres illustrations

PARTIE 3

1/ Base LifeArt

2/ Illustrations tirées de l'Atlas de Mésothérapie

3/ Autres illustrations

PARTIE 4

1/ Base LifeArt

3/ Autres illustrations

PARTIE 5

Base LifeArt

PARTIE 6

1/ Base LifeArt

2/ Illustrations des fiches pratiques

Merci à Mademoiselle HB pour sa participation en tant que modèle pour l'élaboration des fiches pratiques et de nombreuses autres illustrations de cet ouvrage.

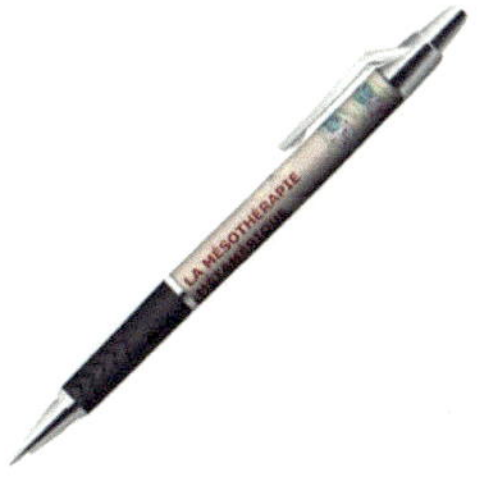

MesMet
éditions

Imprimé par Lulu : http://www.lulu.com/
Lulu.com 3101 Hillsborough Street
Raleigh, NC 27607 UNITED STATES

Made in the USA
Las Vegas, NV
03 November 2026

57422192R00155